褥瘡治療・ケアの「こんなときどうする？」

【監修】館 正弘
【編集】渡邊千登世　渡辺光子　丹波光子　竹之内美樹

照林社

著者一覧

監修

館 正弘	元東北大学大学院医学系研究科 形成外科学分野 教授

編集

渡邊千登世	神奈川県立保健福祉大学保健福祉学部看護学科 准教授（皮膚・排泄ケア認定看護師）
渡辺光子	日本医科大学千葉北総病院 看護部（皮膚・排泄ケア認定看護師）
丹波光子	杏林大学医学部付属病院 看護部（皮膚・排泄ケア認定看護師）
竹之内美樹	総合病院土浦協同病院 看護部（皮膚・排泄ケア特定認定看護師）

執筆（項目順）

松原康美	北里大学看護学部 准教授（がん看護専門看護師／皮膚・排泄ケア認定看護師）
木下幸子	金沢医科大学 看護学部 成人看護学 准教授（皮膚・排泄ケア認定看護師）
石川りえ	国立大学法人 岐阜大学医学部附属病院 生体支援センター（皮膚・排泄ケア認定看護師）
栁井幸恵	綜合病院山口赤十字病院 看護部（皮膚・排泄ケア認定看護師）
松岡美木	埼玉医科大学病院 褥瘡対策管理室（皮膚・排泄ケア認定看護師）
竹田紘崇	杏林大学医学部付属病院 リハビリテーション科 理学療法室
古田大樹	長野県厚生農業協同組合連合会 鹿教湯三才山リハビリテーションセンター 鹿教湯病院 理学療法士
秋山和宏	医療法人財団松圓会東葛クリニック病院 副院長
石川 環	東北福祉大学健康科学部保健看護学科 講師（皮膚・排泄ケア認定看護師）
小栁礼恵	東京大学看護管理学／看護体系・機能学分野特任助教（皮膚・排泄ケア認定看護師）
野村好美	日本医科大学武蔵小杉病院 看護部（皮膚・排泄ケア認定看護師）
菊池 守	下北沢病院 病院長
上村哲司	佐賀大学医学部 形成外科 診療教授、診療科長
切手俊弘	滋賀県健康医療福祉部医療政策課 課長
大浦紀彦	杏林大学医学部 形成外科学教室 兼担教授
河内 司	杏林大学医学部 形成外科学教室 任期助教
栗原 健	埼玉医科大学医学部 形成外科学 助教
市岡 滋	埼玉医科大学医学部 形成外科学 教授、診療部長
橋本一郎	徳島大学医学部 形成外科学分野 教授
峯田一秀	徳島大学医学部 形成外科学分野 助教
大慈弥裕之	福岡大学医学部 形成外科学 主任教授、形成外科診療部長
後藤孝浩	宮城県立がんセンター 形成外科 診療科長
安部正敏	医療法人社団廣仁会札幌皮膚科クリニック 院長、褥瘡・創傷治癒研究所
谷澤伸次	筑波大学附属病院 看護部（皮膚・排泄ケア認定看護師）
浦田克美	医療法人財団松圓会東葛クリニック病院 看護部 主任（皮膚・排泄ケア認定看護師）
加瀬昌子	総合病院 国保旭中央病院 看護部 スキンケア相談室（皮膚・排泄ケア認定看護師）
祖父江正代	JA愛知厚生連 江南厚生病院 看護部（がん看護専門看護師／皮膚・排泄ケア認定看護師）
稲田浩美	日本医科大学付属病院 看護部（皮膚・排泄ケア認定看護師）
清藤友里絵	東邦大学医療センター佐倉病院 看護部（皮膚・排泄ケア認定看護師）
内藤亜由美	医療法人篠原湘南クリニック クローバーホスピタル 創傷マネジメントセンター センター長（皮膚・排泄ケア認定看護師）
志村知子	日本医科大学付属病院 看護部（急性・重症患者看護専門看護師／皮膚・排泄ケア認定看護師）
杉本はるみ	愛媛大学医学部附属病院 看護部 総合診療サポートセンター（皮膚・排泄ケア認定看護師）

序

　『褥瘡予防・管理ガイドライン』(日本褥瘡学会)は2005年に初版が刊行され、その後改訂作業が行われ、治療のみならず、予防や発生後のケアなど、網羅する範囲はさらに広くなっている。
　同ガイドラインはCQ（クリニカルクエスチョン）を立てて、それに対する解答を、エビデンスをもとに述べたものである。ガイドラインでは記載内容のベーシックな根拠については簡単な記載にとどめている。またガイドラインを実際の臨床現場に当てはめるためには診断や臨床判断が求められるが、実際の臨床ではさまざまな要因が加わり、問題点を単純化できないことも多い。
　本書では、それらの現場的な問題に対し、「予防ケア」「治療コンセプト」「褥瘡発生後のケア」の3章に分け、新進気鋭の方々にご執筆いただいた。ガイドラインや最新の知見から現在の定説とその解説を述べ、臨床現場で起こりやすい場面を2つほど想定し、エキスパートとしての解決策をわかりやすく提示していただいた。
　実際の臨床現場の悩みに即したものとなっており、明日からの臨床に役立つことになれば幸いである。

平成27年7月

館　正弘

オールカラー 褥瘡治療・ケアの「こんなときどうする？」

監修： 館 正弘
編集： 渡邊千登世　渡辺光子　丹波光子　竹之内美樹

CONTENTS

著者一覧 — ii
序 — iii
本書の構成 — vi

第Ⅰ章　予防ケア

1. 体圧分散マットレスを「使う・使わない」の判断をどうする？ — p.2 — 松原康美
2. 「適切な体圧分散マットレス」をどう選択する？ — p.10 — 渡邊千登世
3. 「適切に除圧できている」ことをどう評価する？ — p.16 — 木下幸子、石川りえ
4. 体位変換の「間隔」をどう設定する？ — p.23 — 栁井幸恵
5. 臥床での体位変換、「体位の設定」をどうする？ — p.31 — 栁井幸恵
6. 臥床での、下肢についての「体位の設定」をどうする？ — p.37 — 松岡美木
7. 「頭側挙上」時にずれを解消するためにはどうする？ — p.44 — 竹田紘崇
8. ベッド上座位での「体位の設定」をどうする？ — p.49 — 丹波光子
9. 車椅子座位での「体位の設定」をどうする？ — p.54 — 古田大樹
10. 「栄養状態の判断」を何で行う？ — p.60 — 秋山和宏
11. 栄養をどのように「補う」？ — p.65 — 石川 環
12. 予防的な「保湿（スキンケア）」をどのように行う？ — p.72 — 小栁礼恵
13. 「医療機器」にかかわる除圧をどのように行う？ — p.79 — 野村好美

第Ⅱ章　治療コンセプト

1. 「湿潤環境」、どの程度が適切？ — p.88 — 菊池 守、上村哲司
2. 「不良肉芽」、どう判断する？ — p.93 — 菊池 守、上村哲司
3. 「肉芽の状態が悪い（G）」ときのドレッシング材・外用薬、どう使う？ — p.98 — 切手俊弘
4. 「壊死組織」、どう判断する？ — p.104 — 切手俊弘
5. 「踵・足の壊死組織」、どう判断する？ — p.109 — 大浦紀彦、河内 司
6. 「壊死組織が多い（N）」ときのドレッシング材・外用薬、どう使う？ — p.114 — 大浦紀彦、河内 司
7. 「ポケットが大きい（P）」ときのドレッシング材・外用薬、どう使う？ — p.120 — 栗原 健、市岡 滋
8. 「ポケット切開」の必要性、どう判断する？ — p.124 — 栗原 健、市岡 滋
9. 「局所感染」「全身感染」、どう判断する？ — p.128 — 橋本一郎、峯田一秀

10	抗菌薬含有の外用薬・ドレッシング材を「使う・使わない」、どう判断する？	p.133	大慈弥裕之
11	「炎症/感染徴候のある(I)」ときの外用薬・ドレッシング材、どう使う？	p.137	大慈弥裕之
12	褥瘡が「深い(D)・浅い(d)」ときのドレッシング材・外用薬、どう使う？	p.140	後藤孝浩
13	「滲出液が多い(E)・少ない(e)」ときのドレッシング材・外用薬、どう使う？	p.147	後藤孝浩
14	「上皮化が進まない」ときのドレッシング材・外用薬、どう使う？	p.153	安部正敏
15	「瘢痕が強い」、どう判断・対応する？	p.159	安部正敏

第Ⅲ章　褥瘡発生後のケア

1	「発赤」の場合の対応、どうする？	p.166	谷澤伸次
2	「水疱」「血疱」の場合の対応、どうする？	p.170	谷澤伸次
3	「DTI」を疑う場合の対応、どうする？	p.174	浦田克美
4	「創内」「創周囲皮膚」の洗浄、どのように行う？	p.180	加瀬昌子
5	「汚染からの保護」、どのように行う？	p.186	渡辺光子
6	「創の疼痛が強い場合」の褥瘡ケア、どのように行う？	p.192	祖父江正代
7	「外用薬の量」、何が適切？	p.200	稲田浩美
8	「外用薬のカバードレッシング」、何が適切？	p.205	稲田浩美
9	ドレッシング材の「貼り方」、どうするのが適切？	p.209	竹之内美樹
10	ドレッシング材の「交換間隔」をどう判断する？	p.214	竹之内美樹
11	ドレッシング材交換時の「滲出液が多い・少ない」の判断、どのように行う？	p.218	清藤友里絵
12	「ポケットが拡大している」の判断、どのように行う？	p.224	内藤亜由美
13	「クリティカルコロナイゼーション(臨界的定着)」の判断、どのように行う？	p.231	志村知子
14	ドレッシング材の「評価・切り替えのタイミング」「中止」をどう判断する？	p.237	杉本はるみ
15	「治癒した」とどのように判断する？　どう対応する？	p.244	杉本はるみ

索引 ─────────────────────────── p.250
資料1：DESIGN-R® 褥瘡経過評価用 ──────────── p.255
資料2：創傷被覆・保護材一覧 ──────────────── p.256

- 表紙デザイン：関原直子
- 本文デザイン：KIRAKIRA 細貝房枝
- 本文DTP：明昌堂
- 表紙イラストレーション：高橋みどり(悟空)
- 本文メディカルイラストレーション：村上寛人
- 本文イラストレーション：山口絵美(asterisk-agency)、SUNNY.FORMMART/向井勝明、今﨑和広

本書の注意点
- 本書で紹介している治療とケアの実際は、編著者の臨床例をもとに展開しています。実践により得られた方法を普遍化すべく万全を尽くしておりますが、万一、本書の記載内容によって不測の事故等が起こった場合、編著者・出版社はその責を負いかねますことをご了承ください。
- 本書に記載しております薬剤・機器等の使用にあたっては、個々の添付文書や取り扱い説明書を参照し、適応や使用法等については常にご確認ください。

本書の構成

① 本書ではまず、褥瘡治療・ケアにあたって知っておきたい"基本的な知識"（各種ガイドライン、あるいは参照すべき文献など）を、ベーシック解説という名称で紹介・解説しています。

② それらを踏まえて、次に、臨床で直面する"治療・ケアに迷うようなさまざまな状況"を、臨床の実際・こんなときどうする？というタイトルで紹介。その状況設定に基づき、臨床での実践的な対応を解説しています。

● これらを、第Ⅰ章「予防ケア」13項目、第Ⅱ章「治療コンセプト」15項目、第Ⅲ章「褥瘡発生後のケア」15項目、全43項目にわたり解説しています。

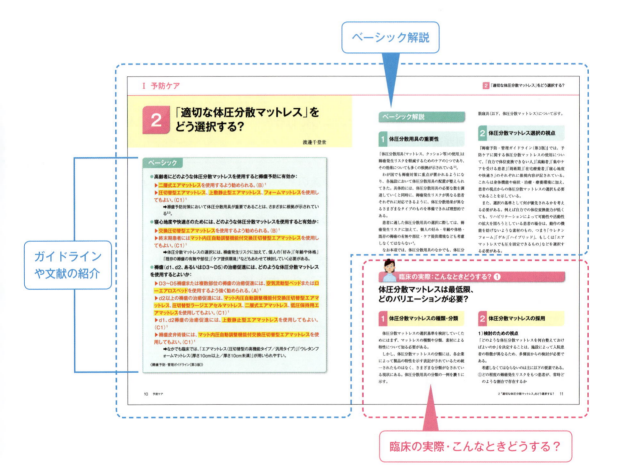

- 本書に引用するガイドラインは、刊行時点での最新版（日本褥瘡学会『褥瘡予防・管理ガイドライン（第3版）』『NPUAP/EPUAP/PPPIA合同ガイドライン（2014年版）』など）を参照しています。常に最新のガイドライン等でご確認ください。
- 本書で紹介した各薬剤・ドレッシング材の選択は各執筆者の実践に基づく一例であり、すべての患者に適するものではありません。個々の患者の治療開始前には、医師・薬剤師・看護師ともに各種ガイドラインを確認し、安全に治療・ケアを実施できるようご配慮ください。
- 本書に掲載する製品写真は、刊行時点のものです（各メーカーによる資料提供）。

I 予防ケア

1. 体圧分散マットレスを「使う・使わない」の判断をどうする？
2. 「適切な体圧分散マットレス」をどう選択する？
3. 「適切に除圧できている」ことをどう評価する？
4. 体位変換の「間隔」をどう設定する？
5. 臥床での体位変換、「体位の設定」をどうする？
6. 臥床での、下肢についての「体位の設定」をどうする？
7. 「頭側挙上」時にずれを解消するためにはどうする？
8. ベッド上座位での「体位の設定」をどうする？
9. 車椅子座位での「体位の設定」をどうする？
10. 「栄養状態の判断」を何で行う？
11. 栄養をどのように「補う」？
12. 予防的な「保湿（スキンケア）」をどのように行う？
13. 「医療機器」にかかわる除圧をどのように行う？

I 予防ケア

1 体圧分散マットレスを「使う・使わない」の判断をどうする？

松原康美

ベーシック

【体圧分散マットレス使用の根拠】

- 褥瘡発生率を低下させるために体圧分散マットレスを使用することは有効か：
  ▶ 褥瘡発生率を低下させるために**体圧分散マットレス**を使用するよう強く勧められる。(A)[1]
    → 複数の研究で、標準マットレスに比べて体圧分散マットレスのほうが褥瘡発生率は有意に低かったと報告されている[2]。

- 自力で体位変換できない人にどのような体圧分散マットレスを使用すると褥瘡予防に有効か：
  ▶ **圧切替型エアマットレス**を使用するよう勧められる。(B)[1]
  ▶ **交換フォームマットレス**を使用してもよい。(C1)[1]
    → 自力で体位変換できない人の場合、標準マットレスやフォームマットレスに比べて圧切替型エアマットレスのほうが褥瘡予防効果を期待できる[2]。

〈褥瘡予防・管理ガイドライン（第3版）〉

ベーシック解説

1 ベッド上での自力体位変換に注目する

1）リスクアセスメントツールの活用

臨床で用いられるマットレスには、圧再分配機能がなく、病院内で標準的に使用されている「標準マットレス」と、圧分配機能があり、褥瘡予防目的として使用される「体圧分散マットレス」がある。

体圧分散マットレスとしては、主に以下のようなものが臨床で用いられる。

・交換フォームマットレス：素材がウレタンフォームで電源を必要としない、交換タイプのマットレス

・圧切り替え型エアマットレス：「沈める」「包む」機能だけでなく、エアセルの膨張と収縮により「経時的な接触部分の変化」が実現できるマットレス。標準マットレスや交換フォームマットレスと比べ、褥瘡予防効果が高い。上敷きタイプと交換タイプがある

体圧分散マットレスを使うか・使わないかの判断は、ベッド上での自力体位変換ができるか・できないかに注目する。具体的には、ブレーデンスケール

（表1）[3]の「可動性」、OHスケール（表2）[4]の「自力体位変換能力」の項目などで評価する。

2）リスクアセスメントツールを用いた評価例

●急性の臥床状態の場合

例えば挿管中で持続的に鎮静薬が投与されている場合、ないしショック状態あるいは昏睡状態にある場合は、自力での体位変換がまったくできない。

この場合は、ブレーデンスケールの「可動性；全く体動なし（1点）」、OHスケール「自力体位変換能力；できない（3点）」に該当し、圧切替型エアマットレスを使用する。

●慢性の臥床状態の場合

傾眠傾向でときどき体幹や四肢を動かす、下半身の浮腫が強く体位変換に介助を要す、痛みや呼吸困難感のために安楽な同一体位をとり続ける場合は、自力での体位変換が非常に限られる。

この場合は、ブレーデンスケールの「可動性；非常に限られる（2点）」あるいは「可動性；やや限られる（3点）」、OHスケール「自力体位変換能力；どちらでもない（1.5点）」に該当し、患者の状況に応じて圧切替型エアマットレスまたは交換フォームマットレスを使用する。

2 体圧分散マットレス選択時の留意点

体圧分散マットレスは、褥瘡の予防効果があり、診療報酬にもかかわることから、多様な製品が開発され、積極的に使用されるようになった。日本褥瘡学会の全国調査（2009年）によると、褥瘡有病者の9割以上に体圧分散マットレスが使用されている[5]。

体圧分散マットレスは褥瘡発生リスクを低減することは明らかだが、マットレスの種類や素材により体圧分散効果が異なるため、施設内にあるマットレスの特徴と体圧分散効果を把握したうえで、患者の状態に見合ったものを選択する。

またマットレスの選択は、患者の活動性、快適性、寝心地にも配慮する。例えばやわらかい交換フォームマットレスでは腰痛が出現したり、圧切替型エアマットレスでは身体が沈み込んで寝返りがしにくい、フワフワして寝心地がよくない、蒸れるなどがある。

昨今では、このような活動性、快適性、寝心地に考慮し、状況に合わせたモード変更が可能な圧切替型エアマットレスも市販されている（図1-①、②）。

I 予防ケア

表1 ブレーデンスケール

患者氏名:＿＿＿＿＿＿　評価者氏名:＿＿＿＿＿＿　評価年月日:＿＿＿＿＿＿

知覚の認知 圧迫による不快感に対して適切に反応できる能力	**1.全く知覚なし** 痛みに対する反応(うめく、避ける、つかむ等)なし。この反応は、意識レベルの低下や鎮静による。あるいは、体のおおよそ全体にわたり痛覚の障害がある。	**2.重度の障害あり** 痛みにのみ反応する。不快感を伝えるときには、うめくことや身の置き場なく動くことしかできない。あるいは、知覚障害があり、体の1/2以上にわたり痛みや不快感の感じ方が完全ではない。	**3.軽度の障害あり** 呼びかけに反応する。しかし、不快感や体位変換のニードを伝えることが、いつもできるとは限らない。あるいは、いくぶん知覚障害があり、四肢の1、2本において痛みや不快感の感じ方が完全ではない部位がある。	**4.障害なし** 呼びかけに反応する。知覚欠損はなく、痛みや不快感を訴えることができる。
湿潤 皮膚が湿潤にさらされる程度	**1.常に湿っている** 皮膚は汗や尿などのために、ほとんどいつも湿っている。患者を移動したり、体位変換するごとに湿気が認められる。	**2.たいてい湿っている** 皮膚はいつもではないが、しばしば湿っている。各勤務時間中に少なくとも1回は寝衣寝具を交換しなければならない。	**3.時々湿っている** 皮膚は時々湿っている。定期的な交換以外に、1日1回程度、寝衣寝具を追加して交換する必要がある。	**4.めったに湿っていない** 皮膚は通常乾燥している。定期的に寝衣寝具を交換すればよい。
活動性 行動の範囲	**1.臥床** 寝たきりの状態である。	**2.坐位可能** ほとんど、または全く歩けない。自力で体重を支えられなかったり、椅子や車椅子に座るときは、介助が必要であったりする。	**3.時々歩行可能** 介助の有無にかかわらず、日中時々歩くが、非常に短い距離に限られる。各勤務時間中にほとんどの時間を床上で過ごす。	**4.歩行可能** 起きている間は少なくとも1日2回は部屋の外を歩く。そして少なくとも2時間に1回は室内を歩く。
可動性 体位を変えたり整えたりできる能力	**1.全く体動なし** 介助なしでは、体幹または四肢を少しも動かさない。	**2.非常に限られる** 時々体幹または四肢を少し動かす。しかし、しばしば自力で動かしたり、または有効な(圧迫を除去するような)体動はしない。	**3.やや限られる** 少しの動きではあるが、しばしば自力で体幹または四肢を動かす。	**4.自由に体動する** 介助なしで頻回にかつ適切な(体位を変えるような)体動をする。
栄養状態 普段の食事摂取状況	**1.不良** 決して全量摂取しない。めったに出された食事の1/3以上を食べない。蛋白質・乳製品は1日2皿(カップ)分以下の摂取である。水分摂取が不足している。消化態栄養剤(半消化態、経腸栄養剤)の補充はない。あるいは、絶食であったり、透明な流動食(お茶、ジュース等)なら摂取したりする。または、末梢点滴を5日間以上続けている。	**2.やや不良** めったに全量摂取しない。普段は出された食事の約1/2しか食べない。蛋白質・乳製品は1日3皿(カップ)分の摂取である。時々消化態栄養剤(半消化態、経腸栄養剤)を摂取することもある。あるいは、流動食や経管栄養を受けているが、その量は1日必要摂取量以下である。	**3.良好** たいていは1日3回以上食事をし、1食につき半分以上は食べる。蛋白質・乳製品を1日4皿(カップ)分摂取する。時々食事を拒否することもあるが、勧めれば通常補食する。あるいは、栄養的におおよそ整った経管栄養や高カロリー輸液を受けている。	**4.非常に良好** 毎食おおよそ食べる。通常は蛋白質・乳製品を1日4皿(カップ)分以上摂取する。時々間食(おやつ)を食べる。補食する必要はない。
摩擦とずれ	**1.問題あり** 移動のためには、中等度から最大限の介助を要する。シーツでこすれず体を動かすことは不可能である。しばしば床上や椅子の上でずり落ち、全面介助で何度も元の位置に戻すことが必要となる。痙攣、拘縮、振戦は持続的に摩擦を引き起こす。	**2.潜在的に問題あり** 弱々しく動く。または最小限の介助が必要である。移動時皮膚は、ある程度シーツや椅子、抑制帯、補助具等にこすれている可能性がある。たいがいの時間は、椅子や床上で比較的よい体位を保つことができる。	**3.問題なし** 自力で椅子や床上を動き、移動中十分に体を支える筋力を備えている。いつも、椅子や床上でよい体位を保つことができる。	

Total ＿＿＿＿

©Braden and Bergstrom.1988　訳:真田弘美／大岡みち子　　　　　　　　　　(文献3より引用)

1 体圧分散マットレスを「使う・使わない」の判断をどうする?

表2 OHスケールと体圧分散マットレスの選択

看護計画 ベッド上(仰臥位)

		点数	体位変換	頭側ベッドアップ・ダウン時の圧・ずれ力	体圧分散マットレスの選択
自力体位変換	できる	0点	なし	ー	特に必要なし
	どちらでもない	1.5点	3〜4時間ごと	ずれ力を解除する	除圧性もあるが、高反発タイプエアーマットは避ける
	できない	3点	・2時間ごと ・いろいろな角度の側臥位	・常時注意する ・人力による挙上が望ましい	・高機能タイプポジショニング
病的骨突出	軽・中等度	1.5点	3〜4時間ごと	注意する	ある程度の沈み込みによる圧の再分配能が必要
	高度	3点	・側臥位の角度に注意 ・45度くらい必要なことが多い ・時に完全側臥位(高機能タイプのマットレス使用が条件)	・常時注意する ・人力による挙上とする ・圧・ずれ力・体位変換の角度を測定し、厳密に調整する	自動体位変換マットレス(オスカー)は必ずポジショニングクッションと併用する 高機能タイプ ・体圧分散性能を重視 ポジショニングクッションの活用
浮腫	あり	3点	・下肢挙上保持 ・柔らかいクッションで広く支える	・下肢挙上 ・頭側挙上は30度以上しない	・高機能タイプ ・補助用具に注意を払う
関節拘縮	あり	1点	・柔らかいクッションを使用する ・部位、程度に合わせたいろいろなサイズが必要 ・踵、外踝を特に注意する ・怖がらせない ・力まかせな体位変換をしない	・拘縮部位とその周辺の骨突出部に圧・ずれ力が加わるので注意する ・特に踵、外踝、膝、坐骨部に注意	ポジショニングクッションの活用 クッションの体重をのせていく

(文献4より引用、一部改変)

I 予防ケア

①エアマスター ネクサスR®(株式会社ケープ)

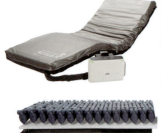
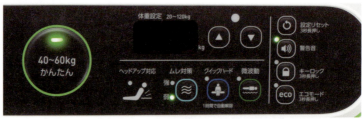

操作パネル

＜特長＞
- 上層48本の細いエアセル形状は、体の凹凸にフィットしやすく体圧分散と安定感を両立
- 「かんたんモード」は40〜60kgに対してワンタッチで内圧調整できる
- 「微波動モード」は、通常モードより膨張収縮の動作を小さくし、圧切替時の違和感を軽減
- 「自動ヘッドアップ対応機能」は、ベッドの背上げ角度を検知して最適な内圧に自動調整する
- 「ムレ対策機能」がある
- 「クイックハードモード」は、エアセルの内圧を高めて静止し、端座位、リハビリ時などに安定した床面を確保できる
- 停電時、マットレス全体の内圧を約14日間保持できる

(株式会社ケープホームページを参考に作成)

②オスカー(株式会社モルテン)

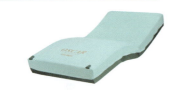

マイクロエアセル

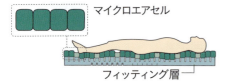

フィッティング層

操作パネル

＜特長＞
- 表面形状がフラット(平ら)なマイクロエアセルにより、寝心地のよさを向上
- マイクロエアセルと連動するフィッティング層が寝返りなどの動きやすさを向上
- 「背上げモード」「リハビリモード」にすると、背抜き、圧抜き動作を行い、背中にかかる苦しさを緩和する
- 「むれ対策」と「ひえ対策」がある
- マットレスの下部および両サイドに高密度・高反発系の安定支持フォームが配置され、端座位時の安定感が得られる

(株式会社モルテンホームページを参考に作成)

図1 モード変更が可能な圧切替型エアマットレス(例)

臨床の実際：こんなときどうする？ ❶

体圧分散マットレスの台数が限られている場合、どうする？

1 活動性・可動性が拡大した患者に標準マットレスを検討する

多忙な臨床現場では、すべての入院患者に、毎日、褥瘡リスクアセスメントを行うのは困難である。しかし、病棟内での日々のカンファレンス、あるいは週1回の褥瘡カンファレンスで体圧分散マットレスが必要か否かを検討することは可能である。

特に状態変化、手術あるいは検査後などで安静が必要で、救護区分が「担送」になった患者は、体圧分散マットレスへの変更を検討する。

同時に活動性や可動性が拡大した患者は、体圧分散マットレスから標準マットレスへの変更を検討することも肝要である。

2 褥瘡発生リスクを予測し、早めに準備する（表3）

褥瘡発生のリスクアセスメントは、入院時や定期的な評価日に加えて、急変時、手術後、ICUからの帰室後などにも行い、体圧分散マットレスが必要と判断された場合は、早めに準備する。

緊急入院の場合は、外来・病棟間で患者の状態について情報共有し、入院用ベッドにあらかじめ体圧分散マットレスを設置しておく。また急変時は状態が安定したタイミングでマットレスが交換できるように準備しておく。

心臓血管系手術、脳外科手術、食道全摘術などの長時間および特殊体位の手術後は、手術前から体圧分散マットレスの種類を選定する。このような場合、誰が見てもわかるような施設独自の体圧分散マットレス選択のフロー（「第Ⅰ章・項目2」参照）を作成しておくとよい。

3 体圧分散マットレスの在庫管理と有効活用

体圧分散マットレスの大量購入により、褥瘡発生率の低下と医療経済効果が得られた報告がある[6]。しかし体圧分散マットレスは標準マットレスに比べると高価であり、各施設の台数は限られているのが現状である。

マットレスを業者からレンタルしている施設もあるが、購入している施設では、適切な在庫管理をして有効に活用する必要がある。病棟内のリネン庫に放置されたまま、あるいは病棟間で貸し借りして不明にならないように、施設の規模と特徴に応じて、他部門と協働でマットレス管理システムを構築することが大切である。

具体例として、交換フォームマットレスは患者重症度に合わせて必要数を病棟常設とし、圧切替型エアマットレスは、ICUには数台常設、病棟で使用するものは中央管理にしておく。中央管理のマットレスには番号をつけ、「患者名」「病棟名」「使用開始日」「マットレスの名称と番号」「返却日」などを記載した一覧表を作成して管理する。

表3 体圧分散マットレスへの変更を判断するタイミング（例）

- 日々のカンファレンス時
- 褥瘡予防計画および褥瘡リスクアセスメントの評価時
- 入院時（定時、緊急）
- 手術後（長時間、緊急、特殊体位等は必須）
- 長時間治療（内視鏡治療等）または処置後、ベッド上安静が予測されるとき
- ICUからの帰室時
- 急変時

I 予防ケア

臨床の実際：こんなときどうする？ ❷

体圧分散マットレスを使う場合は、体位変換などのケアはどう行う？

1 体位変換間隔は"4時間を超えない範囲"でもよい

体位変換間隔は、適切な体圧分散マットレスを使用している場合は、4時間を超えない範囲で行ってもよいとされている[7]。体圧分散マットレスおよび体位変換間隔は、患者の状態や皮膚のアセスメントを行ったうえで決定する。

例えば、右大転子部に反応性充血（消退する発赤）が認められるものの、患者は右側臥位と仰臥位しかとれない場合は、体位変換間隔を短縮するか、あるいは圧切替型エアマットレスへの変更を検討する。

呼吸困難感や腹水貯留、痛みなどにより得手体位をとり続ける場合は、定期的な体位変換よりも患者の安楽性を優先し、体位変換のタイミング、体位変換後のずれ排除や体位調整を行い、必要に応じて圧切替型エアマットレスへの変更を検討する。

2 マットレス以外の体圧分散ケア

圧切替型エアマットレスを使用していても、褥瘡は発生する。

呼吸困難感があり1日中頭側挙上して過ごす患者の場合、仙骨から尾骨にかけて持続的な圧迫とずれが加わり、褥瘡が発生することがある。また下肢の浮腫が顕著になり、知覚が低下して自力で動かすことができなくなった場合は、踵部に褥瘡が発生しやすい。耳介部や後頭部は、体圧分散マットレスの使用とは関係なく褥瘡が発生する。

体圧分散マットレスの使用中も、常に褥瘡の発生リスクを予測しながら観察とケアを行う。日々のケアでは体位変換に加えて、以下を行うなどきめ細かな配慮が必要である。

・顔の向きを変える
・枕の素材を検討する
・踵部をマットレス面から完全挙上する
・クッションやピローを使用したポジショニング
・頭側挙上や体位変換後の背抜き
・ナイロン製のポジショニング専用グローブを用いて腰背部のずれを排除する

3 快適性と安全性に配慮した寝床環境の整備

ベッドおよびマットレスは、入院患者にとって最も長い時間を過ごす場所であることから、快適性と安全性に配慮して寝床環境を整える必要がある。施設内にある各マットレスの種類と特徴を知り、可能な範囲で調整することが望ましい。

厚みがあるマットレスを使用するときには、端座位時の安定感などを確認する（図2）。また、転落予防を目的としてベッド柵類をとりつける場合は、各メーカーの取扱説明書ほかに記載されている注意事項をよく読んで使用する。

ウレタンフォームマットレスは、へたり（永久的な歪み）が生じると体圧分散効果が低下することが確認されており[8]、定期的な点検が必要である。

1 体圧分散マットレスを「使う・使わない」の判断をどうする?

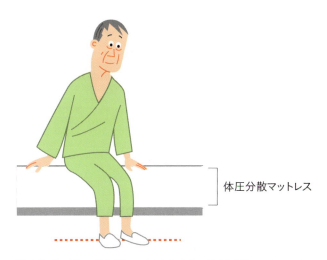

端座位時に足底が床面につくような高さの体圧分散マットレスを使用する(ベッドの高さを調節するなど)

図2 端座位による確認

〈引用文献〉
1. 日本褥瘡学会学術教育委員会ガイドライン改訂委員会 編:褥瘡予防・管理ガイドライン(第3版).日本褥瘡学会誌 2012;14(2):216-217.
2. 日本褥瘡学会 編:褥瘡ガイドブック.照林社,東京,2012:162-163.
3. 日本褥瘡学会 編:在宅褥瘡予防・治療ガイドブック(第2版).照林社,東京,2012:44-45.
4. 大浦武彦,堀田由浩:OHスケールによる褥瘡予防・治療・ケア エビデンスのあるマットレス・福祉用具の選び方.中央法規出版,東京,2013:47.
5. 日本褥瘡学会実態調査委員会:第2回(平成21年度)日本褥瘡学会実態調査委員会報告2 療養場所別褥瘡有病患者の特徴およびケアと局所管理.日本褥瘡学会誌 2011;13(4):633-645.
6. 宮原誠:マットレス大量購入による褥瘡発生率と医療経済効果―病院での経済効果は在宅医療に反映できるか―.難病と在宅ケア 2005;11(3):62-64.
7. 日本褥瘡学会学術教育委員会ガイドライン改訂委員会 編:褥瘡予防・管理ガイドライン(第3版).日本褥瘡学会誌 2012;14(2):214-216.
8. 松原康美:ウレタンマットレスのヘタリと体圧分散効果の調査.月刊ナーシング 2007;27(11):88-93.

I 予防ケア

2 「適切な体圧分散マットレス」をどう選択する？

渡邊千登世

ベーシック

- 高齢者にどのような体圧分散マットレスを使用すると褥瘡予防に有効か：
  - ▶ 二層式エアマットレスを使用するよう勧められる。(B)[1]
  - ▶ 圧切替型エアマットレス、上敷静止型エアマットレス、フォームマットレスを使用してもよい。(C1)[1]
    - ➡ 褥瘡予防対策において体圧分散用具が重要であることは、さまざまに根拠が示されている[2,3]。

- 寝心地度や快適さのためには、どのような体圧分散マットレスを使用すると有効か：
  - ▶ 交換圧切替型エアマットレスを使用するよう勧められる。(B)[1]
  - ▶ 終末期患者にはマット内圧自動調整機能付交換圧切替型エアマットレスを使用してもよい。(C1)[1]
    - ➡ 体圧分散マットレスの選択には、褥瘡発生リスクに加えて、個人の「好み」「年齢や体格」「既存の褥瘡の有無や部位」「ケア提供環境」[4]などもあわせて検討していく必要がある。

- 褥瘡（d1、d2、あるいはD3〜D5）の治癒促進には、どのような体圧分散マットレスを使用するとよいか：
  - ▶ D3〜D5褥瘡または複数部位の褥瘡の治癒促進には、空気流動型ベッドまたはローエアロスベッドを使用するよう強く勧められる。(A)[1]
  - ▶ d2以上の褥瘡の治癒促進には、マット内圧自動調整機能付交換圧切替型エアマットレス、圧切替型ラージエアセルマットレス、二層式エアマットレス、低圧保持用エアマットレスを使用してもよい。(C1)[1]
  - ▶ d1、d2褥瘡の治癒促進には、上敷静止型エアマットレスを使用してもよい。(C1)[1]
  - ▶ 褥瘡皮弁術後には、マット内圧自動調整機能付交換圧切替型エアマットレスを使用してもよい。(C1)[1]
    - ➡ なかでも臨床では、「エアマットレス（圧切替型の高機能タイプ／汎用タイプ）」「ウレタンフォームマットレス（厚さ10cm以上／厚さ10cm未満）」が用いられやすい。

〈褥瘡予防・管理ガイドライン（第3版）〉

ベーシック解説

1 体圧分散用具の重要性

「体圧分散用具(マットレス、クッション等)の使用」は褥瘡発生リスクを軽減するためのケアの1つであり、その効果についても多くの根拠が示されている[2,3]。

わが国でも褥瘡対策に重点が置かれるようになり、各施設において体圧分散用具の配置が整えられてきた。具体的には、体圧分散用具の必要な数を調達していくと同時に、褥瘡発生リスクが異なる患者それぞれに対応できるように、体圧分散効果が異なるさまざまなタイプのものを準備できれば理想的である。

患者に適した体圧分散用具の選択に際しては、褥瘡発生リスクに加えて、個人の好み・年齢や体格・既存の褥瘡の有無や部位・ケア提供環境なども考慮しなくてはならない[4]。

なお本項では、体圧分散用具のなかでも、体圧分散寝具(以下、体圧分散マットレス)について示す。

2 体圧分散マットレス選択の視点

『褥瘡予防・管理ガイドライン(第3版)』では、予防ケアに関する体圧分散マットレスの使用について、「自力で体位変換できない人」「高齢者」「集中ケアを受ける患者」「周術期」「在宅療養者」「寝心地や快適さ」のそれぞれに推奨内容が記されている。これらは身体機能や病状・治療・療養環境に加え、患者の視点からの体圧分散マットレスの選択も必要であることを示している。

また、選択の基準として何が優先されるかを考える必要がある。例えば自力での体位変換能力が低くても、リハビリテーションによって可動性や活動性の拡大を図ろうとしている患者の場合は、動作の機能を妨げないような素材のもの、つまり「ウレタンフォーム」「ゲル」「ハイブリッド」、もしくは「エアマットレスでも圧を固定できるもの」などを選択する必要がある。

臨床の実際：こんなときどうする？❶

体圧分散マットレスは最低限、どのバリエーションが必要?

1 体圧分散マットレスの種類・分類

体圧分散マットレスの選択基準を検討していくためにはまず、マットレスの種類や分類、素材による特性について知る必要がある。

しかし、体圧分散マットレスの分類には、各企業によって製品の特性を示す表記がされているため統一されたものはなく、さまざまな分類がなされている現状にある。体圧分散用具の分類の一例を表1に示す。

2 体圧分散マットレスの採用

1) 検討のための視点

「どのような体圧分散マットレスを何台整えておけばよいのか」を決定することは、施設によって入院患者の特徴が異なるため、多側面からの検討が必要である。

考慮しなくてはならないのは主に以下の要素である。
①どの程度の褥瘡発生リスクをもつ患者が、常時どのような割合で存在するか

I 予防ケア

表1 体圧分散用具の分類（例）

大分類	中分類	小分類	材質分類	性能分類
体圧分散用具	ベッド	特殊ベッド		空気流動型ベッド
				ローエアロスベッド
				ウォーター
		上敷きマットレス	エア	圧切替型（高機能タイプ）
				圧切替型（汎用タイプ）
				圧切替型（自動体位変換機能つき）
				静止型
			ウレタンフォーム	静止型
			ゲル	静止型
			ゴム	静止型
		交換マットレス	エア	圧切替型（高機能タイプ）
				圧切替型（汎用タイプ）
				圧切替型（自動体位変換機能つき）
				静止型
			ウレタンフォーム	静止型
			ゲル	静止型
			ゴム	静止型
			ハイブリッド	圧切替型
				静止型
	椅子	車椅子		リクライニング車椅子
	パーツ	クッション	エア	圧切替型
				静止型
			ウレタンフォーム	
			ゲル	
			天然ゴム	
			ハイブリッド	
			ウレタンフォーム	
		パッド	ゲル	
			ウレタンフォーム	
			ゴム	

（赤字は体圧分散マットレスについて、臨床上、特に必要なタイプを示す）

② 「褥瘡のハイリスク項目」*を有する患者の割合はどれくらいか
③ 重症集中領域や緩和ケア病棟のベッド数はどれくらいか
④ 高齢者が入院する割合はどれくらいか
⑤ 褥瘡有病率はどれくらいか

⑥経済的な側面(購入か、リースでどれくらいの予算がかけられるか、体圧分散マットレスの耐用年数から年間の体圧分散マットレスの保守費用の予算はどれくらいか)
⑦体圧分散マットレスの管理方法(保管場所や洗浄等にかかる期間などから、保管可能な保有台数は何台か)

2)採用を決定する流れ

体圧分散マットレスの配置台数の割合を検討するためには、褥瘡発生リスクのアセスメントツールとして用いられている「ブレーデンスケール」「OHスケール」(「第Ⅰ章・項目1」参照)で、患者の「可動性」や「自力の体位変換能力」などの程度別に、どれくらいの患者が存在するか把握するための調査が必要となる。

また、褥瘡有病者についても、褥瘡の深さ別に治癒を促進するために推奨されている体圧分散マットレスは異なるため、入院患者の「褥瘡有病者の深さ別の割合」も確認しておかなくてはならない。

3)供給の現状

本来は、褥瘡予防対策が必要な人、つまり褥瘡発生リスクの高い人にすべて体圧分散マットレスが行き渡るような台数をそろえられればよいが、経済的・管理的な側面から一度にそろえることは困難なこともある。

その際、一般的に備えておいたほうがよいと考えられる体圧分散マットレスの種類は、「エアマットレス」と「ウレタンフォームマットレス」である(表2)。自力で寝返りができない患者にはエアマットレス、座位がとれるならウレタンフォームマットレスを使用することをめやすに考えるとよい。

4)必要台数の検討

その後、褥瘡発生リスク患者の割合や褥瘡有病者の割合、その他考慮すべき項目から、より詳細に体圧分散効果の異なるもので必要台数を検討する。

購入やリースを決定するには、褥瘡対策メンバー、事務職員や看護管理者なども含め、検討・交渉を行い、計画的に導入することが望まれる。

*【褥瘡のハイリスク項目】＝診療報酬「褥瘡ハイリスク患者ケア加算」における、"褥瘡予防・管理が難しく重点的な褥瘡ケアが必要な患者"を指す。対象として「ア:ショック状態のもの」～「ク:褥瘡に関する危険因子(病的骨突出、皮膚湿潤、浮腫等)があって既に褥瘡を有するもの」が示されている。

表2 一般的に必要と考えられる体圧分散マットレスの種類

自立度	体圧分散マットレス
低 ↑ ↓ 高	①エアマットレス／圧切替型(高機能タイプ)
	②エアマットレス／圧切替型(汎用タイプ)
	③ウレタンフォームマットレス／厚さ10cm以上
	③ウレタンフォームマットレス／厚さ10cm未満

I 予防ケア

臨床の実際：こんなときどうする？ ❷

体圧分散マットレスをどう選択していく？

1）選択のためのアルゴリズム

体圧分散が必要な患者に、患者の状態に適した体圧分散マットレスを施設内の協働するメンバーが同じ判断で選択するためには、"判断のための一定の基準"を設けておく必要がある。

①OHスケールに基づく選択

大浦らは、OHスケールによって患者の褥瘡発生リスクのランクを決定し、そのランクに応じた体圧分散マットレスを選択することを推奨している（表3）[5]。

ただしこの場合、患者の可動性拡大の可能性を妨げないように、立つ・歩く可能性の有無やOHスケールの体位変換能力の項目に着目し、吟味してマットレスを選択することが必要である。つまり、立つ・歩く可能性のある人や体位変換能力がOHスケール「0点」～「1.5点」であれば、自力の動作が期待できるので、エアマットレスの選択を避けたほうがよい。

②危険因子に基づく選択

須釜らは、体圧分散マットレスの選択基準として「自力体位変換能力」「骨突出」「頭側挙上45度以上」「引き金発生（体圧）」などの危険因子に着目し、アルゴリズムを作成している（体圧分散寝具選択基準、図1）[6]。

これらの要因の有無をチェックすることによって、患者の個々の体圧に関連した褥瘡発生リスクに応じたマットレスを選択することができる。

2）アルゴリズムの運用

これらのアルゴリズムには、いずれも汎用的に用いられるように適応マットレスが分類名や素材、特徴で示されている。そのため、自施設で使用しやすくするためには、保有している製品がいずれに相当するかを製品名で示しておく必要があるだろう。

*

体圧分散マットレスの選択と必要台数について検討したが、"どのような体圧分散マットレスを何台そろえたらよいか"ということを示すことは一概には難しい。

まずは、現在、施設で保有しているものはどのような種類が何台あるかを調査する必要がある。そして、リスクアセスメントに例えばOHスケールを用いているのであれば、リスクランク（軽度・中等度・高度）のそれぞれの状態の患者に適しているか、体圧分散マットレスの種類や素材・特徴から判断し、「対応表」を作成したうえで、それぞれの台数を明らかにしておく必要がある。

これらを作成したうえで、"どの種類のマットレスが不足しているか？"を検討していかなくてはならない。

表3 OHスケールによる危険度ランク別マットレス配分

リスクランク	適応マットレス
軽度保有者 1～3点	厚さ8～10cm未満　静止型
中度保有者 4～6点	A（自力体位変換可能） 厚さ10cm以上　静止型
	B（自力体位変換不能） 体重設定型エアマット*1
高度保有者 7～10点	コンピュータ制御圧切替自動調節型エアマット*2

*1 調節弁などを使用し、マットレス内の空気圧を調整する電動のエアマットレス
*2 圧力センサーを使用した電子制御により、マットレス内の空気圧を適切に保つエアマットレス

（文献5より引用、一部改変）

2 「適切な体圧分散マットレス」をどう選択する?

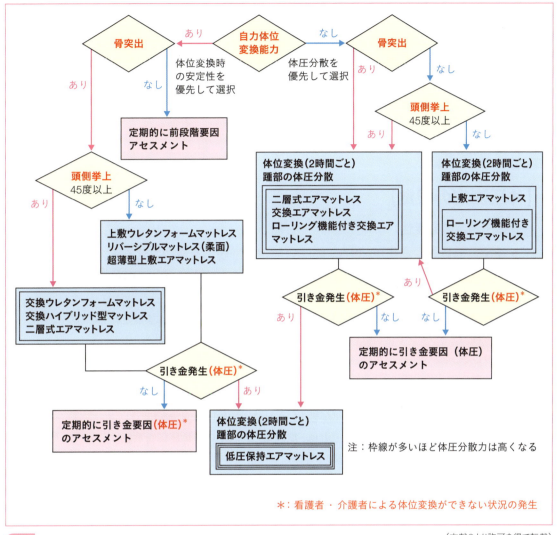

図1 体圧分散寝具選択基準

(文献6より許可を得て転載)

〈引用文献〉
1. 日本褥瘡学会学術教育委員会ガイドライン改訂委員会 編:褥瘡予防・管理ガイドライン(第3版).日本褥瘡学会誌 2012;14(2):217,219-221.
2. Chou R, Dana D, Bougatsos C, et al. Pressure ulcer risk assessment and prevention: a systematic comparative effectiveness review. Ann Intern Med 2013; 159 (1): 28-38.
3. McInnes E, Jammali-Blasi A, Bell-Syer SE, et al. Support surfaces for pressure ulcer prevention. Cochrane Database Syst Rev 2011; 4: CD001735.
4. NPUAP/EPUAP/PPPIA. Prevention and Treatment of Pressure Ulcers:Quick Reference Guide. 2nd ed. 2014:27-30.
5. 大浦武彦, 堀田由浩:OHスケールによる褥瘡予防・治療・ケア エビデンスのあるマットレス・福祉用具の選び方. 中央法規出版, 東京, 2013:33,44.
6. 西澤知江, 酒井梢, 須釜淳子:ベッドサイドで何を観る. 真田弘美, 須釜淳子 編, 改訂版 実践に基づく 最新褥瘡看護技術, 照林社, 東京, 2009:60.

I 予防ケア

3 「適切に除圧できている」ことをどう評価する？

木下幸子、石川りえ

ベーシック

【体圧測定の根拠】

● 体圧測定の必要性：

▶ 組織表面にかかる圧が、現在、体圧分散用具や圧力を減少させる能力を評価するために使用されている方法であり、体圧がどのように測定されているかを理解することは重要である[1]。

→ 体圧測定が、確実に体圧分散用具の臨床的評価につながるとは実証されていない[1]。また各種ガイドラインでは、体圧の測定を推奨するまでには至っていない。

→ しかしながら体圧測定は、体圧がかかっている部分の可視化につながり、医療チームメンバーが褥瘡予防に向けて、エビデンスに基づいた1つの方向に向かわせることを可能にする[2]。

→ 褥瘡発生のリスクがある患者に対し、「マットレス変更時」「ポジショニング変更時」「皮膚の発赤を発見したとき」「褥瘡部が悪化したとき」に、体圧の測定を行う[3]。

→ 体圧値を数値で確認できることは、危険域とされている体圧値を意識し、"ケア介入した際に体圧が減少したか"の客観的な評価につながると考えられる。

ベーシック解説

1 体圧について

日本褥瘡学会では、体圧、接触圧について「皮膚表面と接触面との間に生じる垂直に作用する力を体圧、接触圧（interface pressure）と呼び、そのなかで重力によって生じるものを体圧という」と定義している[4]。

末梢の毛細血管が閉鎖し虚血に至るとされている35mmHgという数値は広く周知されており、一般的に体圧分散用具を使用する際の危険域の指標となっている。そして、Patrick[1]は、高齢者では毛細血管圧が低く、また静脈の場合にはこれより低い圧で閉鎖すると述べている。また、Reswickら[5]は、褥瘡の発生のリスクは「圧力の値」と「時間」が関係すると示している。

褥瘡発生のメカニズムは、単なる阻血にとどまらず、「①阻血性障害」「②再灌流障害」「リンパ系機能障害」「④細胞・組織の機械的変形」が複合的に関係すると考えられる[6,7]とされる（図1）[8]。そのため、単純にそのときに測定した体圧値のみで褥瘡予防が図れるとは限らず、患者個々の状態や状況を考慮する必要がある。体圧の管理においては、このことを十分に認識して、患者のケアにあたる必要がある。

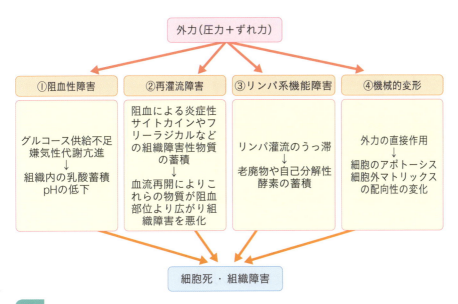

図1 褥瘡発生のメカニズム

(文献8より引用)

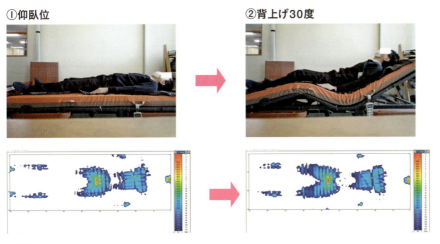

図2 接触圧測定機器による測定(例)

●圧力分布測定システム Xセンサー X3メディカルシステム(アビリティーズ・ケアネット株式会社)

2 体圧測定について

体圧測定についてPatrick[1]は、Cullumらのランダム化比較試験の結果[9]から「皮膚表面の圧の測定が、確実に体圧分散用具の臨床成績の予測につながるとは実証されていない。しかしながら、体圧分散用具がどのように評価され、どのように測定されているかを理解することは重要である」と述べている。

通常、体圧分散用具の製品資料に表示されている体圧測定値は、精度の高い接触圧測定機器(エルゴチェック、Xセンサー、BIG-MATなど)で測定されたものである(図2)。これらの機器は高価であり、機器の設定、センサー部分の取り扱いに注意し、

I 予防ケア

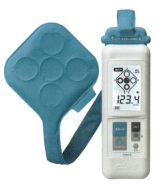

●パームQ®（株式会社ケープ）

図3 簡易体圧測定器

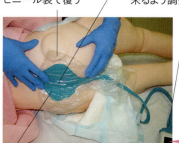

①感染防止のために、センターパッドは薄いビニール袋で覆う

②可能な限り、患者に直接当てて使用する（ガーゼや外せないパッドがある場合はその旨を明記する）

③センサーパッドの中央に測定したい部分が来るよう調整する

④センサーパッドを当ててすぐ測定するより、体位が落ち着いてから測定を開始するほうがよい

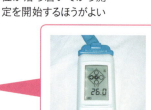

図4 簡易体圧測定器使用のポイント

しわのないような配置など測定環境を整える必要があり、臨床では測定したいときに容易に使用できない。

また、資料に表示されている体圧測定値の対象者は、通常は健常人であり、BMIの表示がある場合もあるが、多くは標準体型である。そのため臨床では、体圧分散用具を選択した際、どのくらいの圧が対象者の骨突出部位または褥瘡発生リスクが高いと想定した部位に加わっているのか、参考にならない場合がある。

本邦では、臨床で使用しやすく開発されたものに、パームQ®などの簡易体圧測定器がある（図3）。日常の患者ケアにおいては、この簡易体圧測定器を使用し、体圧分散用具と患者の間の接触圧つまり体圧値を測定することができる。大桑ら[10]による研究では、パームQ®の場合、体圧値の褥瘡発生（消退する発赤も含めた）の危険域は50mmHgと述べている。しかし、測定センサー部の大きさが限られており、身体全体の体圧をみることはできず、ある特定の部位の測定に限られる。

また、どの機器を使用した場合でも測定の際には、おむつや下着やシーツのしわなどの状況、計測の手技によって測定値は異なる可能性がある。あくまでも、「簡易」であることの認識のもと、おむつや下着、シーツといった患者周辺の環境を整えたうえで、測定者の正しい測定技術による計測が必要である。

3 簡易体圧測定器による測定方法について

1）体圧の測定部位

通常、寝具と身体の接触面では、好発部位とされている骨突出部位の圧力が最も高くなることから、この部位を正確にとらえ測定することが大切である。

臥床状態であれば、仙骨部、踵部、後頭部などになる。一般的な好発部位を理解することと、患者の得手体位や関節拘縮により骨突出や好発部位は異なることを認識し、情報の共有のための記録をすることが重要となる。

2）測定時の注意点（図4）

本来であれば、患者の皮膚表面に直接測定器を当てて測定することが正確な体圧値であるが、実際には臨床では、感染予防の視点から、センサー部位にはビニール袋かポリエチレンのラップなどで覆い使用することが勧められている。

また、患者の皮膚とおむつや、下着の間のどこにセンサーを設置するかによって、体圧値は異なる。そのため、測定技術や記録の均一化を図るために施設における取り決めを設定し、スタッフへの研修を行う必要がある。

測定する際には、患者に目的を説明し、同意を得て、患者の全身状態や疼痛を考慮し、体圧値の計測のみが目的とならないように注意する。

3）体圧測定のタイミング

須釜[3]は、患者の褥瘡リスクアセスメントを行い、リスクがある患者の場合に、「マットレス変更時」「ポジショニング変更時」「皮膚の発赤を発見したとき」「褥瘡部が悪化したとき」、体圧の測定を推奨している。それによって、その患者にとって適切な体圧分散用具が使用されているかの指標となる。

具体的な体圧測定のタイミングとしては、まず、褥瘡発生のリスクアセスメントを行い、危険性がある場合には、入院時やケアの介入初回時に、好発部位である仙骨部、踵部、後頭部、その他、患者の状態によって発生しやすいと思われる部位の体圧を測定する。

さらに、全身状態の悪化など体調の変化がみられた場合、体圧分散用具を変更した場合には、同部位の測定を行う。

そして、例えば、パームQ®で測定した場合に、体圧値が50mmHg以上であれば褥瘡発生の危険性が高いことになり、体位変換やクッションの使用による体圧分散のケアの介入を行い、皮膚の観察を継続していく。

臨床の実際：こんなときどうする？ ❶

選択した体圧分散マットレスが「適切でない」とどのように判断・変更する？

前述のように、褥瘡発生の「外力」に関するリスクは、一時の圧力だけでなく、圧力の加わる時間、つまり体位変換のケアや患者の体位変換能力が大きく関係する。また、個々の患者の状態によっても異なる。したがって、"一時の体圧測定値"がそのまま患者の褥瘡発生につながるわけではない。

しかし、一般に末梢の毛細血管が閉塞するとされている体圧値であった場合には注意を払い、患者の体位変換能力と、患者の状態をみていく必要がある。

定期的な患者のリスクアセスメントを行い、「体圧分散寝具選択基準」（「第1章・項目2」参照）[11]などを参考に適切な体圧分散マットレスの選択を行ったうえで、体圧測定のタイミングを図る。

1　選択した体圧分散マットレスが適切であると判断するめやす

使用している体圧分散マットレスが適切かどうか判断するためには、以下の観点でチェックすることが必要である。

・使用している、または変更した体圧分散マットレスにおいて、褥瘡好発部位での体圧測定を行い、"めやすの測定値以下"が保持できているか
・患者の褥瘡好発部位の皮膚に褥瘡が見られないか

測定値のめやすは、図3の簡易体圧測定器「パームQ®」では「50mmHg以下」とされる[10]（以前の機種の「セロ」では「40mmHg以下」[12]）。または、施設によってめやすとする値を決め、その値以下が保持できていることを確認する。

この前提として、ケアを提供する看護師が体圧測定の意味が理解でき、適切な部位・方法で体圧測定が実施できること、適切に皮膚の観察ができていることが求められる。また、患者の褥瘡リスクや自力体位変換能力を把握しておく必要がある。

褥瘡好発部位としては、一般的な骨突出部だけでなく、その患者の得手体位での測定すべき部位を正確にとらえることも重要である。

I 予防ケア

2 体圧測定のタイミングを検討する

使用する体圧分散マットレスによって、その患者の体表面にかかる体圧値は異なる。したがって、褥瘡発生リスクがあると判断し、体圧を測定することは1つの重要な情報となる。

体圧測定のタイミングは施設、病棟の特徴によって取り決めていくが、推奨されるタイミングに、「マットレス変更時」「ポジショニング変更時」「皮膚の発赤を発見したとき」「褥瘡部が悪化したとき」がある[3]。

経時的な測定が必要か否かについては、例えば1週間で患者の骨突出が大きく変化することはないが、よくとる体位は変化する可能性があるため、患者によってはリスクアセスメント時など定期的な測定を計画する。

また、体圧分散マットレスを変更したあとは、多くがそれで安心し、体圧を測定できていないことが現状である。体圧分散マットレスを変更したのち、好発部位や骨突出部位などの体圧測定を行い、変更前より体圧値が軽減できているかの評価を行う。

3 体圧分散マットレスの変更のタイミング

体圧測定値が危険域となった場合は、患者のリスクアセスメントと全身状態を考慮しながら、体圧分

入院時
- 50代男性
- 交通事故による多発外傷
- 日常生活自立度ランクC2
- 当初は自力体位変換不可であったため、圧切り替え型エアマットレスである特殊ベッド(トータルケアSpO₂、厚み23cm)を使用

仙骨部体圧* = 17.3mmHg

*簡易体圧測定器・パームQ®で測定(以下同)

→ 45日後 体圧測定

回復期マットレス変更後
- 事故により両下肢の運動機能は完全麻痺、ほぼ全介助
- 両上肢は著明に筋力低下
- リハビリテーション期に入ったため、交換型ウレタンフォームマットレス(ウォーターリリー2層構造の高反発、静止型マットレス、厚み15cm)に変更した

仙骨部体圧 = 32.6mmHg
尾骨部体圧(頭側挙上時) = 39.6mmHg

→ 6日後 体圧測定

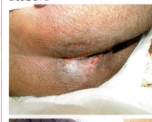

- 尾骨部に褥瘡が発生
- 圧切り替え型交換型エアマットレス(アドバン、厚み16cm)に変更した

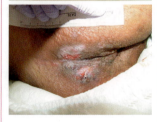

マットレスへ変更、16日後

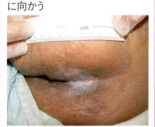

マットレス変更後
- エアマットレスに変更後、治癒に向かう

仙骨部体圧 = 26.0mmHg
尾骨部体圧(頭側挙上時) = 22.8mmHg

体圧測定

一時期はリハビリテーションを意識してマットレスをウレタンフォームに変更したが、体圧分散が図れず、エアマットレスに変更した

図5 症例：体圧分散マットレスが不適切と判断された場合

散マットレスの変更を決定する。

しかし、患者の状態により、マットレスの変更ができない場合がある。患者の負担にならないように手術・検査・状態の変化などを予測し、変更のタイミングが遅れないようあらかじめ検討しておく。施設・病院でマニュアルを作成することもよい。

体圧測定結果がめやすとした値より高い場合でも、患者の状態や経過を見て、皮膚障害がみられなければ、経過観察に留めることもある。患者や医療スタッフとの検討を行う。

4 体圧分散マットレスと体圧値の評価の実際

体圧分散マットレスの選択が不適切と考えられた症例を図5に示す。

症例では、ウレタンフォームマットレスへの変更後、体圧値は40mmHgを下回ったものの、変更前と比べ明らかに体圧は高くなっていた。

一般的に離床期やリハビリテーション期の患者では、安定性が求められ、エアマットレスよりウレタンフォームマットレスを選択されることがある。しかし、この患者においては、全身状態、活動性、湿潤などリスクが高い状態であったこと、体圧値が明らかに高くなっていることから、圧切り替え型エアマットレスの選択が適切であったことがわかる。

この症例では両下肢の運動機能完全麻痺と、両上肢の著明な筋力低下があり、自力での体位調整や姿勢保持は困難で、体位変換や移乗は介助が必要であり、体位変換が2時間おきに実施されていたとしても、同一体位である時間による圧迫とずれは高いリスクがあったと考えられた。

その後、エアマットレスへの変更で、体圧は低く管理でき、褥瘡は治癒した。

一方、図6では、当初のマットレス使用時も、術後マットレスの変更後も体圧値は低く管理でき、褥瘡の発生なく経過した。マットレスの選択は適切であったと判断した。

*

前述のように、体圧値のみが褥瘡の発生につながる判断とはならないが、測定する機会をもち数値で体圧値を示すことで、褥瘡発生リスクの高い患者や、その好発部位の観察を見落とすことなく予防ケアにかかわることができる。各病棟に1～2台の簡易体圧測定器を配置するなど、それぞれの施設・病棟においてタイミングよく体圧測定ができるように検討できるとよい。

しかし一方では、その時に測定した体圧値で褥瘡発生のリスクありと短絡的に判断してしまう場合や、どのような患者の状態でも、褥瘡発生のリスクの認識がないまま漫然と測定している場合が生じていることもある。褥瘡予防の教育のなかで、体圧の意味と体圧値の情報を共有していくことが重要である。

入院時
● 60代女性
● 直腸がんによる人工肛門造設術
● 日常生活自立度ランクB1
● 仰臥位が得手体位
● 交換型ウレタンフォームマットレス（サーモコントアマットレス®厚み11cm）を使用

仙骨部体圧*＝24.4mmHg

術後

術後マットレス変更時
● 術後、創傷痛と、呼吸状態が悪化
● 日常生活自立度ランクC2
● 背上げモード、リハビリモードのある、圧切り替え型・交換型エアマットレス（ネクサス®厚み13cm）に変更した

仙骨部体圧＝16.0mmHg
尾骨部体圧（頭側挙上時）＝19.1mmHg

マットレス変更後も体圧値を低く維持できた。褥瘡の発生は見られなかった

*簡易体圧測定器・パームQ®で測定（以下同）

図6 症例：体圧分散マットレスの変更が適切であったと判断された場合

I 予防ケア

臨床の実際：こんなときどうする？ ❷

簡易体圧測定器がない場合、どうする？

1 皮膚の観察とケアの設定

簡易体圧測定器が手元になく、体圧値を数値で確認できない場合は、基本的なケアである「個々の骨突出の程度」「得手体位」「皮膚の状態」を知り、好発部位の皮膚の観察を行うことが大切である。

特に、るい痩や関節拘縮がある場合や、皮膚が脆弱となる疾患や状況がある場合は、体位変換や寝衣交換の折に圧迫が解除されたとき、必ずその部分の皮膚を観察する。

2 リスクアセスメントスケール、ケアアルゴリズム、体圧分散マットレスの活用

いずれかの褥瘡リスクアセスメントスケールを用いたリスクアセスメントを行い、リスクがあると判断した体圧の管理が必要な対象には、「体圧分散寝具選択基準」[11]（「第1章・項目2」参照）を活用し、体圧分散マットレスを選択する。

自施設で保有している体圧分散マットレスの整備は、選択したまたは変更した体圧分散マットレスが適切であるかどうかの評価に有用となる。必ず皮膚の観察を行い発赤の有無を確認する。

3 褥瘡発生リスクの高い部位の観察

体位を整えた際に、骨突出部に自分の手を差し込み確認する。圧が加わっていることが確認できる部位へは、皮膚の観察とともに、体位の調整、クッションなど体圧分散用具の使用を実施し、体圧分散寝具選択基準の見直しを行う。

*

体圧測定によって、客観的な数値をもって褥瘡ケアに利用していくことは重要であるが、最も重要なことは、患者の皮膚の観察を行い、適切なケアにあたることである。そして、患者の皮膚に発赤を認めた場合は、体圧分散用具の検討や、体位変換ケアの検討を行い、その評価と記録を行う。

褥瘡予防のための適切な体圧分散用具を提供していけるように、新人看護師やリンクナースの教育や褥瘡ケアの研修のなかで、体圧の知識に関する座学だけでなく適切な測定方法に関する演習が必要である。

〈引用文献〉
1. Patrick DN. Support Surface. In : Bryant RA, Nix DP, ed. *ACUTE & CHRONIC WOUNDS : CURRENT MANAGEMENT CONCEPTS.* 3rd ed. Amsterdam : ELSEVIER : 2007 : 235-248.
2. 徳山薫, 仲上豪二朗, 真田弘美：7. 手術ポジショニングにおける体圧測定の意義とエビデンス, 手術室における患者のポジショニング. 田中マキ子 監修, 体位管理の基礎と実践―ポジショニング学. 中山書店, 東京, 2013：176-179.
3. 須釜淳子：除圧ケア. 真田弘美, 大浦紀彦, 溝上祐子, 市岡滋 編, ナースのためのアドバンスド創傷ケア, 照林社, 東京, 2012：2-14.
4. 日本褥瘡学会：用語集. http://www.jspu.org/jpn/jornal/yougo3.html（2015.7.20アクセス）
5. Reswick JB, Rogers JE. Experiense at Racho Los Amigos Hospital with devices and techniques that prevent pressure sores. In : Kenedi RM, Cowden JM, ed. *Bed Sore. Biomechanics* London : Macmillan ; 1976:301-310.
6. Linder-Ganz E, Engelberg S, Scheinowitz M, et al. Pressure-time cell death threshold for albino rat skeletal muscles as related to pressure sore biomechanics. *J Biomech* 2006；39(14)：2725-2732.
7. Berlowitz DR, Brienza DM. Are all pressure ulcers the result of deep tissue injury? A review of the literature. *Ostomy Wound Manag* 2007；53(10)：34-38.
8. 日本褥瘡学会：褥瘡発生のメカニズム. 褥瘡ガイドブック. 照林社, 東京, 2012：17-19.
9. Cullum N, Desk J, sheldon TA, et al. beds, mattresses and cushions for pressure sore prevention and treatment (Cochrane Review). The Cochrane Library, No.2, John Wiley and Sons, Chichester UK, 2004.
10. 大桑麻由美, SALDY YUSUF, SUPRIADI, 他：新マルチパッド型簡易体圧測定器の臨床における信頼性と妥当性の検討. 日本褥瘡学会誌 2012；14(2)：129-133.
11. 西澤知江, 酒井梢, 須釜淳子：ベッドサイドで何を観る. 真田弘美, 須釜淳子 編, 改訂版 実践に基づく 最新褥瘡看護技術, 照林社, 東京, 2009：60.
12. Sugama J, Sanada H, Takahashi M：Reliability and validity of a multi-pad pressure evaluator for pressure ulcer management. *J Tissue Viability* 2002；12(4)：148-153.

I 予防ケア

4 体位変換の「間隔」をどう設定する?

栁井幸恵

ベーシック

【体位変換間隔の根拠】

- ベッド上では、何時間ごとの体位変換が褥瘡予防に有効か:
  ▶ 基本的に**2時間ごとの(2時間を超えない)**体位変換を行ってもよい。(C1)[1]
  　➡ 体位変換の頻度は、患者ごとの「組織耐久性」「活動性および可動性のレベル」「全身状態」「治療の目的」「皮膚の状態」「快適性」の検討によって決定する[2]。

- 体圧分散マットレスを使用する場合、何時間ごとの体位変換が褥瘡予防に有効か:
  ▶ **粘弾性フォームマットレス**を使用する場合には、体位変換間隔は**4時間を超えない範囲**で行ってもよい。(C1)[1]
  ▶ **上敷二層式エアマットレス**を使用する場合には、体位変換間隔は**4時間を超えない範囲**で行ってもよい。(C1)[1]
  　➡ 使用マットレスの特徴を熟知するとともに、患者の状態や皮膚のアセスメントを行い、体位変換の間隔を決定することが重要である。

〈褥瘡予防・管理ガイドライン(第3版)〉

ベーシック解説

1 体位変換間隔の根拠と運用

わが国では、長期にわたって体位変換の間隔は2時間とされてきた。これは、一定圧が2時間を超えて持続的にかかると皮膚に変化を起こしたという動物実験[3]に始まり、その後の多くの動物実験に由来している。

一方、昨今の臨床症例研究において、二層式エアマットレス使用下では同一体位4時間までは褥瘡発生の危険性が少ないとの結果も出ている[4]。

各機関のガイドラインにおいても具体的な体位変換間隔を示したものはなく(**表1**)[1,2,5,6]、2時間毎の体位変換に関するエビデンスは乏しい。

しかし、日本褥瘡学会の『褥瘡予防・管理ガイドライン(第3版)』では、その対象が在宅、施設、病院など多岐にわたることを考慮し、最低2時間を超えない範囲で体位変換をすることを推奨している[1]。

2 何に配慮すべきか

では、体位変換間隔の決定において必要な検討事

I 予防ケア

表1 ガイドラインにおける褥瘡予防のための体位変換に関する推奨

ガイドライン	年	推奨事項	推奨度
WHS	2008	枕、ウェッジを用いた体位変換を頻回に提供する	Ⅱ
WOCN	2010	寝たきりもしくは車椅子を使用している者においては、一定の間隔での体位変換を計画する	B
日本褥瘡学会	2012	粘弾性フォームマットレスを使用する場合には、体位変換間隔は4時間を超えない範囲で行ってもよい	C1
		上敷二層式エアマットレスを使用する場合には、体位変換間隔は4時間を超えない範囲で行ってもよい	C1
NPUAP/EPUAP/PPPIA	2014	体位変換の頻度は使用している体圧分散マットレスによる	推奨する(👍)
		体位変換の頻度は、患者ごとの「組織耐久性」「活動性および可動性のレベル」「全身状態」「治療の目的」「皮膚の状態」「快適性」の検討によって決定する	強く推奨する(👍👍)

(文献1,2,5,6を参考に作成)

項は何なのか。

『NPUAP/EPUAP/PPPIA合同ガイドライン』では、「体位変換の頻度は、患者ごとの『組織耐久性』『活動性および可動性のレベル』『全身状態』『治療の目的』『皮膚の状態』『快適性』の検討によって決定する」とされる[2]。

また、体圧分散マットレス使用の有無、患者自身の体型や状態(骨突出の有無、浮腫、循環動態の変調の有無など)の影響も受ける。患者の個別性に合わせた体位変換間隔の決定には、さまざまな要因を考え合わせる必要がある。くわしくは後述する。

3 体位変換スケジュールの作成

褥瘡における体圧管理は、24時間継続的なケアが必要であり、また複数のスタッフがかかわる病態である。そこで、患者に合った体位変換スケジュール(図1)を作成し、抜けなく介入できるようにすることを推奨している。

4 体位変換の「間隔」をどう設定する?

〈例1〉右片麻痺があり、右上肢・右下肢に屈曲拘縮がある例。
体圧分散マットレスを使用し、基本的には「2時間毎の体位変換」、夜間は良眠を図るため「3時間毎の体位変換」とした。なお、食後は右側臥位にできるように調整している

0時	3時	6時 (朝食)	9時	11時 (昼食)	13時	15時	17時 (夕食)	19時	21時 (就寝)
右側臥位	左側臥位	右側臥位	左側臥位	右側臥位	左側臥位	仰臥位	右側臥位	右側臥位	左側臥位

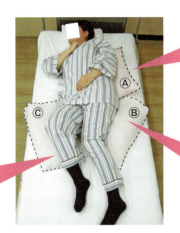

- スケジュール表と一緒に患者・家族の同意を得て、ポジショニング方法を記載し、ベッドサイドに貼っておくとよい

背部にポジショニングクッションⓐを挿入。
左側臥位時も同様

右側臥位の際は、下肢を支えるように、クッションⓒを右下肢の下に挿入。
左側臥位時は"なし"でよい

下肢は臀部から下腿部まで支えるようにポジショニングクッションⓑを斜めに使用し、踵が軽度浮くように使用。
左側臥位時は同様に、右下肢を支える

〈例2〉左大転子部に褥瘡があり、左側臥位を除いた例。
体圧分散マットレスを使用し、基本的には「2時間毎の体位変換」、夜間は良眠を図るため「3時間毎の体位変換」とした

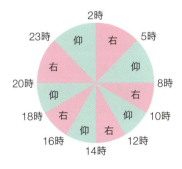

図1 体位変換スケジュール(例)

I 予防ケア

臨床の実際：こんなときどうする？ ❶

夜間（睡眠時）の体位変換はどのように行う？

　通常、睡眠のサイクルは90分間隔とされる。これを考えると、"2時間の体位変換間隔は、睡眠障害を招く結果にはならないのか"という疑問が出てくる。また、痛みや呼吸困難でなかなか寝つけない患者がやっと眠れたところを、体位変換をして起こしてしまうのを躊躇するのは、臨床の場面でもよく経験する。

　そこで、夜間の体位変換をどうするのかを以下に検討する。なお、夜間の体位変換間隔の設定にも患者の個別性を配慮した計画が必要である。夜間の体位変換間隔の決定に際しては、昼間のうちにその安全性を確認したうえで行うことを勧める。

1 ポジショニングを活用する

　日本褥瘡学会では、「体位変換（changing position）」を「ベッド、椅子などの支持体と接触しているために体重がかかって圧迫されている身体の部位を、身体が向いている方向、挙頭の角度、身体の格好、姿勢などを変えることによって移動させることをいう」[7]と定義している。一般に体位変換という用語では、上記のように、"身体の向きを左側から右側など大きく変えること"をイメージするであろう。

　一方で、「ポジショニング（positioning）」については、「運動機能障害を有する者に、クッションなどを活用して身体各部の相対的な位置関係を設定し、目的に適した姿勢（体位）を安全で快適に保持することをいう」[7]と示している。

　田中は、「身体の格好や姿勢を変えることで移動を目指す体位変換は必要条件であっても十分条件には至らないと考える。目的に照らした安全で快適（安楽）な体位を目指すポジショニングを行うことが必要十分条件をクリアすることになるのではないだろうか」[8]と述べている。つまり、身体の角度を大きく変化させなくても、予防を考慮した道具を使用しつつ、あとはその道具の効果が最大限に活かされるように、身体の自然で細かな動きを作るだけでも、身体の同一部位の圧迫を避けることができるということである。その方法の例を下記に示す。

1）スモールチェンジ法[9]

　「患者が臥床するベッドマットレスの下に小枕を挿入することで、身体に傾斜がかかり寝返り動作に近い動きをつくることができ褥瘡発生のリスクを下げる効果がある」[9]とする方法である。

　この方法は、左右の「頭部」「腰部」「下肢」の合計6か所に順番を決めて小枕を挿入していくもので、小枕の位置を変える時間の規則性はなく、病院などでは患者訪問ごとに小枕の位置を変えていくとされる（**図2**）。身体の向きを大きく変化させる方法よりも、患者の身体に触れる必要もなく、患者を覚醒させることなく、またケアする側の負担も小さくできる方法として推奨されている。

　ただしこの方法は、日本のいわゆる"布団"では効果が期待できないと考える。小枕挿入では布団は布団全体の傾斜に影響せず、患者の身体自体の傾斜に影響しないからである。

2）ポジショニングピローの挿入の深さや角度を変える

　体位変換で用いたポジショニングピローの挿入の深さを変えたり、除去したりすることで、圧が最もかかる部位が少し変化する。

　イメージとしては、身体の傾斜を変えることで、皮膚との接触部分あるいはベッドマットとの接触部分を変える方法である（**図3**）。

4 体位変換の「間隔」をどう設定する？

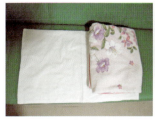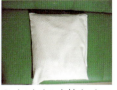

●バスタオルを枕カバーの1/2ぐらいに入れ、小枕を作る

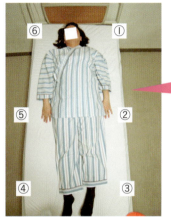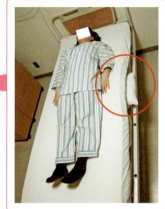

●写真の6か所に順番を決めて小枕を挿入していく
●小枕の位置を変える時間の規則性はなく、病院などでは、患者訪問ごとに小枕の位置を変えていく方法

(文献9を参考に作成)

図2　スモールチェンジ法

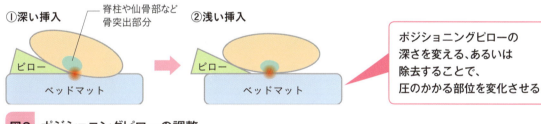

ポジショニングピローの深さを変える、あるいは除去することで、圧のかかる部位を変化させる

図3　ポジショニングピローの調整

3）圧抜きを行う

圧迫力を受けている部位のマットレスを押し下げて除圧する（図4）。

2　体圧分散マットレスを活用する

圧切り替え型の体圧分散マットレスは、エアセルで「身体を支持する部分」と「身体を支持しない部分」を周期的に変えることで、圧迫力が同一部位を持続することなく周期的に圧迫力を取り除くことができる。

エアセル型の体圧分散寝具はやわらかすぎて安定性に欠け、活動性を上げたい患者には不適切であったが、最近ではウレタンマットとエアセルをあわせたハイブリッドタイプの開発や、リハビリモードや背上げモードなど、スイッチでその体圧分散寝具の安定性・硬さを調整できる体圧分散マットレスも開発

I 予防ケア

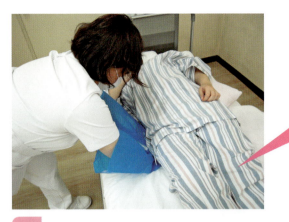

圧抜きをしながら、"マットレスを押し下げて"除圧を行う。特に、大転子部や肩峰部など圧が高い部位を中心に行う

図4 マットレスを押すことによる除圧

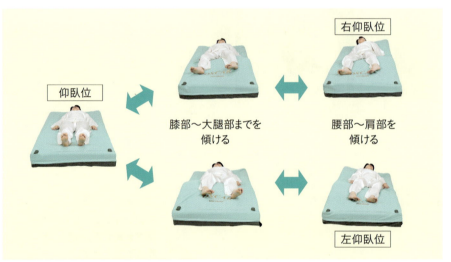

● オスカー（株式会社モルテン）での例

図5 自動体位変換機能

されてきた。

また、自動体位変換機能（図5）が搭載される機種もあり、患者本人だけでなく、在宅の介護者の睡眠障害を防ぐ意味で夜間のみ活用する場合もある。これは、身体の向きを変える速度を遅く設定することができ、急激な移動がないことや、人に触れられる感覚がないことなどから、睡眠を妨げずに済むといった利点がある。

臨床の実際：こんなときどうする？❷

体位変換の間隔（延長の可否）をどう判断・変更する？

　先にも述べたように、体位変換間隔は症例によって考慮すべきであり、一概に述べられない。では、症例ごとに何を見て体位変換時間を判断すればよいのだろうか。

1 体位変換間隔の延長が可能かどうかを判断する

　体位変換間隔を延長するためには、患者の状態をアセスメントする必要がある。表2に検討すべき内容の例を示す。

　体位変換には、褥瘡予防の目的以外にも、体位ドレナージや廃用性症候群の予防効果などもある。さまざまな要因を考慮し、延長を検討する。

2 予防的スキンケアを行う

　体位変換間隔を延長する場合、褥瘡好発部位である骨突出部に、あらかじめフィルム材を貼付しておく場合がある。

　また、乾燥から皮膚を守り、摩擦や機械的刺激への組織耐久性を少しでも高めるため、保湿ケアなど、予防的スキンケアを行っておく。

3 マットレスを検討する

　ベースマットに体圧分散マットレスの導入を行ったほうがいいのか、また、体圧分散マットレスの種類はどれが適切かなどの検討もあわせて行う。

4 体位変換間隔の延長を施行する

　1～3を検討したうえで、延長時間は1回に30分程度とし、日中の時間帯に、30分延長した体位変換を試みる。

　体位変換時間が経過した時点で、下になっていた側の骨突出部位（圧迫を受けていたと思われる部位）の皮膚を観察し、発赤など皮膚の変化がないかどうかを確認する。皮膚の変化がなければ、30分の延長は可能であると判断する。

　ただし、患者の状態は日々変化する。そのため、一度延長を決めたらずっとその時間で継続するのではなく、安全性を常に念頭に置きながら行う必要がある。

〈引用文献〉
1. 日本褥瘡学会学術教育委員会ガイドライン改訂委員会 編：褥瘡予防・管理ガイドライン（第3版）．日本褥瘡学会誌 2012；14(2)：214-216．
2. NPUAP/EPUAP/PPPIA. *Prevention and Treatment of Pressure Ulcers : Quick Reference Guide*.2nd ed.2014；23．
3. Groth KE. Klinsche Beobachtungen und experimentelle Studie über die Entstehung des Dekubitus. *Acta Chir Scand* 1942；87(suppl76)：1-209.
4. 中島房代，豊田恒良：体位変換の時間を2時間以上とした症例の検討．日本褥瘡学会誌 2003；5(1-1)：37-41．
5. 繁田佳映，須釜淳子：体位変換は2時間ごとに行う必要がある？．イービーナーシング 2010；10(増刊2号)：24．
6. Wound, Ostmy and Continence Nurses Society. Guideline for prevention and management of pressure ulcers. WOCN clinical practice guidelines no.2.
7. 日本褥瘡学会：用語集．http://www.jspu.org/jpn/jornal/yougo3.html(2015.7.20アクセス)
8. 田中マキ子 監修，市岡滋，廣瀬秀行，柳井幸恵 編：ポジショニング学 体位管理の基礎と実践．中山書店，東京，2013：18．
9. ペヤ・ハルヴォール・ルンデ 著，中山幸代，幅田智也 監訳：移動・移乗の知識と技術 援助者の腰痛予防と患者の活動性の向上を目指して．中央法規出版，東京，2005：46-47．

〈参考文献〉
1. 田中マキ子，柳井幸恵 編：これで安心！ 症状・状況別ポジショニングガイド．中山書店，東京，2012．
2. 田中マキ子 編：写真でわかる看護技術 日常ケア場面でのポジショニング．照林社，東京，2014．

I 予防ケア

表2 体位変換間隔検討時のアセスメント項目

項目	チェック内容（例）
組織耐久性に問題はないか	□浮腫の増強がない □栄養状態の急激な低下がない □皮膚湿潤がない
活動性・活動のレベルに問題はないか	□ベッド上での可動性に変化がない □新たな麻痺の徴候がない
全身状態に問題はないか	□循環動態が安定している □末梢循環不全がない □呼吸状態の悪化がない
治療目的に問題はないか	□廃用症候群を予防する必要がある 　（ポジショニング位置の変更が必要） □体位ドレナージの必要性がない 　（体位ドレナージの指示がある）
皮膚の状態に問題はないか	□皮膚の乾燥がない □褥瘡がない

> これらの状態が、体位変換の延長前と比べて変化していないことをチェックする

I 予防ケア

5 臥床での体位変換、「体位の設定」をどうする？

柳井幸恵

ベーシック

【体位設定の根拠】

- ベッド上の体位変換では、どのようなポジショニングが褥瘡予防に有効か：
  ▶ **30度側臥位、90度側臥位**ともに行ってもよい。（C1）[1]
    → 30度側臥位は殿筋で身体を支える体位であるが、わが国の寝たきり高齢者は「栄養状態の低下」と「廃用性萎縮」に伴い、殿筋が乏しく、骨突出が著明であることが多く、必ずしも30度側臥位が推奨体位とはいえない。対象の好みに応じた側臥位を選択する。

- 重症集中ケアを必要とする患者にはどのような体位変換が褥瘡予防に有効か：
  ▶ **ローリング機能付き特殊ベッド**による体位変換を行ってもよい。（C1）[1]
    → 重症患者の場合、循環動態が不安定で、看護師による定期的な体位変換が困難なことが多い。「ローリング機能付き特殊ベッド」や「特殊マット」を使用する。

〈褥瘡予防・管理ガイドライン（第3版）〉

ベーシック解説

1 30度側臥位が推奨体位とは限らない

『褥瘡予防・管理ガイドライン（第3版）』にも示されるように、「30度側臥位」は、褥瘡の最大の好発部位である仙骨部の圧を避けるために、仙骨部・大転子部の間の殿筋で体重を支える体位（図1）として長年推奨されてきた。

しかし、日本人の高齢者に多いい痩の状態、あるいは廃用性萎縮に伴い殿筋が乏しく著明な骨突出のある対象にとっては、30度側臥位では十分な除圧が行えない。

実際、急性期病院における高齢者を対象としたランダム化比較試験[*1]では、30度側臥位について8割が不満を訴えたという結果[2]もある。

*1【ランダム化比較試験】=randomized controlled trial（RCT）。被験者を無作為に「介入群」「比較対照群」に割りつけて実施した上での評価。

2 患者の体型や好みに応じた側臥位を選択する

臨床の場面で、体位変換後、患者が自分で体勢を変えてしまう場面に出会う。これはおそらく、こちらが設定した体位が安楽ではないため、自分で動くことができる患者は楽な姿勢に戻ってしまうことが影響していると考える。この場合、何度繰り返し体位を固定しても同様の現象が繰り返される。

そのため、角度にとらわれず、患者の体型と好みも考慮したうえで、圧分散効果を評価しながら体位

I 予防ケア

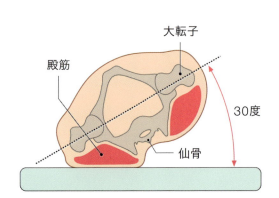

図1 30度側臥位

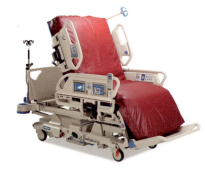

- ベッドとマットレスが連動しているタイプ
- プログレッサ（パラマウントベッド株式会社）

図2 ローリング機能付き特殊ベッド（例）

を決定していく必要がある（具体的には後述）。

3 重症集中ケアを必要とする患者への対応

『褥瘡予防・管理ガイドライン（第3版）』内には、重症集中ケアを受ける重症患者に対して、看護師が定期的に体位変換を行った時期より、ローリング機能付き特殊ベッド（図2）を使用した時期のほうが、有意に褥瘡発生率が改善したという研究が示されている[3]。

臨床の実際：こんなときどうする？❶

拘縮が強い場合、体位の設定をどうする？

「拘縮（関節拘縮）」とは、「関節構成体軟部組織の損傷後の瘢痕癒着や不動による廃用性変化の1つで、関節包、靱帯などを含む軟部組織が短縮し、関節可動域に制限がある状態である。長期間の固定などにより、筋や皮膚などに原因がある場合は短縮（tightness）とよび、伸張運動により改善する。関節包内の骨・軟骨に原因があり、関節機能がない場合は強直（ankylosis）とよび区別され、伸張運動の効果は認められない」[4]と定義される。

身体の変形を伴うことが多く、変形をきたすと、通常ではみられない部位での骨突出やねじれが発生し、布団やマットレスとの接触状態が悪く、部分圧の上昇が考えられる。また、外からの圧迫のみではなく、変形部位の皮膚が過剰に引っ張られ、内側から皮膚や血管壁が圧迫され血流障害などを生じ、褥瘡発生のリスクが高まる。

そこで、まずは筋緊張を高めないように安楽なポジションをとることで関節拘縮を予防することが重要である。またすでに関節拘縮を生じている症例においても、拘縮を悪化させない体位設定が必要とされる。

拘縮を生じている場合の体位設定においては、以

下の点を配慮する。

1 良肢位を基本にした安楽な体位をめざす

拘縮を伴うと、身体に変形をきたし、骨盤のねじれや肩の落ち込みなど自然な姿勢がとれず、臥床時にもいずれかの部分に余計な力が入ってしまい、拘縮をさらに進めてしまう可能性がある。

拘縮があってもまずは、体幹のアライメント*2 を確認し、関節などをより正常に近づけることで、余計な力が入らない体位をめざす（図3）。

*2【アライメント】＝alignmentとは、一般的に「一列に並べること、配列」という意味である。臨床上は「体軸の自然な流れ」とし、筋緊張がない状態の体位という意味で用いる（文献5より引用）。

2 良好な体圧分散を検討する

下肢の屈曲拘縮があると、下肢の重みを仙骨部と踵部で支えることになり、部分圧が上昇する。このように、拘縮をきたした場合、ベッドマットなどとの接触面が少なくなり、そのぶん、骨突出部等の部分圧が高くなる結果を招く。

そこで、拘縮により床面から浮き上がっている部分をポジショニングピローで支え、接触面積を広げることで、部分圧を下げることができる（図4）。ただし、ここで注意すべき点は、挿入枕の高さである。枕の高さや厚みが高いと、かえって拘縮を進めてしまうことがある（図5）。

①変更前

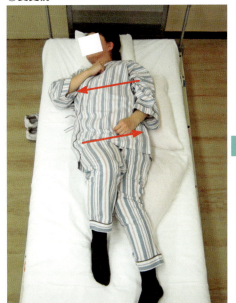

- （①変更前）肩のラインと骨盤のラインが互い違いになっている（例：下肢の内転拘縮ほかがある場合など）

②変更後

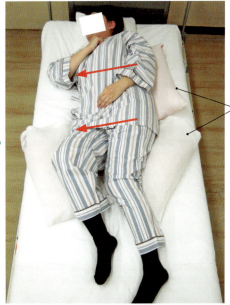

ポジショニングピロー

- ポジショニングピローを用いて体位変換をするが、可能であれば背部と骨盤・下半身を支える枕を別にして、角度をそれぞれに調整する
- この例では、骨盤をしっかり回転させ、右側臥位に傾ける必要がある（②変更後）

図3 良肢位への整え（例）：アライメントの調整

I 予防ケア

3 定期的に肢位・体勢を見直す

リハビリテーションや安楽なポジショニングの提供により、拘縮は時間経過とともに改善させることができる。

そこで、定期的に体位の見直しを行い、体位設定を変更することが必要である。可動域が広がっているにもかかわらず、初回同様の体位設定を続けていると、再び拘縮を起こすことになるからである。

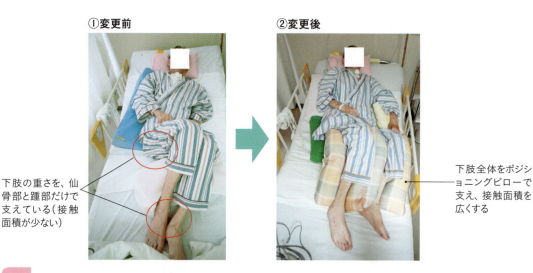

図4 良肢位への整え（例）：接触面積を広げる

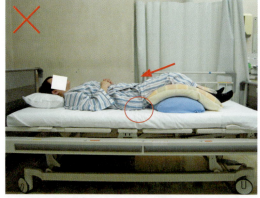

- この枕の高さは「×」
- 下肢の屈曲が強くなり、拘縮を進めてしまう
- 下肢が挙上されすぎて、重さが仙骨部にかかり、部分圧を高める

- 枕を重ねなくても、踵の除圧はできている
- 下肢が挙上されず、股関節も自然な状態で保てており、仙骨への圧迫がかからない

図5 良肢位への整え（例）：適切な枕の高さ

臨床の実際：こんなときどうする？❷

患者が"自分にとって楽な姿勢"に戻ってしまうとき、どうする？

現在とっている姿勢が、患者にとって安楽ではない恐れがある。もしくは、環境要因の影響も考えられる。以下を検討する。

1 好みの体位の理由をアセスメントする

まずは、患者がなぜその体位をとるのかを考えてみる。

1）環境要因を見直す

筆者は、どうしても左側臥位に戻ってしまう患者を体験した際、その患者のテレビの位置を右側に変更したところ、今度は右側臥位ばかり向くようになった症例を経験している。

ある程度の意思疎通が可能な患者の場合、窓の方向や陽が当たる方向、人の声がする方向など、何らかの理由があってその体勢になっていることがある。患者のベッド周囲環境を見直してみる。

2）病態を見直す

呼吸が楽になる体位や、片麻痺により利き手が自由に使えることが原因となって、どちらかに体位が偏る場合もある。

患者本人は意識していなくても、麻痺がないほうの手でベッド柵をつかもうとしたりして、体位が崩れるケースをよく見かける。患者の安楽を優先し、そのなかで患者の体位設定を考慮する。

2 体位を見直す

例えば、側臥位に向けるために入れていたポジショニングピローを患者自身が勝手に外してしまう、もしくは身体をずらして仰臥位に戻ってしまうケースについてはどうだろうか。

基本的に、患者自身が好みの姿勢（患者にとって安楽な姿勢）に戻るケースの場合、体位設定が患者にとっては安楽ではないことが多い。例えば、患者の背中に入れたポジショニングピローが厚すぎて肩関節の内旋を進めてしまったり、患者にとって窮屈な体勢だったりすることがある。

そもそも30度側臥位は私たちが日常でとる体制ではないため、患者にとっては安楽ではない可能性があることを頭に入れて、体位を設定する。

3 ポジショニングピローを見直す

気をつけたいのは、ポジショニングピローの硬さと厚みである。硬くて体なじみの悪い枕は、患者にとっては苦痛になり、厚いと窮屈さを感じる原因となる。患者の良肢位を支える程度の厚みを考慮する。

4 ベースマットの硬さを考慮する

それでもやはり患者が同一体位をとり、同一部位の圧迫が危惧される場合は、ベースマットの硬さを変更することも検討する。体圧分散マットレスをやわらかくすると身体が沈み込み、可動域が下がってしまうケースもあるため、その適応は慎重に選択する。

または、前述のスモールチェンジ法を用いて、マット自体の角度を変更し、局所圧迫の部位を少しずつ変更していくことで褥瘡発生のリスクを下げることもできる。

I 予防ケア

5 体圧分散効果を評価する

　患者の好みを優先するあまり、体圧分散効果が低下してしまうのでは意味がない。そこで、体位設定後は必ず体圧分散効果を評価する必要がある。

　簡易体圧測定器を用いた評価を行うことはもちろんであるが、常に機器がない場合、簡単に評価する方法として、骨突出部の下に手を入れる方法がある。

　体位設定をしたあと、最後に、圧抜きを行う。この際に、患者の骨突出部が直接手に当たってしまう（現在の体位設定では十分圧分散できていない）場合は、少しだけ身体の角度を変化させ、骨突出部の接触を避けるようにする（図6）。

〈引用文献〉
1. 日本褥瘡学会学術教育委員会ガイドライン改訂委員会 編：褥瘡予防・管理ガイドライン（第3版）．日本褥瘡学会誌 2012；14(2)：215-219．
2. Young T. The 30° tilt position vs the 90° lateraland supine position in reducing the incidence of non-blanching erythema in a hospital inpatient population：a randomised controlled trial. J TissueViability 2004；14(3)：88-96．
3. Simonis G, Flemming K, Ziegs E, et al. Kinetic therapy reduces complications and shortens hospital stay inpatients with cardiac shock—a retrospective analysis. Eur J Cardiovasc Nurs 2007；6(1)：40-45．
4. 日本褥瘡学会：用語集．http//www.jspu.org/jpn/jornal/yougo3.html(2015.7.20アクセス)
5. 田中マキ子 監修, 市岡滋, 廣瀬秀行, 柳井幸恵 編：ポジショニング学 体位管理の基礎と実践. 中山書店, 東京, 2013：3.

〈参考文献〉
1. 日本褥瘡学会 編：在宅褥瘡予防・治療ガイドブック 第2版. 照林社, 東京, 2012.
2. 田中マキ子 監修, 市岡滋, 廣瀬秀行, 柳井幸恵 編：ポジショニング学 体位管理の基礎と実践. 中山書店, 東京, 2013.
3. 田中マキ子, 柳井幸恵 編：これで安心！ 症状・状況別ポジショニングガイド. 中山書店, 東京, 2012.
4. 田中マキ子, 下元佳子 編：在宅ケアに活かせる 褥瘡予防のためのポジショニング. 中山書店, 東京, 2009.
5. 田中マキ子：写真でわかる看護技術 日常ケア場面でのポジショニング. 照林社, 東京, 2014.

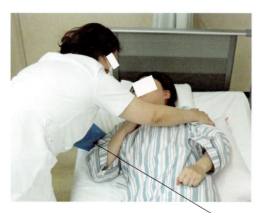 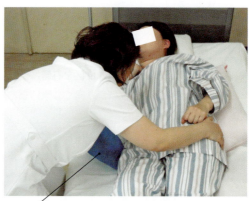

手を入れて圧を確認

- 骨突出部（肩峰部や大転子部など）に極端に圧がかかっていないかを、直接手を身体の下に入れて確認する
- 圧が高ければ、身体の角度を変化させ（大転子部の場合は殿筋で支える角度。肩峰部の場合は肩甲骨で支える角度）、安定面を得る

図6 骨突出部の圧分散の評価・調整

I 予防ケア

6 臥床での、下肢についての「体位の設定」をどうする?

松岡美木

ベーシック

【下肢の体位の根拠】

● 下肢にはどのような力がかかっているか:
- ▶ 踵部は、仙骨部に次いで褥瘡の<mark>発生頻度が高い</mark>[1]。
- ▶ 沈み込みのない平面上での仰臥位のとき、下腿部には<mark>体重の16％の負荷</mark>がかかる[2]。
- ▶ 下肢の褥瘡予防を考える際には、<mark>血流の評価</mark>が必要である[3]。
  - ➡ 下肢の褥瘡を予防するためには、血流を評価しながら、負荷を軽減していく必要がある。

ベーシック解説

1 踵部は褥瘡の発生頻度が高い

　解剖学的に、踵部は足部最大の骨である踵骨からの圧迫を受ける。仰臥位で踵部には33～60mmHgの圧が加わるといわれている[4]。また、膝関節の屈曲拘縮がある場合は踵部に加わる圧はさらに高くなる[5]。

2 下肢の褥瘡予防では下腿部全体に配慮する必要がある

　解剖学的に下腿部は生理的骨突出部位が多くあり、外果部、腓骨部などの部位を含めた褥瘡予防対策を行うことが求められる。
　また下腿部は体圧分散寝具の効果が得られにくい部位でもあり、体圧コントロールに難渋することも少なくない。股関節、膝関節の拘縮や筋緊張がある場合は、さらに体圧コントロールが困難となり褥瘡が発生しやすい状態となる。

3 まず下肢の血流評価を行う

　下肢は褥瘡発生の要因である排泄物や汗によって生じる湿潤の影響を受ける部位ではない。下肢の褥瘡発生には血流が大きく影響している。
　褥瘡は持続的な圧迫により局所が不可逆的な阻血障害に陥ることで生じる。下肢に血流障害があった場合には褥瘡発生のリスクが高くなる。
　そのため予防対策を考えていくときにはまず血流評価を行うことが必要となる。血流評価は主に以下の観点で行う。
①皮膚の色調の評価
②触診による冷感の有無
③足背動脈、後脛骨動脈の触知の有無
④超音波ドプラによる評価
⑤足関節の血圧の測定

I 予防ケア

加えて、可能であれば⑥ABI（ankle brachial index）の測定も行うことが望ましい（**図1**）[6]。

また基礎疾患に糖尿病、脊椎損傷、脳梗塞、末梢動脈疾患（peripheral arterial disease：PAD）がないかの確認も大切である。

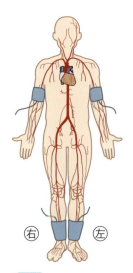

右側ABI ＝ 高いほうの右側足関節収縮期血圧（後脛骨動脈または足背動脈） / 高いほうの上腕収縮期血圧（左側または右側）

左側ABI ＝ 高いほうの左側足関節収縮期血圧（後脛骨動脈または足背動脈） / 高いほうの上腕収縮期血圧（左側または右側）

図1 ABIの測定

（文献6より引用）

臨床の実際：こんなときどうする？ ❶

踵に発赤がある場合、どうする？

1 原因をアセスメントする

踵部には臥床による圧迫のほかに、背上げ、背下げや足の自動運動によるずれが加わる。

発赤を発見したとき、まず行うのは血流評価と原因のアセスメントである。前述の通り血流の評価を行い、循環障害が原因なのか、単純な圧迫やずれが原因なのか、循環障害が背景にありさらに圧迫やずれが加わったことが原因なのかをアセスメントする。

2 循環障害の場合は専門医に相談が必要

循環障害が主原因であれば、圧迫やずれのコントロールを行っただけでは治癒を期待することはできない。主治医にアセスメント内容を報告し、専門医へのコンサルテーションを検討してもらう。

循環障害が認められても、総合的・社会的な判断の結果、積極的な血行再建が行われない場合もある。その場合は循環障害があることを念頭に、圧迫やずれのコントロール方法を検討し、実施していく。

具体的には、循環障害がある場合は外傷を生じると、治りにくく悪化しやすい。そのため裸足ではなく、靴下を履かせ外傷予防を行う。その際は口ゴム

を切って皮膚に食い込まないようにする工夫が必要となる。また、ポジショニングに活用する枕等は硬い素材ではなく、やわらかい材質だがつぶれにくいものを活用するとよい。

3 体圧分散マットレスを使用する際の注意点

1) 踵部には挙上による褥瘡予防が必要

褥瘡予防が必要と判断された患者の多くは、体圧分散マットレスが早い段階で導入されていると思われる。

特に褥瘡ハイリスク患者と判断された場合は高機能タイプが使用されるが、高機能タイプの体圧分散マットレスを用いていても安心してはいけない。高機能タイプはエアセルマットセルであることがほとんどであり、そのエアセルの間に踵部が落ち込んでしまう場合がある。これが踵部・足首に発赤が生じる原因となっていることがある。

そのため、高機能の体圧分散マットレスを使用していても踵部を挙上させ、発赤の予防を行う。

2) 踵部の挙上方法

踵部の挙上は、膝関節の屈曲拘縮がない場合は、下腿部全体を支えるポジショニングピローを選択し、踵部が床面に接地しない程度とする(図2)。なお、その際には膝は軽く屈曲させる。これは膝の過伸展は膝窩動脈の閉塞の原因となることがあり、そのため深部静脈血栓症が起こりやすくなる可能性があるためである[7]。

高さのめやすは床面と踵部の間は指が1本通る程度とする。高く挙上しすぎてしまうと、循環障害がある場合はさらに下腿部の血流低下を招き、腓骨部に発赤が生じてしまうことがあるので注意する。

膝関節の屈曲拘縮がある場合は、膝関節だけでなく股関節の拘縮、円背、筋緊張の入り方などが踵部への圧迫に影響を与える。そのため全身の拘縮の状態に合わせて踵部の圧迫を解除する方法を考えなければならない。この場合は個別性の高いポジショニングが求められるため、理学療法士と協働して検討することを勧める。

4 皮膚を保湿して摩擦を軽減する

皮膚の状態を良好な状態に導くケアも大切となる。乾燥やひび割れ等があると摩擦係数が高くなるため、保湿クリームを塗布し、乾燥予防を行う。

発赤がある場合は悪化を予防することが課題となる。高すべり性スキンケアパッド・リモイス®パッド(図3)を貼付すると、踵部に加わるずれ力を軽減することができる。

なお、半透過性フィルムドレッシングは比較的摩擦係数が高く、剥がれやすい。そのため交換に伴う

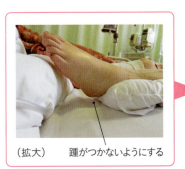
(拡大) 踵がつかないようにする

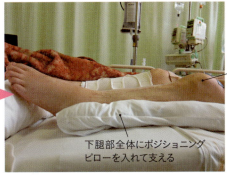
膝を軽く屈曲させる(伸展させない)
下腿部全体にポジショニングピローを入れて支える

● 踵部は挙上しすぎないことがポイント(指が1本通る程度の高さ)

図2 踵部の挙上

I 予防ケア

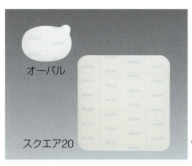

●リモイス®パッド
（アルケア株式会社）

図3 高すべり性スキンケアパッド

剥離刺激が発赤部に加わりやすく、使用は勧められない。

臨床の実際：こんなときどうする？ ❷

腓骨部の褥瘡をどのように予防する？

腓骨部の褥瘡（図4）は下腿部の外旋（図5）により発生しやすい。

下腿部の外旋が生じやすくなる場面は、"患者の病態が重篤な場合"と"長期臥床により下腿部の筋萎縮が生じた場合"である。

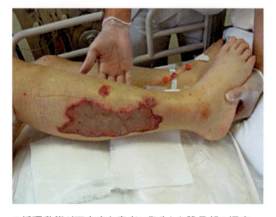

●循環動態が不安定な患者に発生した腓骨部の褥瘡

図4 腓骨部の褥瘡

1 病態が重篤な場合：弱い圧迫でも虚血を生じやすくなる

呼吸器系や循環器系などの重篤な急性機能不全に対する集中的な治療が必要となった場面では、生命の維持、重要臓器の保護を最優先する治療・ケアが行われ、体位変換が制限されることもある。

急激な病態変化では下腿部の筋肉が萎縮していない患者も多く、腓骨頭部の病的骨突出がないこともある。しかし循環動態の不安定や血管収縮作用のある薬剤の使用等により、皮膚の血流量の低下が起こり、下腿部は弱い圧迫でも虚血を生じやすい状態となる。また鎮静薬、筋弛緩薬の使用により下肢の筋緊張が低下し、下腿部は外旋位（図5参照）となることが多い。この腓骨部へ荷重がかかりやすい。

肢位の持続や、浮腫といった危険因子が加わると下腿部重量が増加する。その結果、腓骨部への負担が増強し、褥瘡が発生しやすくなる。

2 長期臥床の場合：外旋位になりやすい

長期臥床が必要な状態となった患者の下腿の筋肉

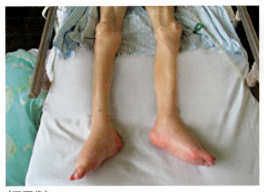
（正面像）

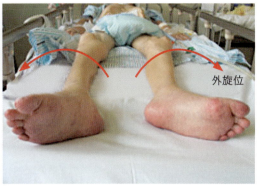
（遠位から）　外旋位

図5　下腿部の外旋（腓骨側に下腿の荷重が加わる）

は萎縮し、その結果、腓骨頭部が病的に突出してくる（図6）。そのため外旋位になったとき、腓骨頭部に集中的に圧迫が加わることになり、褥瘡が発生しやすい状態となる。さらに下肢の循環障害が潜在している場合は、弱い圧力でも虚血に陥りやすいので注意が必要といえる。

3　圧力のコントロール方法

圧力のコントロールは、踵部のときと同様に、下腿部全体を支えるポジショニングピローを選択し、片足ずつ圧を分散させる。

外旋位（図7）の場合は、股関節の部分に小ぶりのポジショニングピローを挿入すると修正ができる。この方法は体位変換が困難な場面で有効であり、ときどきポジショニング専用グローブで定期的に圧抜きを行うとさらに効果が期待できる。

下腿部に筋萎縮により腓骨頭部の病的骨突出がある場合（図8）は、粘着剤つきパッド（3M™ レストン™ 粘着フォームパッド、図9）やポリウレタンフォームなどを用いて、骨突出部に圧力が加わりにくい状態にする。この方法は体位変換が可能な場合に用いると、下側となる腓骨頭部に加わる圧を分散させることができる。同時にポジショニングピローを用いて包み込むようなポジションをとれるように工夫する。

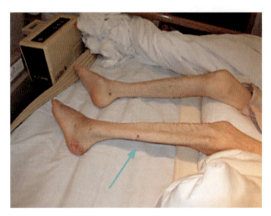

● 廃用症候群により下腿部の筋肉が萎縮して生じた腓骨の病的骨突出

図6　腓骨部の病的骨突出

＊

臨床では足の褥瘡イコール踵部と考えてしまいがちな場面に出合うことがある。しかし、踵部には注目をしていたとしても、腓骨部への褥瘡予防対策や観察が遅れがちになっていることも少なくない。また病態が著しく重篤な場合、腓骨部の褥瘡予防が非常に難しい場面があることも事実であるが、細やかな観察とケアにより予防は不可能ではないと考える。

I 予防ケア

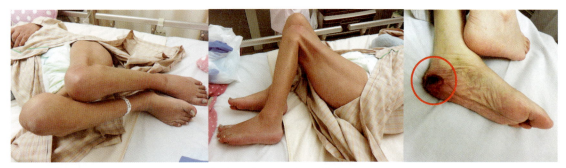

●股関節、膝関節の屈曲拘縮により踵部への荷重が増加して発生した褥瘡

図7 股関節・膝関節に拘縮のある患者に生じた踵部褥瘡

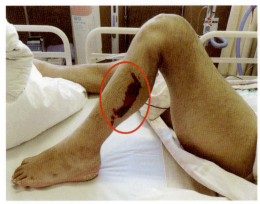

●全身状態の悪化、血圧の低下により、自身の下腿部の重さにより発生した腓骨部褥瘡

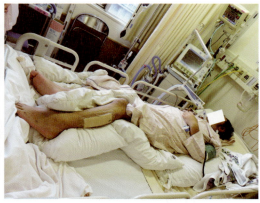

●創部はクッション性のあるドレッシング材で管理し、下肢全体を広く支えるようにポジショニング

図8 腓骨部褥瘡のポジショニング

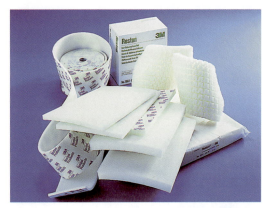

●3M™ レストン™ 粘着フォームパッド（スリーエム ジャパン株式会社）
●骨突出部に圧力が加わりにくい状態にするために用いる

図9 粘着剤つきパッド

〈引用文献〉
1. 日本褥瘡学会 実態調査委員会：第2回（平成21年度）日本褥瘡学会実態調査委員会報告1 療養場所別褥瘡有病率，褥瘡の部位・重症度（深さ）．日本褥瘡学会誌 2011；13(4)：625-632．
2. 宮地良樹：なぜ褥瘡はできるのか．厚生省老人保健福祉局老人保健課監修，褥瘡の予防・治療ガイドライン 付録/褥瘡の予防・治療指針策定のための研究報告書，照林社，東京，1998：4-7．
3. 大桑麻由美，真田弘美，須釜淳子，他：寝たきり高齢者における踵部褥瘡の深達度とABI(ankle brachial index)との関係．日本褥瘡学会誌 2007；9(2)：177-182．
4. 大山知樹，西本聡，武田匡史，他：小児における褥瘡好発部位の体圧測定．日本褥瘡学会誌 2004；6(1)：35-49．
5. 布上大典，石原瑞恵，鶴居勝也，他：褥瘡発生予防への理学療法士の役割—膝関節屈曲拘縮，円背および体位が仙骨部と踵部の体圧に及ぼす影響—．日本褥瘡学会誌 2008；10(1)：44-49．
6. TASCII Working Group著，日本脈管学会 編訳：Inter-Society Consensus for the Management of PAD(TASCII)下肢閉塞性動脈硬化症の診断・治療指針II．メディカルレビュー社，東京，2007：40．
7. NPUAP/EPUAP/PPPIA. Prevention and Treatment of Pressure Ulcers: Quick Reference Guide. 2nd ed.2014；27．

〈参考文献〉
1. 大浦紀彦，丹波光子，内川昌人，他：下腿潰瘍に対する踵・下腿用体圧分散用具の有用性の検討．日本褥瘡学会誌 2010；12(1)：12-18．
2. 第7章・褥瘡が疑われる脚のマネジメント．真田弘美，大桑麻由美 編著，ナースのためのプロフェッショナル"脚"ケア 大腿から足先まで，中央法規出版，東京，2009：219-257．
3. 大桑麻由美：部位別褥瘡ケア③足の褥瘡を治す．真田弘美，須釜淳子 編，改訂版 実践に基づく最新褥瘡看護技術，照林社，東京，2009：156-169．

Column ● 褥瘡予防に円座の使用は勧められない

　私が看護師になりたてのころ、褥瘡予防には円座があたりまえに用いられていた。
　あれから20年あまりが経過し、現在、円座が褥瘡予防に用いられている場面を見ることがなくなった。『褥瘡予防・管理ガイドライン（第3版）』でも褥瘡発生前のケアとして「円座を用いることは有効か」の推奨文には「円座は用いないように勧められる」[1]と記載されており、推奨度は「D」となっている（本ガイドラインの推奨度はA～Dに分類されており、Dは「無効ないし有害である根拠があるので、行わないよう勧められる」とされる）。
　徳永[2]は褥瘡がある部位に円座を当てた場合、円座の中心部の皮膚が引っ張られ、円座内の血液循環はさらに障害されて褥瘡が進行すると述べている。また2009年時NPUAP/EPUAP合同ガイドライン「Pressure Ulcer Prevention & Treatment Quick Reference Guide」（日本褥瘡学会のHPから日本語版訳が無料でダウンロードできる）[3]でも円座の使用を避けるようにと記載されている。
　このようなことから、円座は褥瘡予防に用いられることはなくなり、現在はお尻に痛みを抱える方々のよきパートナーというポジションで活躍しているのである。

（松岡美木）

〈引用文献〉
1. 日本褥瘡学会学術教育委員会ガイドライン改訂委員会 編：褥瘡予防・管理ガイドライン（第3版）. 日本褥瘡学会誌 2012；14(2)：205-206.
2. 徳永恵子：褥瘡の新しい局所ケア. 保健婦雑誌 1992；48(13)：1091-1100.
3. 日本褥瘡学会：褥瘡の予防＆治療クイックリファレンスガイド. http://www.jspu.org/jpn/info/topic6_2.html（2015.7.20アクセス）

I 予防ケア

7 「頭側挙上」時にずれを解消するためにはどうする?

竹田紘崇

ベーシック

【頭側挙上時の背抜きの根拠】

● 背抜きの定義と必要性:

▶「背抜き」とは、「**ベッドや車いすから一時的に離すことによって、ずれを解放する手技**」である[1]。
  → ずれ力は身体と接触面に発生する摩擦によって生じるため、背抜きは、接触面すべてに必要な手技である。
  → 背抜きは背中のみならず、頭部から四肢末梢までを対象としたものである。

▶**車いす生活者が15分ごとに除圧動作を行えない場合は、1時間ごとに姿勢を取り直す**ことを行う。(C1)[2]
  → 車椅子座位でも重力の影響でずれ力が生じているため、定期的な背抜きが必要である。

▶**背抜きには、①身体を接触面から離す、②ポジショニング専用グローブを使用する、③手で隙間を作る**という3つの方法がある。
  → 施行者と患者の体格差、関節拘縮の有無、全身状態などで方法を選択する。

〈在宅褥瘡予防・治療ガイドブック(第2版)〉

ベーシック解説

1 「背上げ」「背下げ」「体位変換」時には、ずれ力を解放する(背抜き)

接触面には、身体にかかる重力により圧力が生じている。患者の身体を動かすことで、圧力のかかった接触面には摩擦が加わり、ずれ力が発生する。

背上げ・背下げの際は接触面すべてにおいてずれ力を解放することが必要となる。また、背中だけでなく、臀部や下肢にも必ず背抜きを施行する。同時に衣服やシーツのしわなどを伸ばして、患者の不快となるような刺激を排除することも大切である。

ずれ力は体位変換時にも発生しているため、接触面を変化させたときには必ず背抜きを実施する。

2 車椅子座位でもずれ力は発生している

車椅子座位で起こるずれ力は、徐々に骨盤が後傾位になることで起こり、座面と接している臀部、また背もたれと接する背中部分に発生しやすい(図1)。

7 「頭側挙上」時にずれを解消するためにはどうする？

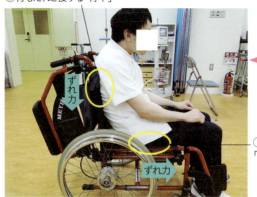

②背もたれと接する「背中」

自力で姿勢を修正できない場合は、姿勢修正と①②の除圧を定期的に行っていく必要がある

①座面と接する「臀部」

図1　車椅子座位でずれ力が発生しやすい部分

特に患者が円背である場合や、膝関節拘縮などによりハムストリングス（大腿後面の筋肉）の短縮があると、車椅子の背もたれと臀部の間に隙間ができ、結果としてずれ力が発生する。そのため自力で姿勢を修正することができない患者には、定期的な姿勢修正と背抜きが必要となる。

また、座面や背部に適正なクッションを使用することによって、局所的にかかる圧力を分散させ、ずれ力の生じにくい姿勢を作ることも必要である。

3 背抜きの方法

1）基本的な方法

背上げ後は、脊柱が"完全に"離れるまで体幹を回旋させてベッドから離す。臀部もずれ力から解放されるように意識して離す（図2）。

下肢では、大腿部近位までしっかり、いったんベッドから離すようにすることが重要である。なお、ここで大腿部を持ち上げ過ぎてしまうと臀部にずれ力がかかってしまうので、注意が必要である。

2）体格差や関節拘縮がある場合の方法

体格差や関節拘縮などがある場合は、身体を直接的に持ち上げて接触面から離すことが難しくなるため、"滑りやすい手袋"（ポジショニング専用グロー

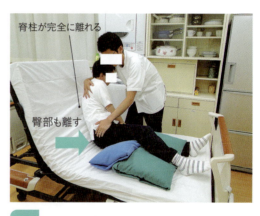

脊柱が完全に離れる

臀部も離す

図2　背抜きのポイント

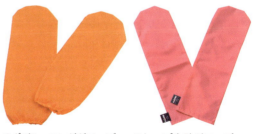

●ポジショニンググローブ　　●ケープ介助グローブ
　（株式会社モルテン）　　　　（株式会社ケープ）

図3　ポジショニング専用グローブ（例）

ブ、図3）を使用して、背面や臀部、下肢のずれ力を解放する。

I 予防ケア

ポジショニング専用グローブを使用する場合は、衣服やシーツのしわを取ることを意識しながら行うことで、接触面に不快感がなくなるようにする。

あるいは、手で隙間を作る方法もある。身体を動かせない状態や体位変換を拒否する場合に有効であるが、しわをとることは難しくなる。

臨床の実際：こんなときどうする？ ❶

リクライニングポイントが合わなくてずれていってしまう場合、どうする？

1 大転子部の位置をベッド頭側挙上基点と合わせる

患者がベッドのどこに位置しているかを確認し、大転子部とベッド頭側挙上（背上げ）基点が異なっていたら、正しい位置に患者を移動させる（図4）。

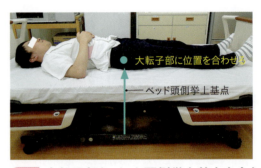

図4　大転子部とベッド頭側挙上基点を合わせる

2 膝部の屈曲点をベッド下肢挙上基点と合わせる

膝の屈曲点とベッド下肢挙上（屈曲）基点が異なるとずれが生じやすくなるため、次に、膝部分も合わせる。

体型として合わない場合は、大腿部と下腿部にそれぞれ隙間がなくなるようにクッションを挿入し、隙間がなくなるように補う。患者の膝関節屈曲角度が15度程度となるように行う（図5）。なお、この場合にはベッドの膝上げ機能は使用しない。

3 必ず背抜きを行う

身体をベッドからしっかり離し、ずれ力を解放する。

臀部、下肢も忘れずに行う（図2参照）。

> ベッド下肢挙上基点と膝の位置が合わない場合は、クッションで調整する（ベッドは平ら）

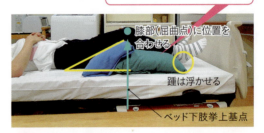

図5　膝部の屈曲点とベッド下肢挙上基点を合わせる

臨床の実際：こんなときどうする？❷

拘縮がひどくてずり落ちるような場合、どうする？

1 なぜずり落ちるかを考える

「拘縮があるから」という回答では不十分である。患者に拘縮があると、身体と支持面の間に隙間が生じ、接触面積が少なくなり、身体を支えることができなくなるためにずれを生じることとなる。

考えるべきことは、支持面が適切に確保できるかである。クッションが患者の身体に合った大きさや厚さ、硬さ、素材であるか、数は十分であるか、そしてその使用方法を検討する。

2 仰臥位の姿勢を整える

仰臥位では、患者に存在する身体の歪みを確認する。チェックしたい主なポイントは以下である。
・顔の向きは正面なのか
・体幹に側屈がないか
・体幹にねじれがないか
・肩や骨盤に挙上がないか
・四肢の形状に左右差がないか

そして、身体の対称性を意識しながらクッションを挿入していき（図6）、拘縮による"点"の支持を"面"に変化させるよう姿勢の安定を図る。

ただし、身体の対称性にこだわりすぎて拘縮している関節を無理に動かすと、骨折や筋断裂などの危険があるため注意する。

3 力が入らず安楽を保っているかを確認する

支持面が安定すると、患者が身体を支えるために使用している力が軽減され、リラックスした安楽な姿勢を得ることができる。

安楽は過剰な筋収縮、筋緊張による関節拘縮を防ぐことにつながる。関節を動かしやすくする効果も期待できる。

4 ポジショニング専用グローブなどでずれ力を解放する

ずれ力を解放するためにはなるべく身体を接触面から離すことが必要となるが、拘縮のある患者はその行為を行うことによって、新たなずれ力を生じてしまうことがある。

そのような場合はポジショニング専用グローブを使用し、接触面に手を入れて、ずれ力を解放することが必要である。

ずれ力を解放することで不快感がなくなって安楽となり、前述のような、過剰な筋収縮、筋緊張による関節拘縮の悪化を防ぐことにつながる。

5 車椅子上でもポジショニングを行う

関節拘縮を有している患者は、車椅子が身体に適合していない場合があり、局所的に圧力やずれ力が

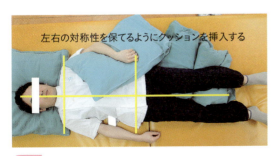

図6　仰臥位での姿勢の整え（片麻痺の場合）

I 予防ケア

発生しやすい状態となっている。

既製品の車椅子でも長時間座っていて安楽が得られるようにするためには、座面に適正なクッションを使用したり、骨盤・体幹が安定するように身体と車椅子の隙間にクッションを使用することなどが必要である。

骨盤は座面に対して垂直にし、股関節、膝関節、足関節はいずれも90度となるような姿勢を保持できることが望ましい。フットサポートは移動を伴わない場合は使用しなくてもよい。特に膝関節に屈曲・拘縮がある患者では、フットサポートを使用することで骨盤が後傾しやすくなり、ずれ力を発生させる原因となる。

注意することは、隙間を埋めて固定した姿勢をつくることではなく、拘縮を予防しつつ患者が安心して動けるような安定感のある姿勢をつくる(ポジショニングする)ことである。

〈引用文献〉
1. 日本褥瘡学会：用語集. http//www.jspu.org/jpn/jornal/yougo3.html(2015.7.20アクセス)
2. 日本褥瘡学会 編：在宅褥瘡予防・治療ガイドブック 第2版. 照林社, 東京, 2012：66-67.

〈参考文献〉
1. 田中マキ子 編著：写真でわかる看護技術 日常ケア場面でのポジショニング. 照林社, 東京, 2014.
2. 田中マキ子 監修, 市岡滋, 廣瀬秀行, 栁井幸恵 編：ポジショニング学 体位管理の基礎と実践. 中山書店, 東京, 2013.

I 予防ケア

8 ベッド上座位での「体位の設定」をどうする？

丹波光子

ベーシック

【ベッド上座位での体位設定の根拠】

- 圧迫・ずれ力の排除 臥位②頭側挙上：
  ▶ ずれ力排除のために頭側挙上角度は30度までとする。(C1)[1]
  ➡ 自力体位変換や座位の保持ができない患者が、ベッド上での頭側挙上を行った場合は、背部から尾骨部にずれが生じる。ベッドと体幹との間のずれにより体内で毛細血管が引き伸ばされ、容易に褥瘡発生の原因となる。
  ➡ 研究報告[2,3]では、仙骨尾骨間で、頭側挙上30度アップを行うと角度の動きに連動してずれ力が増大し、頭側挙上40度でずれ力が最大値に達したとされる。そのため頭側挙上30度以下が推奨されている。

〈在宅褥瘡予防・治療ガイドブック（第2版）〉

ベーシック解説

1 頭側挙上は30度以下にする

身体は、自身の重みで臀部方向に下がろうとする。すると、ベッドに接している背部～尾骨部の皮膚とベッドの間に摩擦とずれが生じる。体内では骨に付着した組織が引き伸ばされるとともに、毛細血管も引き伸ばされたり、ねじれたりする。このため血行が阻害され深部組織が損傷し、褥瘡が発生・悪化する。

頭側挙上30度を超え、角度に連動してずれ力が増大するため、頭側挙上は全身状態が良好な場合は30度以下にし、ずれが発生しないようにする。

2 頭側挙上時は下肢も挙上する

頭側挙上のみでは、仙骨・尾骨で体重を支えることになる。膝を挙上することで、体重を大腿部の広い面で支える。その結果、尾骨部の圧迫やずれが軽減する。頭側挙上の方法を図1に示す。

3 背部と下腿のずれを解除する

頭側挙上時以外にも、頭側から仰臥位になった場合も、同様に、身体とベッドの間にずれが生じる。
ずれを解除できない場合、仙骨部・尾骨部・背部などにある褥瘡にポケットが発生する。また姿勢が保持できない場合は、ポケットが斜めに形成する。寝衣のしわを伸ばし体位を整え、ずれの解除を行う（図2）。

I 予防ケア

①ベッド頭側挙上基点から、10cm程度頭側寄りに体を挙上させる

②ベッドの位置に合わない場合は、大きめのクッションや布団など使用する

下方にずれが生じやすいため、頭側挙上の際には10cm程度、頭側寄りに移動する

大転子部
膝部
ベッド頭側挙上基点（股関節）
ベッド下肢挙上基点（膝関節）

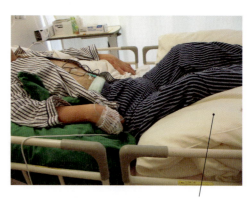

支持面を広く保つものを選択し、調節する

③膝を挙上する

④頭側を挙上する

図1 頭側挙上の方法

---

①頭側挙上した場合は、身体を前傾に倒す・肩を左右に動かす方法や、ポジショニング専用グローブを使用し、背中に手を入れて、背中のずれ圧力を解除する

●肩を左右に動かす

●背中に手を入れ、背中のずれ応力を解除する

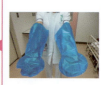

●ポジショニング専用グローブを用いると、簡単・安楽にずれを解消することができる

②下肢も同様に、下肢を挙上させ圧力やずれを解除する

③座位から仰臥位に戻した場合は、側臥位にしてずれを解除させる

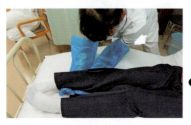

●下肢を挙上させ圧力やずれを解除する

図2 ずれの解除方法

臨床の実際：こんなときどうする？ ❶

栄養投与中で、胃食道逆流予防のために座位保持が必要な場合、どのように褥瘡予防と両立する？

1 体圧分散マットレスを検討する

頭側挙上の頻度が高い場合は、底付きによる圧迫で褥瘡が発生しやすいため、あらかじめ高機能の体圧分散マットレスを選択する。

2 なぜ逆流するのかを考える（腸蠕動の促進）

胃瘻栄養中の胃食道逆流による誤嚥性肺炎は、Cobenらによると、10～20％と報告されている[4]。

経管栄養投与中の逆流は、胃形態によるものか、胃腸の蠕動の低下によるものなのかを考える。

胃腸の蠕動が低下していないかどうか、X線画像で腹部のガスの状態や排泄状態を確認し、低下している場合は腸蠕動を促進する薬物を使用する。

3 30度以下が難しければ90度座位を保つ

あるいは、頭側挙上時に90度座位が保持できるようにする。

大浦ら[2,3]は、頭側ベッドアップ30度よりも80度のほうが仙骨・尾骨における体圧・ずれ力が小さくなると報告している。30度以下に設定できない場合は、90度座位が保持できるようポジショニングを行う。

その際は、左右にひじ掛けをつくるように枕を調節し、背部にU字クッションを使用する。ずれが発生していないか、1時間毎に観察する。

4 側臥位での頭側挙上を取り入れる

30度側臥位にし、足を挙上したあとに、頭側を挙上する（図3）。

ねじれが生じないように、枕や布団で支持面を大きく保つ。

5 経管栄養投与時間を短縮させる（半固形化栄養剤の検討）

経腸栄養剤を半固形化栄養剤（液体の栄養剤を、より個体化して投与する方法。あるいはそのように作成された経腸栄養剤の製品）に変更する。半固形化栄養剤は生理的な消化管の蠕動運動を可能にし、15分程度で注入可能（図4）で半固形のため、逆流の予防に効果的である[5]。

疾患により特定の経腸栄養剤が必要な場合は、添加して半固形化できる食品が市販されているため、使用できるか検討する。

半固形化栄養剤を使用する場合は、粘度が高いため、14Fr（フレンチ）以上の径の胃管またはPEGカテーテルを使用する[6]。

I 予防ケア

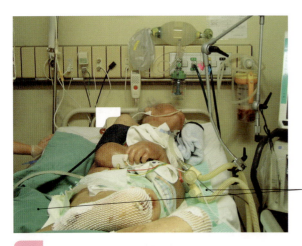

支持面を安定させて、体幹の
ねじれを防ぐ

図3 30度側臥位での頭側挙上

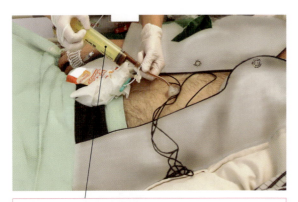

経腸栄養剤のボーラス投与
- 半固形化した経腸栄養剤では、少ない量でカロリーが多く摂取でき、シリンジまたは専用のアダプターで注入できるため、通常の経腸栄養剤と比べて短時間に注入できる
- 30度以下の頭側挙上での栄養注入は、液体栄養剤では胃食道逆流が起こりやすいため半固形化栄養剤を使用する

図4 投与時間の短縮により座位保持時間を短縮する

臨床の実際：こんなときどうする？ ❷

呼吸困難がある場合や、治療上の体位制限がある場合、どのように褥瘡予防と両立する？

1 90度座位が保持できるようにする

呼吸困難の際には、体位を座位や半座位にし、横隔膜を下げ、腹部の内臓がその重量で下方向へと下がり、横隔膜への圧迫を減少させるようにする。その結果、呼吸面積を広げ、肺の伸展を容易にし、横隔膜や側腹筋の運動を簡単にするため、呼吸が楽になる。

オーバーテーブルを使用し、前かがみになるように位置を整える。オーバーテーブル上には患者に合った枕の高さを置いて、身体を預けてもらう。背部には枕を挿入し（図5）、隙間ができないようにする。

2 体を前後・左右に動かし長時間の同一体位を予防する

座位で起こる同一体位による褥瘡を予防するために、介助しながら、前後・左右に身体を動かす。

3 患者・理学療法士とともに可能な体位を検討する

心電図モニタやパルスオキシメータを確認しながら、患者の苦痛を除去する体位を考える。苦痛がある場合は、体位が安定せず、体位が崩れることによるずれが発生する。

患者の安楽な姿勢を考え、専門職である理学療法士ととも検討していくことが必要である。

〈引用文献〉
1. 日本褥瘡学会 編：在宅褥瘡予防・治療ガイドブック 第2版. 照林社, 東京, 2012：55-56.
2. 三村真季, 岡崎秀和, 梶原隆司, 他：ベッド操作時の体圧とずれ力の変動 第1報－体型とベッド操作の影響－. 日本褥瘡学会誌 2007；9(1)：11-20.
3. 大浦武彦, 高橋誠, 三村真季, 他：ベッド操作時の体圧とずれ力の変動 第2報－ベッドアップ角度の影響と残留ずれ力－. 日本褥瘡学会誌 2007；9(1)：21-27.
4. Coben RM, Weintraub A, DiMarino AJ Jr, et al. Gastroesophageal reflux during gastrostomy feeding. Gastroenterology 1994；106(1)：13-18.
5. 合田文則：胃瘻からの半固形短時間摂取法ガイドブック 胃瘻患者のQOL向上をめざして. 医歯薬出版, 東京, 2006：27-24.
6. 大浦紀彦, 増田学, 丹波光子, 他：経鼻胃管からの半固形化栄養剤；メディエフプッシュケア®投与についての検討. 静脈経腸栄養 2007；22(3)：245-352.

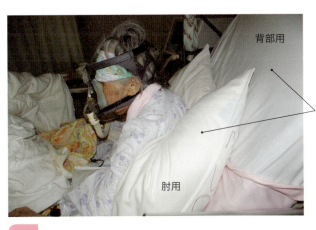

図5 90度座位の保持

I 予防ケア

9 車椅子座位での「体位の設定」をどうする?

古田大樹

ベーシック

【車椅子座位の姿勢や時間に配慮する根拠】

- 連続座位時間を制限してもよいか:
  - ▶自分で姿勢変換ができない高齢者は、連続座位時間の制限をしたほうがよい。(B)[1]
    - →長時間同一部位に負荷がかかると、褥瘡が発生するリスクが高いとされている[2]。

- 座位姿勢変換はどのくらいの間隔で行えばよいか:
  - ▶自分で姿勢変換ができる場合には、15分ごとに姿勢変換を行ってもよい。(C1)[1]
    - →プッシュアップなどの短時間の荷重変換(マイクロシフト)よりも、身体を前方に傾けるなどの姿勢変換が望ましいとされている[2]。

- 座位姿勢を考慮することは有効か:
  - ▶座位姿勢のアライメント、バランスなどを考慮してもよい。(C1)[1]
    - →座位姿勢、特に骨盤の傾きにより、接触圧の高い部位は変化する[2]。

- 脊髄損傷者の褥瘡予防にはどのような方法が有効か:
  - ▶接触圧を確認しながら指導してもよい。(C1)[1]
    - →リハビリテーション専門職が接触圧を確認した場合には再発率が低いとされている[1]。

- 高齢者の座位における褥瘡予防においては、どのようなクッションを用いるとよいか:
  - ▶高齢者には脊髄損傷者に使用される体圧再分散クッションを使用することが勧められる。(B)[1]

- 浅い褥瘡を有する患者では、車いす座位生活を維持するにはどのような方法があるか:
  - ▶適切な座位姿勢、クッションの選択、そして座位時間の制限を行ってもよい。(C1)[1]

〈褥瘡予防・管理ガイドライン(第3版)〉

ベーシック解説

1 座位時間に配慮する

　患者が自分で姿勢を変化させることができない場合は、圧力やずれ力が身体の局所に集中しやすい。このため、長時間の同一姿勢を避け、適宜、姿勢を変換することが求められる。

　最近の研究では、プッシュアップのように10～15秒程度の短時間の荷重変換（マイクロシフト）では、血液が十分に再灌流されないという報告もある[3]。このことから、痛みや耐久性、褥瘡発生リスクに配慮しながら、まとまった時間身体を前傾あるいは側屈するなどの姿勢変換や、ベッドで臥位になって休息する等、座位時間に配慮するとよい。

　さらに、リスクの高い坐骨や尾骨などに手を入れて接触圧を確認しながら姿勢変換を行うとよい。

2 座位姿勢、特に骨盤の傾きに注意する

　高齢者に多い、仙骨が後方に傾いた「仙骨座り」（図1）では尾骨が座面と接触するため尾骨部に褥瘡が発生しやすい。また、骨盤が中間位の場合は坐骨結節部、骨盤が前傾の場合は恥骨部の接触圧が高まる。さらに骨盤が左右に傾くと、左右の坐骨結節や大転子の接触圧が高まる。

　また、脊柱の弯曲と骨盤の傾きは、密接に関係している。このことから座位における褥瘡予防・治療のためには骨盤の前後傾や左右の傾きを確認し、負荷が集中しない姿勢を検討する必要がある。

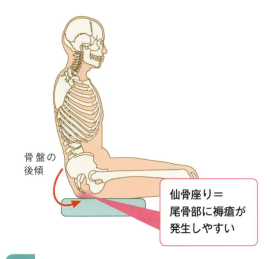

図1　骨盤の傾きによる褥瘡（高齢者）

3 クッションを適切に利用する

　褥瘡の発生の予防・治療の際は、座位では原則的に以下を行う。
①外力の大きさを減少させる
②外力の持続時間を短縮する

　よって、褥瘡発生のリスクが高い場合は、骨盤が十分に沈み込み、骨盤全体を包み込む構造のクッションの使用が求められる。薄いクッションでは底づきを起こすことがあり、手を骨盤の下に入れて接触圧を確認することも大切である。

　また、円座（ドーナツ型のクッション）は周囲の皮膚軟部組織を圧迫するだけでなく、座位のバランスにも影響することから使用しない。

I 予防ケア

臨床の実際：こんなときどうする？ ❶

食事場面などで座位が崩れてしまう場合、どうする？

1 座位バランスに応じた車椅子、クッションを選択する

　車椅子を使用する場合、利用者には座位バランスや関節の可動性、耐久性等が求められる。特に座位バランスは、どれだけ安定して座位を保っていられるかを判断する基本的な評価であり、優先的に評価する。

　評価はHoffer座位能力分類（JSSC版）[4]が簡便で扱いやすい。方法は、足が床につく高さのしっかりした座面上で、端座位をとった状態で行う。**表1**に示すように「1」～「3」に分類し、適切な車椅子やクッションを選択する。

2 使用者に合わせて車椅子を調整する

　最近では調整可能な車椅子を、医療機関・介護施設で用意することが増えている。車椅子の機種にもよるが、以下が主な調整可能箇所である。
①フットサポート（フットプレート）の高さ
②アームサポート（肘掛け）の高さ
③バックサポート（背もたれ）の張り
④リクライニング角度
⑤ティルト角度

　なかでも「①フットサポートの高さ」は、どのような車椅子でも調整可能であるので、使用者の大腿後面と足底が、座面とフットサポートに確実に接地するよう調整を行う。

3 車椅子と使用環境との適合に配慮する

　特に食事の場面のような活動的な場面では、身体の位置とテーブルとの位置関係に配慮する必要がある。例えば、手が届きにくい位置の食器や、嚥下のしづらい姿勢であると、姿勢の崩れる原因となる。

臨床の実際：こんなときどうする？ ❷

姿勢を自由に変えられない患者の、座位での定期的な除圧をどうする？

1 座位での褥瘡発生リスクを把握する

　前述の通り、座位では骨盤の位置や傾きにより褥瘡の発生しやすい部位が変化する。手で座位時の接触圧を確認し、リスクの高い部位を把握することで、効果的な姿勢変換の方法を決定する。

2 実現可能な姿勢変換の方法を検討する

　車椅子座位での姿勢変換の代表的な例を挙げる。褥瘡のできやすい部位、関節の可動性、筋力、介護力、環境などを総合的に判断し、方法を検討していく。

9 車椅子座位での「体位の設定」をどうする?

表1 Hoffer座位能力分類(JSSC版)[4]と車椅子・クッションの選択

Hoffer座位能力分類(JSSC版)[4]	車椅子の選択と一例	クッションの選択と一例
1 手の支持なしで座位可能(30秒間) 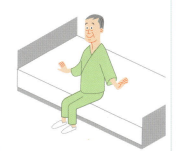	●身体の大きさに合った車椅子を選択する 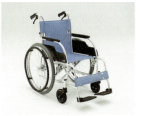 (普通型車椅子 アルミ製スタンダードタイプ自走式ECO-201B、株式会社松永製作所)	●座り心地や動きやすさに配慮したクッションを選択する 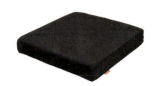 (タカノクッションR タイプ4、タカノ株式会社)
2 手の支持で座位可能(30秒間) 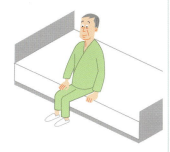	●モジュラー型車椅子を使用し、身体各部のサイズに合わせて車椅子を調整する ●あわせて骨盤や体幹を外部からサポートすることで、上肢が自由に動かせる状態をめざす 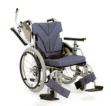 (簡易モジュール車椅子 KZ20-40-SSL、株式会社カワムラサイクル)	●除圧機能と身体保持機能に配慮したクッションを選択する 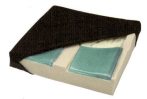 (デュオジェルクッション、株式会社ケープ) 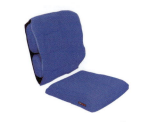 (FC-アジャスト、アイ・ソネックス株式会社)
3 座位不能 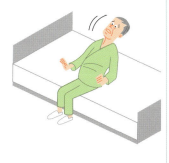	●骨盤、体幹に加え、頭部の保持も必要となる ●ティルト型車椅子は、リクライニング型車椅子にみられる身体の前すべりを抑えながら、姿勢を安定させることができる 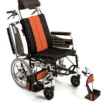 (ティルト型車椅子 MP-TiF HG、株式会社ミキ)	●除圧機能の高いクッションを選択する 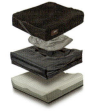 (JAY®フュージョン™クッション、株式会社アクセスインターナショナル) 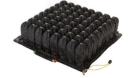 (ロホ クァドトロセレクトハイタイプ、アビリティーズ・ケアネット株式会社)

I 予防ケア

1）前傾姿勢（図2）

　身体を大きく前方に傾けることで、尾骨〜仙骨〜背部を接触面から離すことができる。

　前方のテーブルに身体を預けることにより、安全にこの姿勢がとれる。

　股関節や脊柱に十分な可動性がある場合に有効な姿勢である。

2）側屈姿勢（図3）

　座位で身体を側方に傾けた姿勢である。傾けた側と反対側の大転子〜坐骨周囲の接触圧を減圧できる。

　十分に側屈させる必要があり、転落の危険がある場合は、介助者が管理・指導を行う。

3）ティルト機能の利用（図4）

　ティルト機能つきの車椅子を使用している場合に利用できる。傾ける角度が大きいほど、骨盤部の接触圧を背部側に分散させることができる。

　ただし、ティルト機能を使用すると、利用者は立ち上がり等の自由な動きが制限され、視線は天井を向くことになり、身体拘束につながる恐れがある。必要以上のティルト角度、時間の継続は避けるべきである。

4）プッシュアップ（図5）

　両上肢を伸展する力で臀部を座面から持ち上げ、除圧を図る方法である。

　しかし、10秒程度の短時間の荷重変換（マイクロ

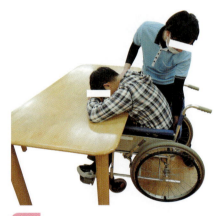

図2　車椅子座位：前傾姿勢

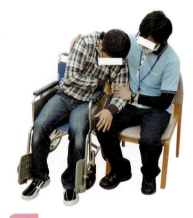

図3　車椅子座位：側屈姿勢（介助による）

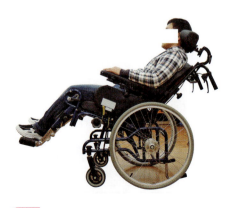

図4　車椅子座位：ティルト機能

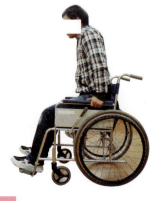

図5　車椅子座位：プッシュアップ

シフト)では血液の再灌流が十分に行われないという報告もあり[3]、プッシュアップの効果は十分に確認する必要がある。

5) 立位・歩行 (図6)

見守りや軽い介助で立位、歩行が行える場合は、リハビリテーションの観点からも、非常に有効な方法である。

6) ベッドでの臥位

特に耐久性の低い患者の場合は、定期的にベッドに移り、臥位で十分な休息をとることも重要である。

3 座位の時間を調整する

『WOCNガイドライン』[5]では、自力で減圧動作が可能な場合は15分おきに姿勢変換を行うことを勧めている。

また、連続座位時間を2時間以下に制限する報告[6]もあるが、皮膚の状態や座位の耐久性を診ながら、姿勢変換を行う間隔や連続座位時間を決めていくべきである。

〈引用文献〉
1. 日本褥瘡学会学術教育委員会ガイドライン改訂委員会 編:褥瘡予防・管理ガイドライン(第3版).日本褥瘡学会誌 2012;14(2):204-205,207.
2. 日本褥瘡学会 編:褥瘡ガイドブック.照林社,東京,2012:178-183.
3. Center for Medicare&Medicaid Services (CMS). State Operations Manual Appendix PP ― Guidance to Surveyors for Long Term Care Facilities, 2015.
4. 古賀洋,廣瀬秀行,清宮清美,他:Hoffer座位能力分類(JSSC版)の評価者間信頼性の検証.リハビリテーション・エンジニアリング 2009;24(2):92-96.
5. Ratliff CR, Bryant DE. Wound, Ostomy, and Continence Nurses Society (WOCN) : Guideline for prevention and management of pressure ulcers. WOCN clinical practice guideline No.2. WOCN, Glenview, IL, 2003.
6. Gebhardt K, Bliss MR. Preventing pressure sores in orthopedic patients is prolonged chair nursing detrimental. J Tissue Viability 1994 ; 4(2) : 51-54.

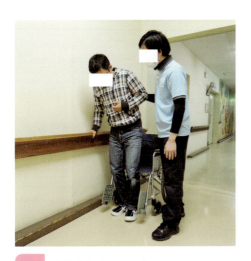

図6 立位(介助による)

I 予防ケア

10 「栄養状態の判断」を何で行う?

秋山和宏

ベーシック

【栄養の指標】

- 褥瘡発生の危険因子となる低栄養状態を確認する指標には何があるか:

  ▶ 炎症、脱水などがなければ血清アルブミン値を用いてもよい。(C1)[1]

  ➡ 血清アルブミン値3.5g/dL以下では褥瘡発生のリスクが高いとされている[2]。

  ▶ 体重減少率を用いてもよい。(C1)[1]

  ➡ 意図せずに週に3％以上、1か月間に5％以上、6か月間に10％以上の体重減少がある場合には、栄養状態の低下があると判断する[2]。

  ▶ 喫食率(食事摂取量)を用いてもよい。(C1)[1]

  ➡ 食事摂取量がふだんの1/2以下が数日続くときは低栄養状態の可能性がある[2]。

  ▶ 主観的包括的栄養評価(SGA)を用いてもよい。(C1)[1]

  ➡ 診察や患者情報の聞き取りで入手できる情報から栄養状態のスクリーニングを行うが、生化学検査値などの客観的栄養評価(ODA)を考慮する必要がある[2]。

  ▶ 高齢者にはMNA®(mini nutritional assessment)を用いてもよい。(C1)[1]

  ➡ 高齢者の低栄養に影響する寝たきりと認知障害に関する項目を含んでいる点で、高齢者に特化した評価ツールである[2]。

〈褥瘡予防・管理ガイドライン(第3版)〉

ベーシック解説

1 血清アルブミン値・体重・喫食率に注意する

褥瘡リスク患者における栄養評価は、上記ガイドラインに示されるように、「血清アルブミン」「体重(減少率)」「喫食率(食事摂取量)」で行うことが多い。

また、褥瘡に限らず一般的な日常臨床において基本的な栄養状態のモニタリングを行う場合は、「体重」「血清総蛋白(TP)」「血清アルブミン(Alb)」「血液生化学指標(免疫能をみるための末梢血総リンパ球数/TLCなど)」を週1回程度測定し、栄養状態の変化を総合的に判断することが推奨されている[3]。

日本中の病院で栄養サポートチーム(NST)が普及した今、入院時あるいは定期的な栄養評価としてSGA(subjective data assessment:主観的包括的評価)やMNA®(mini nutritional assessment)が用いられることが多くなっている。先の「体重(減

少率）」「喫食率」は、SGAやMNA®の評価項目に含まれている。

一方、「血清アルブミン」「血清総蛋白」「血液生化学指標（総リンパ球数など）」は、ODA（objective data assessment：客観的栄養データ評価）の項目である。また、血清アルブミン、末梢血総リンパ球数、総コレステロール（T-cho）値をスコア化し、その積算値を栄養評価の指標（正常、軽度異常、中等度異常、高度異常の4段階）として用いるCONUT（controlling nutritional status）も有用であると報告されている。

よってSGA（MNA®）とODAのどちらに偏ることなく、総合的に栄養評価を行う必要がある。

表1　栄養状態の指標

検査	基準値	半減期（日）
血清総蛋白（TP）	6.7〜8.3g/dL	—
血清アルブミン（Alb）	3.8〜5.3g/dL	17〜23
プレアルブミン（トランスサイレチン：TTR）	22〜40mg/dL	1.9
トランスフェリン（Tf）	190〜320mg/dL	7〜10
レチノール結合蛋白（RBP）	2.9〜7.9mg/dL	0.4〜0.7

2　RTP（rapid turnover protein）による評価

血清アルブミン値に関連して、血清アルブミンは半減期が長いため、急激な病態変化による栄養状態の悪化や栄養介入の効果確認には不向きとされる。

そのような状況下では代わりに半減期の短いRTP（rapid turnover protein）での評価が勧められる。半減期の短い順に、「レチノール結合蛋白（RBP）」「プレアルブミン（トランスサイレチン、TTR）」「トランスフェリン（Tf）」が挙げられるが（表1）、臨床の現場ではプレアルブミン（トランスサイレチン）が利用されることが多いようである。

臨床の実際：こんなときどうする？❶

栄養評価におけるアルブミンの重要性は？

1　栄養評価におけるアルブミン神話の信憑性

実際には血清アルブミン値3.5g/dL以上の場合でも褥瘡は発生するし、3.5g/dL未満でも褥瘡は治癒することがある。そもそも高齢者の栄養状態を血清アルブミン値だけで判断することは危険である。

今日、その簡便性から血清アルブミン値が栄養指標そのものであるというような誤解が一部に見られるが、表2に示す通り、さまざまな要因で上下動す

表2　血清アルブミン値に影響する要因

低下（↓）	上昇（↑）
●肝疾患（非代償性肝硬変） ●腎疾患（ネフローゼ症候群） ●炎症（CRP高値） ●代謝亢進（高血糖、甲状腺機能亢進症、がん） ●熱傷 ●術後の失血	●脱水 ●アルブミン製剤による補正

> 血清アルブミン値は創だけの状態を反映するわけではなく、さまざまな理由で変動することに注意

I 予防ケア

ることを知っておかなければならない。

注意したいのは、血清アルブミン値3.5g/dL "以上"の場合であろう。その数値だけから安心してしまうことがあるが、高齢者では容易に脱水が引き起こされることを念頭に置くべきである。

また、採血時の体位による影響も考慮する必要がある。臥位を基準に、座位では平均5％、立位では平均13％高値になるといわれている[4]。入院患者では臥位採血するため、外来での採血時と比べて低値となることを知っておくべきである。3.5g/dLの基準値が臥位・座位どちらで定義されたものかは不明であるが、入院中の高齢者の採血時には3.5g/dLより低めの基準値を考慮してもよいのかもしれない。

2 プレアルブミンの臨床における有用性

半減期の短いRTPを指標に用いることで、急激な病態変化による栄養状態の悪化や、栄養介入の効果の確認が可能であることは先述した。

レチノール結合蛋白、プレアルブミン、トランスフェリンが代表的なものであるが、採血の頻度やコストなど総合的に考え合わせると、プレアルブミンが臨床現場で重用されていると思われる。しかしながら、これらのRTPは炎症による影響を受けやすく、有用ではないという意見もある。

ただし、褥瘡を有する、あるいはその発生リスクの高い高齢患者においては、感染症の合併は直接、生体そのものと創部の悪化要因となる点から、筆者はプレアルブミン値をその患者状態の総合点として評価している。プレアルブミン値の低下は、低栄養と感染症合併の早期のサインとなる。

実際、万全の栄養管理下においてプレアルブミンが低下してくる場合、何らかの感染があるはずで、このロジックから何度となく潜在的なポケット感染を見出し、先手のドレナージにつなげることができた。臨床現場においてプレアルブミンの有用性はきわめて高いと考えている。

臨床の実際：こんなときどうする？ ❷

高齢者の栄養評価で注意したい点は？

1 LBM（除脂肪体重）の概念

「褥瘡治療に栄養は重要だといわれるが、栄養投与を行っても褥瘡がなかなかよくならない」という声を耳にすることがある。計算通りのエネルギー投与を行ってそれなりに消化吸収されているはずなのに、褥瘡がぜんぜんよくならないという場合があるのは事実である。"栄養を一生懸命にやっても仕方がない"という現場の失望感が広がらないようにするために、その原因について解説したい。

ここで「LBMの概念」を紹介する。LBM（lean body mass）とは除脂肪体重を指す（図1）[5]。

人はLBMの30％以上が失われると致死的状況に陥るとされている。いわゆる「窒素死」である。その進行は、筋肉量減少、内臓蛋白の減少、免疫能障害、創傷治癒遅延、臓器障害、生態適応の障害を招き、死に至る。

図2[3]はLBM減少の程度と創傷治癒との関係を表している。LBMの減少がより大きいほど、創治癒は遅延する。

LBM減少率が10％未満であれば、創部は優先的に経口摂取由来の蛋白質を利用することができる。LBM減少率が20％程度であれば、蛋白質は創治癒とLBM維持に同等に利用されるため、創治癒の早さは遅延することになる。LBM減少率が30％以上

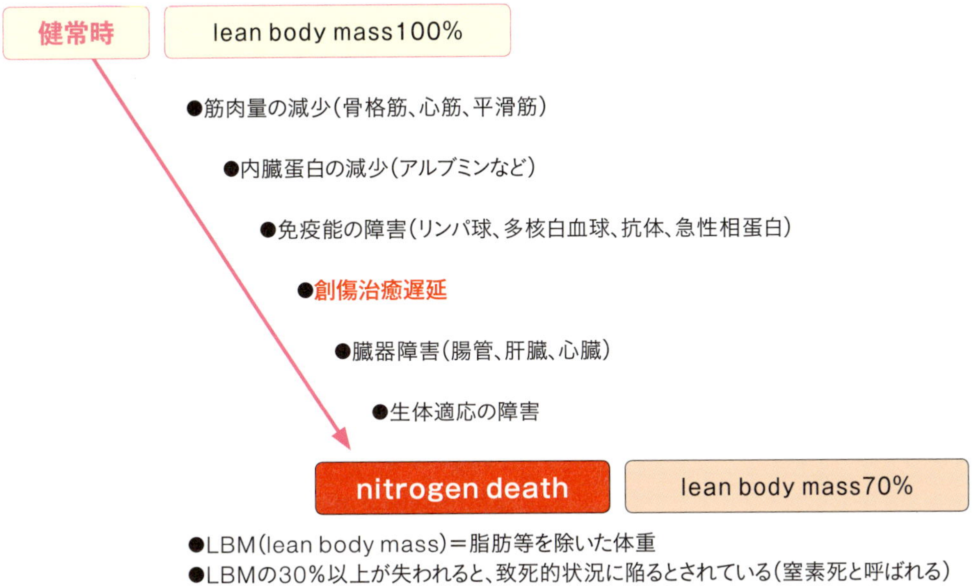

健常時
lean body mass100%
●筋肉量の減少(骨格筋、心筋、平滑筋)
●内臓蛋白の減少(アルブミンなど)
●免疫能の障害(リンパ球、多核白血球、抗体、急性相蛋白)
●創傷治癒遅延
●臓器障害(腸管、肝臓、心臓)
●生体適応の障害
nitrogen death
lean body mass70%
●LBM(lean body mass)=脂肪等を除いた体重
●LBMの30%以上が失われると、致死的状況に陥るとされている(窒素死と呼ばれる)

図1 LBM(除脂肪体重)の減少とnitrogen death

(文献5より引用)

10%喪失
20%喪失
30%喪失
創傷
筋肉
LBMの減少が
より大きいほど、
創治癒のために蛋白が振り分けられない

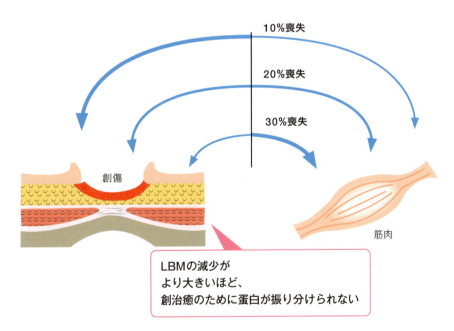

図2 LBM(除脂肪体重)減少の程度と創傷治癒との関係

(文献3より引用)

であれば、褥瘡を容易に悪化させ、最終的に創離解も生じる可能性が高くなる。

30%以上の減少時、つまり生存が脅かされている状況下においては、LBMが完全優位に経口摂取由来の蛋白質を利用することになる。ゆえに、LBMがある程度回復してくるまで、創治癒は必然

I 予防ケア

的に停止することになるのである。

冒頭で挙げた事態はこのような理由で起きてくる。LBMの減少が大きいほど、効果発現までのタイムラグは長いといえる。その点を踏まえ、栄養管理を愚直なまでに続けなければならないのである。

栄養管理の目標は、ある意味、この「LBMを保つ、または改善させる」ことに尽きるともいえる。そのためには、エネルギー総量のみならず、良質の蛋白質を積極的に摂取しなければならない。

2 高齢者と腎機能障害

褥瘡予防・治療には、LBMの維持・改善の観点から良質な蛋白質摂取が重要と述べた。最近のサルコペニア（加齢に伴う筋肉量減少）研究の知見では、高齢者の場合、筋肉合成が進みにくくなっているため、若年者以上に蛋白質摂取が必要であることがわかってきた。

しかし、褥瘡を有する、あるいはそのリスクの高い高齢者においては、やみくもに蛋白質摂取量を増やすことには危険が伴う。

80歳を超えるとさまざまな機能障害が出現するなかで、糸球体濾過率の低下や腎血漿流量の低下は顕著であることがわかっている[6]。80歳を超えると潜在的な腎不全があると考えておかなければならない。LBMの維持・向上のためには蛋白質投与量を増やさなければならないが、多すぎても腎機能をさらに悪化させてしまうことに留意すべきである。

過不足なく蛋白質を提供していかなければならないが、その際のコツを簡単に述べておこう。LBMの低下はさまざまな弊害を生むため、私たちの施設では基本的に多めの蛋白質投与を心掛けている。エネルギー総量的にも十分に提供しておくことはいうまでもない。

栄養管理をしっかりとしていくと、先のプレアルブミンなどが着々と上昇してくるのが確認できる。同時にBUNやCrの値にも注目し、「BUN／Cr（BUNクレアチニン比）＞10」であれば、蛋白質の提供過剰（あるいは摂取カロリー不足）と把握できる。このことで管理が容易となる。採血のタイミングも考慮しながら、蛋白質の提供過剰を回避していけばよい。

3 臨床家としての総合知

本項のテーマは「栄養状態の評価として何が適切か」である。栄養管理の究極の目的がLBMの維持・向上である点から、筋肉量そのものが評価指標にふさわしいのかもしれない。

昨今のサルコペニアへの関心も相まって、今後は「SMI（skeletal muscle mass index：骨格筋指数）＝四肢筋肉量合計（kg）／身長（m）^{2}」に注目していくことも有用であるように思える。インピーダンス法による体組成分析なども容易となっているため、現実味を帯びてきたといえる。

ただし、栄養状態を単独で表すような指標は実際にはないという点を強調しておきたい。血清アルブミンが指標と考えられやすいが、アルブミン神話は幻想に過ぎない。実際に臨床家は、アルブミン値などの血液データや身体所見、活動度など、さまざまな情報から総合的に患者の栄養状態を判断しているのである。臨床家としての総合知が必要なのである。

その総合知を身につけるには、臨床家としての日々の努力が必要なのは言うまでもない。安易な単一指標を盲信するのではなく、自分の頭で正しく考えていかなくてはならない。なぜ、優れた臨床家たちが現場にこだわり続けているのかを、深く受け止めるべきであろう。臨床の達人とはそういうものである。私たちもそうありたいと思う。

〈引用文献〉
1. 日本褥瘡学会学術教育委員会ガイドライン改訂委員会 編：褥瘡予防・管理ガイドライン（第3版）．日本褥瘡学会誌 2012；14(2)：198-199．
2. 日本褥瘡学会 編：褥瘡ガイドブック．照林社，東京，2012：129-132．
3. Demling RH．Nutrition, anabolism, and the wound healing process：an overview．Eplasty 2009；9：65-94．
4. 巽典之，朝山均，三木隆己，他編：高齢者基準値ハンドブック．中外医学社，東京，2005．
5. 日本静脈経腸栄養学会 編：コメディカルのための静脈・経腸栄養ガイドライン．南江堂，東京，2000：5．
6. Sullivan DH．Undernutrition in Older Adults．Annals of Long-Term Care 2001；8：41-46．

I 予防ケア

栄養をどのように「補う」?

石川 環

ベーシック

【栄養介入の根拠】

● 褥瘡患者にはどのような栄養補給を行うのがよいか：

▶ 褥瘡治癒のための必要エネルギーとして、基礎エネルギー消費量（BEE）の1.5倍以上を補給することが勧められる。（B）[1]
　➡ 投与する総エネルギー量を決定する方法として、推算式（Harris-Benedict式、簡易式）から算出する方法と、間接熱量測定計での実測値を用いて計算する方法がある。

▶ 必要量に見合った蛋白質を補給することが勧められる。（B）[1]
　➡ 投与する蛋白量を決定する方法として、体重1kgあたりで1日必要量を計算する方法と、NPC/N比を用いて計算する方法がある。

● 低栄養患者の褥瘡予防には、どのような栄養介入を行うとよいか：

▶ 蛋白質・エネルギー低栄養状態（PEM）の患者に対して、疾患を考慮したうえで、高エネルギー、高蛋白質のサプリメントによる補給を行うことが勧められる。（B）[1]
　➡ 通常の食事だけでは十分な栄養摂取が難しいPEM患者における高エネルギー、高蛋白質のサプリメントの追加は、褥瘡予防に効果があるとされている[2,3]。

● 経口摂取が不可能な患者の栄養補給はどのようにすればよいか：

▶ 必要な栄養量を経腸栄養で補給するが、不可能な場合は静脈栄養による補給を行う。（C1）[1]
　➡ 腸が機能している場合は、経腸栄養を選択することを基本とする[4]。
　➡ 経腸栄養が不可能な場合や、経腸栄養のみでは必要な栄養量を投与できない場合には、静脈栄養の適応となる[4]。

〈褥瘡予防・管理ガイドライン（第3版）〉

I 予防ケア

ベーシック解説

1 必要エネルギー量の算出（総エネルギー量、負荷係数）

総エネルギー量（total energy expenditure：TEE）の算出法には以下の方法がある。
・推算式から算出する方法
・間接熱量測定計を用いて安静時エネルギー消費量（resting energy expenditure：REE）を測定して算出する方法

後者の間接熱量測定は実測値に基づくものであるが、測定条件があり、日常的なアセスメントツールとして推奨されていないことや、行える施設が限られる。よって、前者の、総エネルギー量の代表的な推算式を以下に示す。

1）Harris-Benedict式による総エネルギー量推算法

基礎エネルギー消費量（basal energy expenditure：BEE）に、活動係数とストレス係数を乗じて算出する（表1-①）[5]。

しかし、Harris-Benedictの式は若年成人の欧米

表1 必要総エネルギー量（TEE）推算法

①Harris-Benedictの式による算出法

総エネルギー量（TEE）（kcal/日）
　＝ 基礎エネルギー消費量（BEE）× 活動係数 × ストレス係数

＜Harris-Benedictの式＞
男性：66.47＋（13.75×現体重kg）＋（5.0×身長cm）－（6.57×年齢）
女性：665.1＋（9.56×現体重kg）＋（1.85×身長cm）－（4.68×年齢）

活動係数：
寝たきり＝1.0
歩行可能＝1.2
労働　　＝1.4〜1.8

ストレス係数：
（各病態や状態により定められている1.0〜2.0の係数）
＜褥瘡患者の場合＞[*1]
褥瘡なし　＝1.0
Ⅰ度・Ⅱ度＝1.1
Ⅲ度　　　＝1.2
Ⅳ度　　　＝1.3

（文献5より引用）

[*1]【ストレス係数の補正】＝褥瘡の合計面積が"患者の手掌の何倍"になるかを求め（手掌面積は体表面積の約1/100）、小数点第1位以下の数字は切り捨てる。求めた数値を1/100倍にしてストレス係数に加える方法。

---

②現体重を用いた簡易式による算出法

総エネルギー量（TEE）（kcal/日）
　＝ 現体重（kg）× 25〜30kcal[*2]/kg/日

肥満や痩せ、あるいは浮腫や腹水による体重増加が予測される場合は、現体重でなく理想体重を用いる

＜参考値＞
ストレスなし　：20〜25kcal/kg/日
ストレス中等度：25〜30kcal/kg/日
ストレス高度　：30〜35kcal/kg/日

[*2]【25〜30kcal/kg/日】＝予防における値。治療の場合は30〜35kcal/kg/日。

（文献7より引用）

人をもとに作成されており、寝たきり高齢者の日本人には過剰投与が危惧されている[6]。

また、褥瘡の重症度に応じたストレス係数はめやすであり、根拠は乏しい。

2）簡易式による算出法

簡易式による算出法は、NPUAP/EPUAP/PPPIA合同ガイドラインに基づき、体重1kgあたり予防は25〜30kcal/日、治療は30〜35kcal/日をめやすとする（**表1-②**）[7]。

しかし、簡易式は病態や身体組成を反映するものではないため、個々の症例の活動性や年齢などを考慮する。

以上に述べたように、推算式による算出はあくまでも"推計値"であるため、投与量を適宜評価し、適正量を調整する必要がある。評価方法については後述する。

2　必要蛋白質量の算出

1）1日あたりの必要量による推算法

蛋白質の1日あたりの必要量について、NPUAP/EPUAP/PPPIA合同ガイドラインでは栄養リスクおよび褥瘡発生リスクがある場合は体重1kgあたり1.25〜1.5g/日としている（**表2**）[7]。

しかし、ストレスの程度や病態によって蛋白質の必要量は異なる。『褥瘡予防・管理ガイドライン（第3版）』では、褥瘡患者の場合「必要量に見合った蛋白質」と推奨しており[1]、具体的な数値では示されていない。

2）NPC/N比の算出法

患者の病態に応じて算出するには、非蛋白・カロリー窒素比（non protein calorie/nitrogen：NPC/N比）を用いて算出する（**表3**）。NPC/N比は、蛋白質量に対して他のエネルギー（炭水化物・脂質）をどれだけ用いれば効率よく蛋白質が利用できるかを示す指標である。

ストレスがなく正常な場合、NPC/N比150〜200、体蛋白異化の大きい重症感染症や褥瘡治療では80〜150、腎不全では300〜500程度がよいとされている。褥瘡予防では150程度がめやすとなる。

具体的には、投与エネルギー量が2,000kcal/日でNPC/N比153の場合、蛋白質投与量70g/日となる。これは体重50kgで1.4g/kg/日の蛋白質量に相当する（**表4**）。

ただし、エネルギー量と同様に、算出された値はめやすであるため、適宜評価しながら調整する。特に、高齢者の場合は腎臓や肝臓の機能が低下しているため、蛋白質の過剰投与に注意する。

表2　必要蛋白質量推算法

必要蛋白質量（g/日）
　＝ **現体重（kg）** × 1.25〜1.5g/kg/日　　←栄養リスクおよび褥瘡発生リスクがある場合

（文献7より引用）

I 予防ケア

表3 非蛋白・カロリー窒素比（NPC/N比）

$$\text{NPC/N} = \frac{（総エネルギー量）-（蛋白質によるエネルギー量）}{（蛋白質重量）\div 6.25}$$

- NPC/N 300〜500 …腎不全での適正値（蛋白質制限が必要なため）
- NPC/N 150〜200 …ストレスがなく正常
- NPC/N 80〜150 …重症感染症や褥瘡治療の適正値（体蛋白異化が大きいため）

褥瘡治療時のめやすは150程度

表4 蛋白質投与量の指標（体重50kg、2,000kcal/日の場合の換算表）

蛋白質投与量(g/日)	NPC/N比	g/kg
60	183.3	1.2
70	153.6	1.4
80	131.3	1.6
90	113.9	1.8
100	100.0	2.0
110	88.6	2.2
120	79.2	2.4

褥瘡治療時のめやすは150程度

推算法（表3）の範囲と近似

臨床の実際：こんなときどうする？ ❶

「総エネルギー量」「栄養負荷」、評価と変更はどのように行う？

1 病態によっては、理想体重で総エネルギー量を算出する

高度の肥満や浮腫、腹水のある患者では、「現体重」で算出すると必要エネルギー量がより過剰に算出される。また、極度の痩せでは不足となる。

そのような場合には「理想体重（標準体重）＝身長(m)²×22」を用いて算出する。

2 体重推移によるエネルギー量評価を行う

体重の増減は重要な栄養指標となるため、総エネルギー量は体重の推移により適宜、評価していく。

褥瘡予防のためエネルギーを多めに投与することは重要だが、体重等による評価を行わずに同じ量を投与し続けると、例えば寝たきり高齢者の胃瘻管理の場合にはかえって体重が増加し過ぎることもある。定期的に評価し、エネルギー量を適正に調整する。

体重測定が困難な場合には、膝高（knee height：KH）、上腕周囲長（arm circumference：AC）、上腕三頭筋部皮下脂肪厚（triceps skin fold thickness：TSF）の身体計測を行い（図1）[8,9]、計算式（表5）[10]を用いて推定体重を算出する。

3 血清アルブミン値だけでエネルギー量を評価しない

CRP値が上昇している間は、内臓蛋白であるアルブミンの合成は抑制されているため、エネルギーを追加しても血清アルブミン値は改善されない。よって、血清アルブミン値だけで判断して過剰投与に

ならないよう注意する。

4 褥瘡発生リスクがある場合は亜鉛欠乏を考え微量元素を補給する

1）亜鉛の補給

褥瘡"治療"において、亜鉛、アルギニン、アスコルビン酸（ビタミンC）の補給は『褥瘡予防・管理ガイドライン（第3版）』で推奨されているが[1]、褥瘡"予防"においても同様に重要である。

なかでも、微量元素の亜鉛は褥瘡に最も関連しており、褥瘡発生のほとんどが亜鉛欠乏によるものと考えられている[11]。寝たきり度が高いほど亜鉛が欠乏しているという報告があり（図2）[12]、褥瘡発生リスクのある場合は亜鉛欠乏を推定して補給する。

特に、高齢者は食事摂取量の低下や消化管の吸収機能の低下により亜鉛が欠乏しやすいため、積極的な補給に努める。亜鉛の1日摂取推奨量は10mg程度であるが、欠乏しやすいことや過剰症が起こりにくいことから、褥瘡治療の推奨量30mg/日をめやすにして補給しても問題ないと思われる。ただし食事のみから充足することは困難であるため、亜鉛含有のサプリメントの使用が推奨される。

2）ビタミンCの補給

ビタミンCはコラーゲンの合成に関与しているほかに、亜鉛の吸収を促進する作用があるため、亜鉛のみではなくビタミンCの補給も同時に行う。

3）銅、その他の補給

その他のビタミン、微量元素も不足しないよう補給が必要であるが、亜鉛と銅の吸収は拮抗するため、亜鉛と銅の比率が1：12となるよう注意する。

近年、ビタミンと微量元素の両方がバランスよく配合されているサプリメントが販売されているため、褥瘡発生リスクがある患者の食事にはそのようなサプリメントを追加することを推奨する。

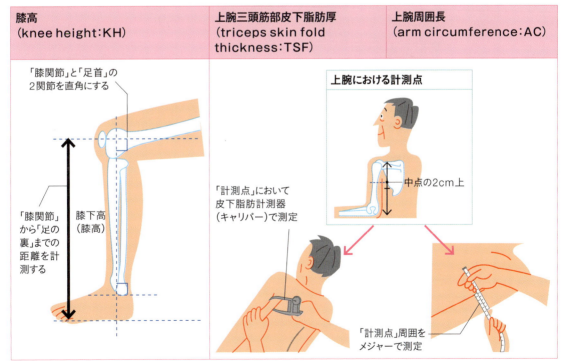

（文献8,9を参考に作成）

図1　身体計測の手法

I 予防ケア

表5-① 膝高（KH）計測定値から「身長」を推定する計算式

性別	公式（単位：cm）	平均誤差
男性	64.02＋（KH×2.12）－（年齢×0.07）	±3.43(cm)
女性	77.88＋（KH×1.77）－（年齢×0.10）	±3.26(cm)

（文献10より引用）

表5-② 膝高（KH）計測定値から「体重」を推定する計算式

性別	公式（単位：cm）	平均誤差
男性	（1.01×KH）＋（AC×2.03）＋（TSF×0.46）＋（年齢×0.01）－49.37	±5.01(kg)
女性	（1.24×KH）＋（AC×1.21）＋（TSF×0.33）＋（年齢×0.07）－44.43	±5.11(kg)

（文献10より引用）

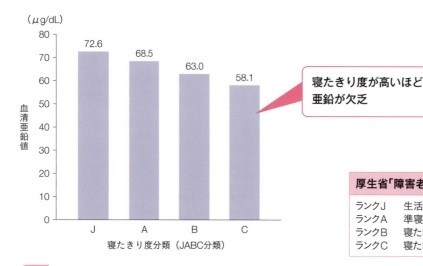

図2 寝たきり度と血清亜鉛量

（文献12より引用）

臨床の実際：こんなときどうする？ ❷

看護師ができる栄養介入の工夫は？

1 亜鉛の補給により味覚障害を防ぎ、食欲を増進させる

適切な栄養管理とは、単なる"栄養素の補給"を行うことではない。食べることは生きる根源であり、食べることを楽しむことは心身の健康を保つために重要である。

褥瘡予防のための栄養管理の目的は、褥瘡を予防

することではなく、患者のQOLの向上である。患者に最も近い存在である看護師はどの職種よりも患者の嗜好や食欲を把握できるため、患者の状態に応じた栄養介入を検討することが求められる。

食欲がないということは、心身のどこかに異常をきたしている状態である。その原因の1つに、亜鉛欠乏による味覚障害が関与している可能性がある。亜鉛含有のサプリメントの追加は、味覚を取り戻し食欲を増進させることで、食事摂取量の増加につながる。

食欲のない患者が必要量を摂取することは容易ではないが、少量であっても継続して摂取できるよう、あきらめずに支援を続けることが重要である。

ここで大切なことは、サプリメントの必要性を患者に説明し提供することである。その際、「必要なので食べてください」と強制的に勧めるのではなく、「少しずつでもよいので食べてみましょう」と、負担をかけないような言葉がけを行うことがポイントである。

2 必須脂肪酸が欠乏しないよう食事を工夫する

脂肪酸は、「必須脂肪酸」「非必須脂肪酸」に分けられる。なかでも必須脂肪酸は体内で合成することができないため、摂取不足が続くと2週間程で必須脂肪酸欠乏が生じる。

必須脂肪酸には長鎖脂肪酸の「n-6系脂肪酸」「n-3系脂肪酸」がある(表6)。n-6系脂肪酸が欠乏するとドライスキンとなり、皮膚の脆弱性を高める。また、n-3系脂肪酸が不足すると脳内セロトニンの感受性が低下し、うつ病や認知症悪化など精神状態に影響し、活動性の低下により褥瘡のリスクを高める。

n-3系脂肪酸のDHAやEPAは、魚油やえごま油に多く含まれている。高齢者など魚の骨が気になる場合には、いわしやさんまなどの青魚の缶詰を使用するとよい。缶詰は安価で賞味期限も長いため、調理が難しい在宅患者や病院食の差し入れとしても使用しやすい。また、えごま油を味噌汁やドレッシングなど食事に混ぜて使用すると、毎日摂取することが可能である。

このように、必須脂肪酸が欠乏しないよう食事の中に自然に取り入れられる工夫を行うとよい。

〈引用文献〉
1. 日本褥瘡学会学術教育委員会ガイドライン改訂委員会 編:褥瘡予防・管理ガイドライン(第3版).日本褥瘡学会誌 2012;14(2):197-203.
2. Langer G, Schloemer G, Knerr A, et al.Nutritional intervention for preventing and treating pressure ulcers. Cochrane Datebase Syst Rev 2003;4:CD003216.
3. Stratton RJ, Ek AC, Engfer M, et al.Enteral nutrition support in prevention and treatment of pressure ulcer:a systematic review and meta-analysis. Ageing Res Rev 2005;4(3):422-450.
4. 日本静脈経腸栄養学会 編:静脈経腸栄養ガイドライン(第3版),照林社,東京,2013:14-15.
5. 美濃良夫:栄養管理の方程式.エキスパートナース 2004;20(15):102.
6. 三好博文,乃木稜介:注入中および終了時の注意点,曽和融生 監修,井上善文,西口幸雄 編,PEG(胃瘻)栄養 適切な栄養管理を行うために,フジメディカル出版,大阪,2004:60-62.
7. NPUAP/EPUAP/PPPIA. Prevention and Treatment of Pressure Ulcers:Clinical Practice Guideline. 2nd ed. 2014;79-90.
8. 宮澤靖:栄養アセスメントの進め方,吉田貞夫 編,実践!栄養アセスメント,看護技術 2010;56(9):39-40.
9. 田中弥生:栄養アセスメント ②身体測定.東口髙志 編,NST完全ガイド 改訂版,照林社,東京,2009:6-10.
10. 宮澤靖,内山里美,岩谷聡,他:身体計測 Knee-Height法の方法と問題点.特集 栄養プランニングに直結した実践栄養アセスメント,臨床栄養 2005;107(4臨時増刊):411-416.
11. 荒川泰行 監修:亜鉛の有用性を探る.治療 2005;87(臨時増刊):9-15.
12. 上瀬英彦:在宅高齢者と亜鉛.臨床栄養 2001;99(1):59-64.

表6 必須脂肪酸

必須脂肪酸	多く含まれる食品	長期欠乏による影響 (特に褥瘡予防・治療における)
n-6系脂肪酸	●紅花油 ●コーン油 など	●ドライスキン(セラミドの減少) ●皮膚の脆弱化
n-3系脂肪酸	●魚油 ●えごま油 など	●脳内セロトニンの感受性が低下(精神状態への影響) ●活動性の低下

I 予防ケア

12 予防的な「保湿（スキンケア）」をどのように行う？

小柳礼恵

ベーシック

【予防的スキンケアの根拠】

- 高齢者の皮膚の特徴（予防すべき状態）には何があるか[1]：
  - ▶ 皮膚の**脆弱化**、皮脂皮膚の減少による**乾燥（ドライスキン）**に留意する。
    - ➡ 高齢者では表皮と真皮の結合が弱くなり、真皮の弾力性の低下、皮膚が剥離しやすくなる。
    - ➡ 脆弱化の原因として乾燥（ドライスキン）、角質細胞間脂質（セラミド）減少などが挙げられる。
    - ➡ 皮脂分泌機能が低下し、表皮の回転周期の延長、新陳代謝が悪くなる。
- ドライスキンの皮膚の評価をどのように行うか[2]：
  - ▶ **視診・触診**を行う。
  - ▶ 機器によるアセスメント（**角質水分量、経皮水分蒸散量〈TEWL〉**）を行うとよい。
    - ➡ 視診・触診：皮膚表面の落屑、粉吹き、けば立ち（柔軟性の低下）を観察する。
    - ➡ 角質水分量：適度な角質水分量を有することで、皮膚の柔軟性が保たれ、機械的刺激に強くなる。よって、角質水分量を判断することが必要である。モイスチャーチェッカーなどの機器により評価するとよい。
    - ➡ 経皮水分蒸散量（TEWL）：角化の状態を把握することで、表皮角層のバリア能を評価できる。VapoMeterなどの機器により、皮膚表面から微量に蒸散する水分量を測定するとよい。

ベーシック解説

1 ドライスキンを招くメカニズム

ドライスキンとは、乾燥肌というよりも、角質細胞（角層）の柔軟性が下がり、硬く剥離している状態である（図1）。

ドライスキンでは天然保湿因子（natural moisturizing factor：NMF）と角質細胞間脂質（主成分としてセラミド）の減少が影響し、皮膚表面が乾燥し、バリア機能が低下する（表1）[1]。その要因は以下である。

1）加齢

加齢によって、体内の水分量、皮脂の分泌量、天然保湿因子、角質細胞間脂質が減少し、保湿能の低下により皮膚表面が乾燥する。

また、新陳代謝が遅延するため角層が肥厚する。それにより、真皮水分が皮膚表面角層に到達しにくく、乾燥しやすくなる。

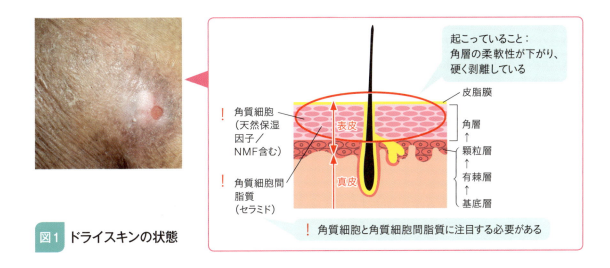

図1 ドライスキンの状態

表1 高齢者の皮膚（ドライスキン）に起こっていること

表皮	●皮野・皮溝が不明瞭 ●平滑化、光沢あり、菲薄化 ●角層が厚い ●セラミドの減少 ●細胞内水分の減少	●表皮真皮の結合が弱くなる ●真皮の弾力性の低下 ●皮膚が剥離しやすくなる
表皮と真皮の結合	●表皮突起の平坦化 ●基底膜が剥がれやすい	●皮脂分泌機能低下 ●表皮の回転周期の延長、新陳代謝が悪くなる
真皮	●コラーゲンの架橋結合の減少 ●エラスチンの変性で菲薄化	

（文献1より引用、一部改変）

2）角質細胞間脂質（セラミド）の代謝異常

　セラミドの代謝異常は、アトピー性皮膚炎などでみられる現象である。セラミド生成酵素の欠損により、セラミド生成の減少へとつながる。このような状況により皮膚の保湿能力は減少し、乾燥をきたす。

　以上のような原因によりドライスキンにつながり、角質細胞の結合が弱くなる。その結果として、皮膚に亀裂が生じ、皮膚表面の落屑、粉吹き、けば立ちが目立つようになる。

　さらに皮膚掻痒感も生じ、そのために皮膚を掻破することで皮膚バリア機能は低下し、乾燥が進行し、外部からの刺激も受けやすくなる。

2 ドライスキンの評価

　皮膚の保湿・保護の判断、あるいはドライスキンの評価方法には「視診・触診」「機器による測定」がある。以下にそれぞれの方法を示す。

1）視診・触診

　日常の看護ケアのなかでは、「視診」「触診」によりドライスキンのアセスメントをすることが多い。

　皮膚の局所の観察をする前にまず、患者の年齢、疾患、栄養状態等のリスク項目の評価を行う。その後、視診・触診、あるいは自覚症状の確認を行う。

I 予防ケア

①視診

観察のポイントは、皮膚表面の乾燥、粉吹き、皮溝・皮丘のキメ（平坦化）、発赤、ヒビ割れや、亀裂の有無である。

②触診

観察のポイントは、皮膚の弾力、かさつき、ハリである。

2）機器による測定

機器による測定の対象となるのは、「角質水分量」と「経皮水分蒸散量（transepidermal water loss：TEWL）」である。

それぞれに用いる製品を図2に示す。各バリア機能障害に対する反応（評価）は表2[3]のようになる。

①角質水分量

角質水分量は、皮膚を柔軟な性状に保ち、皮膚がバリアとして機能するために必要である。

Moisture Checker、Mobile Moistureなどにより評価する。

①角質水分量の測定（＝皮膚の柔軟性、機械的刺激への強さを評価）

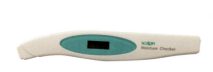
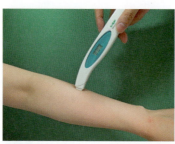

●Moisture Checker MY-808S（スカラ株式会社）

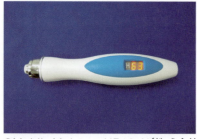
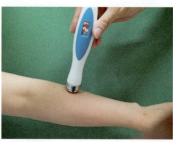

●Mobile Moisture HP10-N（株式会社インテグラル）

②経皮水分蒸散量（TEWL）の測定（＝皮膚角層のバリア能を評価）

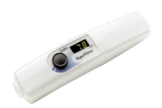

●VapoMeter®（キーストンサイエンティフィック株式会社）

図2 ドライスキンの評価に用いる機器（例）

表2 各バリア機能障害に対する反応

バリア機能低下の原因	①水分保持能	②経皮水分蒸散量（TEWL）	対応
かゆみによる搔破	↓	↑	●かゆみとかゆみの元となる炎症の治療 ●減少・欠損した角層を補うスキンケア
セラミド低下（炎症性皮膚疾患）		↑	●表皮・角層ターンオーバーを更新させる炎症の治療 ●減少したセラミドのはたらきを補うスキンケア
フィラグリンの低下（魚鱗癬、アトピー性皮膚炎ほか）	↓		●水分保湿能を改善させるスキンケア

（文献3より引用、一部改変）

②経皮水分蒸散量（TEWL）

経皮水分蒸散量により、皮膚のバリア機能が客観的に評価できる。バリア機能の中でも物質透過能と水分保持能を評価する。

測定にはVapoMeter®などが用いられる。

臨床の実際：こんなときどうする？❶

「予防的スキンケア」「ドライスキンのケア」の方法は？

予防的スキンケアとは、保湿能の維持と皮膚の保護を行い、バリア機能の低下を予防することで、皮膚を正常な状態に保つケアである。

具体的な方法を以下に示す。

1 保湿と保湿能を高める（図3-①）

保湿としては、"水分を補充すればよい"といった発想があるかもしれない。確かに皮膚表面を水分で濡らすと一時的には角質水分量が上昇する。しかし、角質は水分保持能力が低く、すぐに水分量が低下する。保湿のためには水分の補充だけではなく、保湿能を上げ、かつ、保護しなくてはならない。

よって保湿ケアとしては、水分が減少した角質細胞に対して保湿剤を用いることで水分を保持させ、さらに保湿能を維持・高くするために、角質細胞間脂質、天然保湿因子の補充を行う必要がある。

角層の水分保持は、天然保湿因子（NMF）、ケラチン、角質細胞間脂質など角質層を維持する因子に影響される。角質細胞間脂質の主成分であるセラミドが、角質水分保持に深くかかわっている。高齢になるにつれてセラミドは減少傾向になるため、ドライスキンが進行する。

予防的スキンケアを考えるうえでは、これらの不足しているものを補い、正常に近い状態に近づけることが必要である。つまり、保湿のためには天然保湿因子、角質細胞間脂質の補充が重要である。

2 バリア機能を高める（図3-②）

皮膚バリア機能には以下の3つがある。
①物理化学的刺激に対するバリア機能
②表皮角化細胞で産生される、あるいは汗に含まれる抗菌物質によるバリア機能

I 予防ケア

① 保湿と保湿能を高める

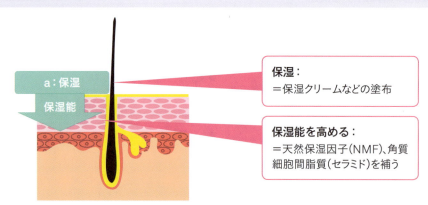

保湿：
＝保湿クリームなどの塗布

保湿能を高める：
＝天然保湿因子(NMF)、角質細胞間脂質(セラミド)を補う

② バリア機能を高める

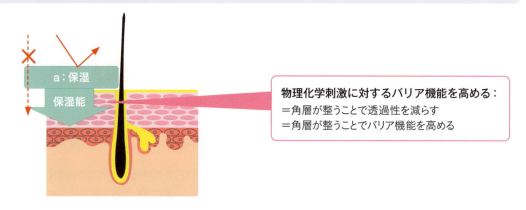

物理化学刺激に対するバリア機能を高める：
＝角層が整うことで透過性を減らす
＝角層が整うことでバリア機能を高める

③ 炎症・掻痒を予防・治療する

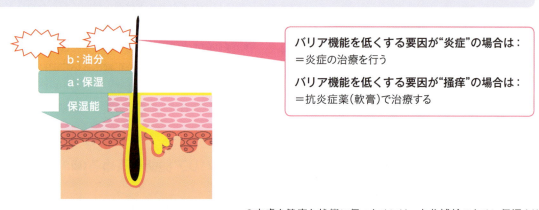

バリア機能を低くする要因が"炎症"の場合は：
＝炎症の治療を行う

バリア機能を低くする要因が"掻痒"の場合は：
＝抗炎症薬(軟膏)で治療する

図3 スキンケアの方策

● 皮膚を健康な状態に保つためには、水分補給のために保湿クリーム(a)だけではなく、保湿効果を維持するために皮膚表面をカバーするために、油分の補給(b)も必要となる

③液性免疫と細胞性免疫からなるバリア機能

　皮膚の乾燥には、「①物理化学的刺激に対するバリア機能」の異常が関係している。このバリア機能には物質の透過性と水分保持機能があり、それぞれが経皮水分蒸散量（TEWL）の計測によって客観的に評価できる。

　高齢者では特に、ドライスキンになるためバリア機能が低下する。ドライスキンでは、天然保湿因子、角質細胞間脂質が減少し、保湿能が低下する。それにより、TEWLの亢進が認められる。

　自覚症状としては掻痒感、痛み、炎症症状が出現することによって皮膚を掻破し、さらに皮膚表面を破綻させる。よって、悪化予防のためにもドライスキンに対する保湿・保護のケアが重要になる。

3　炎症・掻痒を予防・治療する（図3-③）

　皮膚を保湿・保護する際には、バリア機能の低下の原因を理解し、それに応じたケアをすることで効果的に進められる。

　セラミドの低下が原因と考えられる場合は、表皮・角層ターンオーバーを亢進させる炎症の治療や、減少したセラミドを補うスキンケアを行う。

　また、ドライスキンにより掻痒感が発生した場合には、保湿とともに、抗炎症を目的とした外用薬を使用し、同時に角層を保護するケア（外用薬・クリームの効果を維持するための、皮膚表面に油分を足すこと）が効果的である。

臨床の実際：こんなときどうする？ ❷

保湿・保護剤の効果的な使い方は？

1　使用前に保清を行う

　患者のスキンケアの基本として、まず、保清が必要と考えられる。皮膚表面の余分な汚れをとり、爽快感を与えるケアとしては重要なケアである。

　その際の注意点として、保清後には皮膚表面、角質層から失われた成分を補うことを意識する。これにより、ドライスキンの悪化を予防することができる。

　皮膚の保清方法の1つとして、入浴は必要な行為である。しかし、洗浄剤の種類、洗浄する際の強さ、洗浄するタオルの種類等によって、皮脂や角質が過剰に落ち、角質細胞間脂質が流れ出しやすい状況となる。また高温の湯につかることによって皮脂、天然保湿因子が流れ出しやすくなる。よって、入浴の際の注意点としては、温度は38度程度のぬるめのお湯にして、石けんは弱酸性の製品を使用することが望ましい。さらなる効果を考えるのであればセラミド配合の洗浄剤、そしてセラミドが流れ出ることを予防する洗浄剤を選択する。

　身体を洗うときには、石けんを十分に泡立てて愛護的に洗浄する。洗浄後は保湿・保護ケアを十分に行う。

2　保湿剤・保護剤の選択

1）含有成分に留意する

　保湿の方法として、「薬剤」または「市販の保湿剤」を使用することがある。

　ただ、いずれを使用する場合にも、保湿効果が持続しなかった経験をしたことがないだろうか。保湿剤には主に水分補給のための精製水や、水分吸収をよくするためにアルコールが含有されている。また、保護成分でもあるワセリンも混合されている。以上

I 予防ケア

の成分により、角質細胞間脂質等により水分補給はされるが、表面の保護がされていない場合は水分が保たれず、保湿効果が持続しないことも考えられる。

ドライスキンが著しい場合には、天然保湿因子、角質細胞間脂質を補うことにより角質間に水分が保持されることで保湿能が維持される（**図4-①**）。さらに皮膚表面に保護のために油脂性の外用薬または保湿クリームを塗布する（**図4-②**）ことによって保湿効果が上昇する。

ドライスキンのケアとしては、「天然保湿因子や角質細胞間脂質を補い」「水分を補給し」「表面を保護する」、この3ステップが効果を上げるポイントとなる。

2）薬剤の検討

ドライスキン解消目的のための薬剤として、尿素製剤、ヘパリン類似物質（ウレパール®、ケラチナミン、ヒルドイド®など）が処方されることがある。

〈引用文献〉
1. 溝上祐子：脆弱な皮膚の理解①高齢者．溝上祐子，河合修三 編著，知識とスキルが見てわかる 専門的皮膚ケア．メディカ出版，大阪，2008：30-31．
2. 芋川玄爾：ドライスキンと保湿．宮地良樹 編，皮膚科診療最前線シリーズ スキンケア最前線．メディカルレビュー社，大阪，2008：108-114．
3. 照井正：皮膚バリア機能．宮地良樹 編，皮膚科診療最前線シリーズ スキンケア最前線．メディカルレビュー社，大阪，2008：127．

〈参考文献〉
1. 日本褥瘡学会 編：褥瘡ガイドブック．照林社，東京，2012．
2. 清水宏 編；あたらしい皮膚科学第2版．中山書店，東京，2011．

②保湿クリームの使用
〈製品例〉
● セキューラ®ML（スミス・アンド・ネフュー ウンド マネジメント株式会社）

● リモイス®バリア（アルケア株式会社）

● 3M™ キャビロン™ スキンバリアクリーム（スリーエム ジャパン株式会社）

①セラミド含有保湿剤の使用
〈製品例〉
● キュレルローション：医薬部外品（花王株式会社）

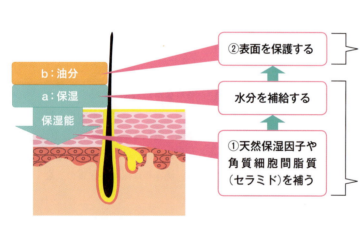

図4 ドライスキンのケア

I 予防ケア

13 「医療機器」にかかわる除圧をどのように行う?

野村好美

ベーシック

【医療関連機器圧迫創傷の予防の根拠】

- 医療関連機器圧迫創傷（MDRPU）とは何か：
  - ▶2013年日本褥瘡学会・コンセンサスシンポジウムにおいて、==医療に関連する機器と身体との接触面で発生する創傷==を「医療関連機器圧迫創傷」（Medical Device Related Pressure Ulcer：MDRPU）と称することが定められた[1]。
    - ➡現在、治療指針の策定が進められている。

- 医療関連機器圧迫創傷（MDRPU）の発生要因は：
  - ▶発生原因は、医療機器と接触する皮膚に加わる==局所的な外力（圧力＋ずれ力）==である。
    - ➡関連する医療機器は、酸素マスク、動静脈ライン、挿管チューブなどで、増加傾向にある。
    - ➡特に非侵襲的陽圧換気療法（non-invasive positive pressure ventilation：NPPV）で使用するフェイスマスク（NPPVマスク）や、深部血栓（DVT）予防用弾性ストッキングでは、予防・治療に難渋しやすい。

- 医療関連機器圧迫創傷（MDRPU）の発生部位は：
  - ▶発生部位は、==耳介、鼻骨、手指、腹部、胸部、膝下、下腿、足趾==など多岐にわたる。
    - ➡褥瘡のように「骨と皮膚表層の間の軟部組織の血流が低下、あるいは停止」[2]して発生するとは限らない。

- 医療関連機器圧迫創傷（MDRPU）の予防対策は：
  - ➡患者の皮膚は脆弱なうえ、疾患の治療を優先しなければならないため、発生や治癒遅延の要因になっている。医療者はその特徴を理解し、共通認識のなかで根拠に基づいた予防対策を行う必要がある。

I 予防ケア

ベーシック解説

1 予防

医療関連機器圧迫創傷（MDRPU）は「医療機器による圧迫で損傷が生じている創傷」[3]とされ、ケアの徹底（表1）によって予防できるものも多い。

表1 医療関連機器圧迫創傷（MDRPU）の予防対策

①医療関連機器の種類やサイズの正しい選択
②医療関連機器の適切な使用方法と管理の徹底
③ドレッシング材などの使用による好発部位の外力回避
④医療スタッフの教育　など

2 機器の構造・特性に基づく対応

医療関連機器圧迫創傷は機器自体の構造や使用する位置により予防困難なものもある。

医療関連機器の構造・性質に合った予防対策を講じるため、3つのグループに分けて解説する（図1）[4]。

1）圧迫を回避できるもの（Aグループ）

機器の圧迫が回避できるものは、使用方法の徹底やケアの工夫で予防が可能である。

例えば、酸素マスクの固定用ゴム紐や鼻腔カニューレによる耳介創傷は、創傷用シリコンゲルドレッシング（エスアイエイド®）を貼付する（図2）、スポンジなどクッションになるものを挿入する、ゴムを弾性包帯に変更する（図3）、もしくは耳介に触れないよう頬部にテープで固定することで予防する。

動静脈ラインの固定部は、皮膚とカテーテルが直接触れる部分にポリウレタンフィルム材や絆創膏などを貼付することで予防する。

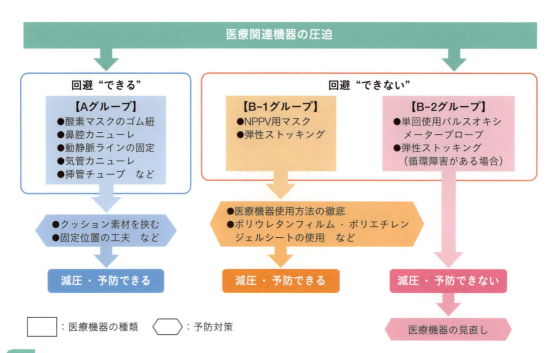

図1 医療関連機器圧迫創傷（MDRPU）の原因となる機器の分類と予防対策

（文献4より引用、一部改変）

2) 治療上、圧迫は回避できないが、減圧可能なもの（B-1グループ）

「NPPVマスク」と「弾性ストッキング」が例として挙げられる。対応については後述する。

3) 治療上、圧迫は回避できず、減圧ができないもの（B-2グループ）

テープ固定式単回使用パルスオキシメータープローブは、固定をゆるめることやセンサーと皮膚の間に予防具を挿入することができないため、減圧が不可能な機器である。

よって、機器自体を置き換えることができないか検討する（皮膚に接触する部分が柔らかく、指全体を挟み込むタイプなど）。

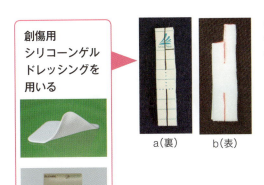

創傷用シリコーンゲルドレッシングを用いる

● 例としてエスアイエイド®（アルケア株式会社）

a（裏）　b（表）

① シリコンゲルドレッシングを2cm幅にカットする
② aの黒線部分をカットし、bのようにする
③ c〜eのように、耳介の管が接触する部分に貼る

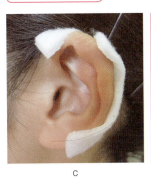
c

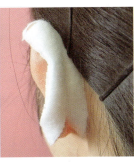
d

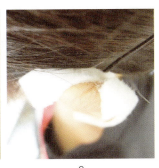
e

図2 酸素マスク・鼻腔カニューレによる耳介創傷の予防方法（例①）

I 予防ケア

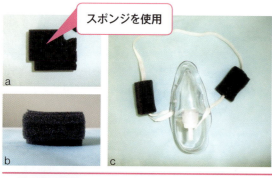
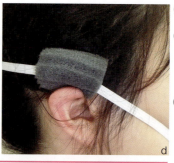

①スポンジをカットし（a）、丸くする（b）
②酸素マスクのゴム紐部分に装着し（c）、耳介にゴム紐が直接接触しないようにする（d）
③酸素マスクのゴム紐を弾性包帯に変更する（e、f）

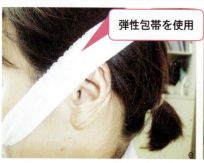
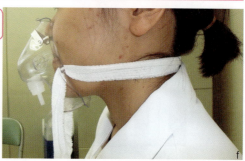

図3 酸素マスク・鼻腔カニューレによる耳介創傷の予防方法（例②）

臨床の実際：こんなときどうする？❶

DVT予防用の「弾性ストッキング」による損傷、どのように予防するとよい？

弾性ストッキングによる創傷は、その使用頻度が増えていることもあり、医療関連機器圧迫創傷のなかでも発生数が最も多い[4]。

末梢動脈疾患（peripheral arterial disease：PAD）など血流障害のある患者に皮膚損傷が生じた場合は難治性下肢潰瘍となり、下肢を失う恐れもある。患者の予後にもかかわる重大な問題である。

1 適応基準・ケア方法を確認する

1）弾性ストッキングの適応基準を明確にする

弾性ストッキングを着用する前に、まず、以下の手順で下肢の循環障害がないことを確認する。

・足背動脈、後脛骨動脈を触知する
・動脈が触れない場合はドプラで血流音を確認する
・下肢に創傷・チアノーゼ・冷感がないかを確認する

下肢循環障害が疑われる場合、さらに以下の患者は、弾性ストッキング使用禁忌、または慎重な着用の対象である[5]。これらの場合は、担当医とともに間欠的空気圧迫法など他の機器への変更を検討する。

・糖尿病
・うっ血性心不全
・深部静脈血栓症（deep vein thrombosis：DVT）の急性期
・蜂窩織炎
・急性期外傷
・創傷

2）正しい装着方法を習得する

①医療スタッフ・患者への指導

一番の予防対策方法は、医療スタッフと患者自身へ装着方法を徹底指導し、局所的に強い圧迫がかからないようにすることである。

また、弾性ストッキング着用中は、皮膚の発赤や損傷がないか、動脈は触知できるかを毎日確認し、記録に残して共有する。

②サイズ

メジャーなどで種類・規格にて規定する各部位を測定し、患者にフィットしたものを選択する。

メーカーによって、専用のメジャーを使用するなど使用方法に注意点があるため、サイズ測定の方法を確認する。

③傷害部位の予測と予防

弾性ストッキングによる創傷の好発部位は、大腿部、膝下、脛骨、腓骨、足関節部、足背部、内外踝、足趾である[5]（図4）。

原因の1つとしてストッキング装着時の"しわ"や"よれ"が挙げられるため、しわやよれがないように正しく装着し、好発部位をよく観察する。

弾性ストッキングのしわやよれがないにもかかわらず発赤や紫斑が生じた場合は、使用サイズや、循環障害の有無をもう一度確認する。

④スキンケア（保湿）

皮膚が乾燥していると、摩擦力が高くなり、皮膚の損傷を引き起こすリスクが高くなる。薬剤として処方されるヒルドイド®クリームや市販の保湿クリームを用い、十分な保湿を行う。

2 ポリウレタンフィルムの予防的貼用は除圧にならない

弾性ストッキングは一定の圧で下肢を圧迫するためのものである。よってポリウレタンフィルムを使用することで除圧にはならない。まして、皮膚とストッキングの間にドレッシング材など厚みのあるものを挟み込むことで、皮膚にかかる圧はさらに高くなる。使用する場合は十分な注意が必要である。

脛骨や内外踝の骨突出が著明な場合、摩擦やずれから皮膚を保護する目的でポリウレタンフィルムを貼用することは予防対策として有効である[5]。しかし、ドライスキンの場合は剥離刺激で皮膚が損傷してしまうため、使用にあたっては十分なアセスメントが必要である。

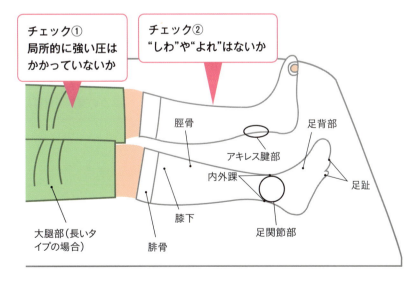

図4 弾性ストッキングにおける圧迫創傷の好発部位

（好発部位は文献5より引用）

I 予防ケア

臨床の実際：こんなときどうする？ ❷

NPPVマスクによる圧迫、どのように予防するとよい？

1 マスクの選択を確認する

NPPVマスクによる創傷の原因は、エアリークを避けるため過剰にバンドを締めつけることによる圧迫と、マスクと皮膚の間に生じるずれである。マスクの選択が重要である。

1）マスクの種類・特徴

NPPVマスクには、大きく分けて以下の3タイプがある。また、形状や素材の異なるタイプがあるため、その特徴を踏まえたうえで選択する。
・ネーザル型：鼻全体や鼻先を覆う
・フルフェイス型：鼻と口を覆う
・トータルフェイス型：顔全面を覆う

2）マスクのサイズ選択・装着

サイズ選択は重要である。
フルフェイス型は、上側を鼻に沿ってフィッティングし、図5の点をチェックしてサイズを選択する。選択で迷う場合は、小さめを選ぶ。

装着時は左右対称になるように注意し、設定リーク量*は20～40L/分をめやすにする。

*【設定リーク量】＝NPPVでは、NPPVマスク周囲からのエア漏れはventilational leakと呼ばれ、ある程度は代償可能で圧を維持できるようになっている。

2 ハイリスク患者を確認する

ハイリスク患者の特徴は主に以下である（24時間継続的使用において）。
・経鼻胃管の留置
・義歯の除去や痩せによる頬のくぼみ
・$PaCO_2$低下の治療目的でエアリークが最小限
・急性期治療でフローが大きい
・末梢循環障害

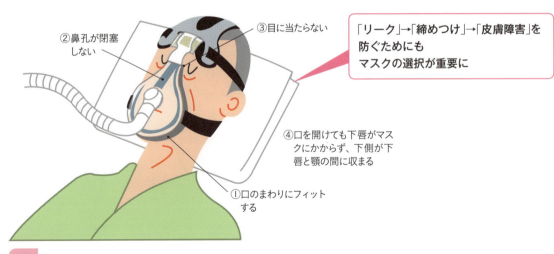

図5　NPPVマスクのサイズ選択のポイント

・低心拍出状態
・低栄養

3 正しい装着・予防方法を習得する

1）傷害部位の予測と予防

NPPVマスクによる創傷の好発部位は、鼻梁部、前額部、頬部、下顎部である[6]（図6）。

圧迫部位は患者個々の顔の骨格・肉づきによっても異なるため、マスクを除去したときの圧迫痕や発赤の部位・程度を観察する。

2）スキンケア

顔面の皮膚は薄く皮脂量が多いうえに、発汗による皮膚の浸軟で細菌が繁殖しやすくなっている。そのため1日1回の洗顔で皮脂を適度に落とし、清潔を保つ。

洗顔が難しい場合には、洗い流さなくてよい洗浄クリーム（リモイス®クレンズ）などを使用すると便利である。さらに洗浄後は、保湿・撥水クリームを使用し、過度の湿潤から皮膚を保護する。

3）ずれ予防対策

皮膚へのずれを予防するためには、好発部位に創傷用シリコーンゲルドレッシング（エスアイエイド®）を貼付することも有効である。

ハイリスク患者には、マスクと皮膚が接触する部分へのポリエチレンジェルシート（ケアシートPUP）、やシリコンジェルシート（シカケア）の貼付が有効である（図7）。これにより、マスクの密着性が高まり、エアリークによる締めすぎを予防することができ、ずれも減少する。これらのシートは、1日1回洗浄し、よく乾かしてから使用する。湿った状態で長時間使用すると真菌感染の原因となるため注意が必要である。

予防に用いる医用材料について**表2**に一覧で示す。

〈引用文献〉
1. 日本褥瘡学会：学術集会シンポジウム5・学術委員会Medical Device Related Pressure Ulcer. 日本褥瘡学会誌 2013；15(3)：275.
2. 日本褥瘡学会 編：褥瘡ガイドブック. 照林社, 東京, 2012：8.
3. NPUAP/EPUAP/PPPIA. Prevention and Treatment of Pressure Ulcers : Clinical Practice Guideline. 2nd ed. 2014；119.
4. 野村好美, 村上正洋, 若城由美子, 他：医療機器による褥瘡の現状と医療機器の分類による対策指標. 日本褥瘡学会誌 2012；14(4)：553-557.
5. 木下幸子：機器別予防策と実際のケア DVT予防用医療機器. 石澤美保子 編, 特集 医療関連機器圧迫創傷の予防とケア, 看護技術 2014；60(4)：323-326.
6. 野村好美：NPPV管理下の患者の皮膚障害予防対策. 特集 Respiratory Care Seminar 呼吸器ケアゼミナー WOCナースが教える 人工呼吸器装着患者へのスキンケア, 呼吸器ケア 2013；11(11)：1218-1222.

〈参考文献〉
1. 寺師浩人：足の褥瘡について. 日本褥瘡学会誌 2014；16(2)：107-111.
2. 日本呼吸器学会NPPVガイドライン作成委員会 編：NPPV（非侵襲的陽圧換気療法）ガイドライン 改訂第2版. 南江堂, 東京, 2015.
3. 大井元晴, 鈴川正之 編：NPPVマニュアル 非侵襲的陽圧換気療法の実際. 南江堂, 東京, 2005.

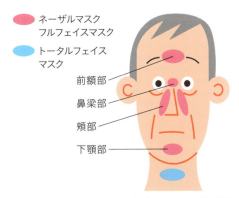

| 図6 | NPPVマスクにおける圧迫創傷の好発部位 |

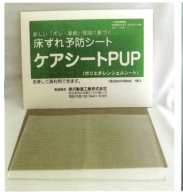
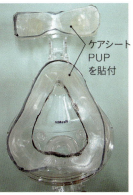

a：ポリエチレンジェルシート（例としてケアシートPUP、原沢製薬工業株式会社）　　b：ポリエチレンジェルシートを貼付したNPPVマスク

| 図7 | NPPVマスクによる圧迫創傷発生ハイリスク患者への予防対策 |

I 予防ケア

表2 医療関連機器圧迫創傷の予防対策に使用できる医用材料

使用材料	商品名(例)	特徴
ポリウレタンフィルム	●エアウォール （株式会社共和） ●オプサイト®クイックロール （スミス・アンド・ネフュー ウンド マネジメント株式会社） ●優肌 パーミロール® （日東メディカル株式会社） ●カテリープ®FSロール （ニチバン株式会社）	●商品により厚さ、水蒸気透過性、耐久性、表面の摩擦力が異なる ●頻繁に交換する場合は、剥離刺激により表皮を損傷する恐れがあるため注意が必要
創傷用シリコーンゲルドレッシング	●エスアイエイド® （アルケア株式会社）	●やわらかく皮膚に密着し、型崩れしにくい ●剥離時の痛みや組織損傷が少ない
ポリウレタンフォーム	●メピレックス®トランスファー （メンリッケヘルスケア株式会社）	●やわらかく高追従性で屈曲部にも使用可能 ●剥離時の痛みや組織損傷が少ない
シリコンジェルシート	●シカケア （スミス・アンド・ネフュー ウンド マネジメント株式会社）	●粘着性があり、洗って再使用ができる(洗浄後はよく乾燥させてから使用する) ●通気性がないため、定期的な交換が必要
ポリエチレンジェルシート	●ケアシートPUP （原沢製薬工業株式会社）	
高すべり性ドレッシング材	●リモイス®パッド （アルケア株式会社）	●高すべり性のナイロンニット／防水・透湿性の高いウレタンフィルム／ハイドロコロイドの3層構造で、摩擦防止とスキンケアを同時に行う

●これらの材料は保険適用ではないため、使用する症例をよく吟味し、有効に利用することが必要である

II 治療コンセプト

1. 「湿潤環境」、どの程度が適切？
2. 「不良肉芽」、どう判断する？
3. 「肉芽の状態が悪い(G)」ときのドレッシング材・外用薬、どう使う？
4. 「壊死組織」、どう判断する？
5. 「踵・足の壊死組織」、どう判断する？
6. 「壊死組織が多い(N)」ときのドレッシング材・外用薬、どう使う？
7. 「ポケットが大きい(P)」ときのドレッシング材・外用薬、どう使う？
8. 「ポケット切開」の必要性、どう判断する？
9. 「局所感染」「全身感染」、どう判断する？
10. 抗菌薬含有の外用薬・ドレッシング材を「使う・使わない」、どう判断する？
11. 「炎症/感染徴候のある(I)」ときの外用薬・ドレッシング材、どう使う？
12. 褥瘡が「深い(D)・浅い(d)」ときのドレッシング材・外用薬、どう使う？
13. 「滲出液が多い(E)・少ない(e)」ときのドレッシング材・外用薬、どう使う？
14. 「上皮化が進まない」ときのドレッシング材・外用薬、どう使う？
15. 「瘢痕が強い」、どう判断・対応する？

II 治療コンセプト

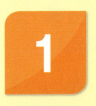

「湿潤環境」、どの程度が適切?

菊池 守、上村哲司

ベーシック

【湿潤環境保持の根拠】

- 褥瘡治療には湿潤環境が必要：
  - ▶湿潤環境にある創部では生理的に細胞が遊走し、肉芽の材料となる細胞間質を構成する。自己融解によるデブリードマンを促進し、創傷治癒を促進する。また湿潤環境における創管理は創の痛みを軽減する[1]。
    - ➡ドレッシング材は適切な湿潤バランスを保つことを目的とし、創面の浸軟・乾燥の両者を防ぐものを選択する。
    - ➡ガーゼによるwet-to-dryドレッシングは湿潤環境の維持ができず、ドレッシング材の選択肢としては適切ではない。
- 湿潤環境を保つためのドレッシング材の選択：
  - ▶滲出液を適切に管理し、潰瘍周囲の皮膚を保護するようなドレッシング材を選択する。
    - ➡潰瘍の場所、周囲の皮膚の質、尿失禁や便失禁、患者の活動性などがすべてドレッシング材の選択に影響を及ぼす。
    - ➡ドレッシング材には粘着性のあるものもあれば、ポケットを充填するように作られたものもある。創部の状況によって、ずれや摩擦、皮膚への刺激が少ないものを選択する。
    - ➡ドレッシング材が潰瘍や隣接した組織にかかる圧を上昇させることがないように留意する。

ベーシック解説

1 湿潤環境保持の利点

湿潤環境保持（moist wound healing）の概念は、1962年のGeorge D. Winterの論文で提唱された。Winterは豚を使って、「痂皮の下」より「湿潤閉鎖（もしくは準閉鎖）環境下」では上皮化が約2倍速く進むことを報告し、湿潤閉鎖ドレッシングによる湿潤環境保持の有用性が示された[2]。

また、ドレッシング材による湿潤環境ドレッシングにより、通常のガーゼによるwet-to-dryドレッシングと比較して、創閉鎖までの時間が短縮されることは、多くの研究から証明されている[3]。

湿潤環境による利点を以下に示す。これらの理由から、創部が乾燥しているのであれば、湿潤閉鎖ド

レッシングにより創面に適切な湿潤環境を提供するべきである。

1）成長因子の遊走を助ける

湿潤環境ドレッシングは細胞を生きたまま保持するとともに、さまざまな上皮因子や治癒因子の細胞のはたらきを助け、創傷治癒を促進させる。

これらの細胞は多くの成長因子を放出し、線維芽細胞や内皮細胞の成長を助けることがわかっており（図1）、結果として湿潤環境は創面の血管新生や治癒率上昇に寄与する。

2）壊死組織の溶解を促進する

創部では酵素のはたらきにより微小な壊死組織やフィブリンが分解されるが、創表面の壊死組織や不活性化組織は、創の治癒に悪影響を及ぼす。

湿潤閉鎖ドレッシングはそれらの溶解を促進し、創面の清浄化を進めることでも創治癒を促進する。

3）創の痛みを軽減できる

ドレッシング材は創面を適切な湿潤環境に保つことで、創面に露出した痛覚受容器への刺激を軽減させるとともに乾燥を伴った創面へのドレッシング材の固着を防ぐ。

これにより、通常時の創面の疼痛およびドレッシング交換時における疼痛を軽減させることができる。

2 適切な湿潤環境維持のための方法

慢性創傷では滲出液にプロテアーゼや炎症性サイトカインを多く含み、蛋白分解活性が亢進している。そのため過剰な滲出液が創面と長時間接触すると、

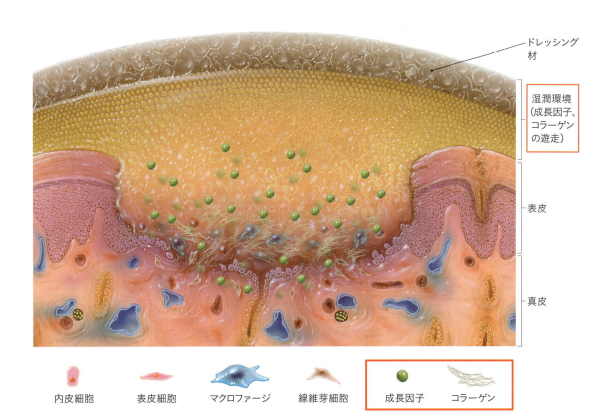

図1 湿潤環境による成長因子の遊走（イメージ）

II 治療コンセプト

細胞外マトリックスを分解させ、創周囲皮膚を障害して治癒を阻害する。また創面が乾燥すると細胞の活性が抑えられて痂皮形成の原因となり、これも治癒遅延の原因となる[4]。

ドレッシング材は過剰な滲出液を取り除き、湿潤環境を維持する。ドレッシング材のタイプは**表1**のように分けられる。創傷を観察して、適したドレッシング材を適切に選択する必要がある(**図2**)[5]。

また最近ではドレッシング材に銀を付加した銀含有ドレッシング材(アクアセル®Ag、アルジサイト銀、バイオヘッシブ®Agなど)が開発されている。銀含有ドレッシング材は銀イオンによる抗菌性が認められており、感染予防に用いられる[3]。

表1 ドレッシング材のタイプ別特徴(一部)

一般名	製品名	特徴
①フィルム材	●オプサイト® ●3M™ テガダーム™ など	●治癒へと向かって上皮化が進みつつある創に適する ●粘着力が強いフィルムでは剥がす際に皮膚を損傷することがあり、皮膚が弱い患者では注意が必要である ●滲出液の多い創には適さない
②ハイドロコロイドドレッシング	●デュオアクティブ® ●アブソキュア® など	●滲出液が軽度〜中等度の創に用いる ●粘着力の強さにより、これらも皮膚が弱い患者では注意が必要である ●フィルムよりも吸収力はあるものの、滲出液が多い創や、陥凹のあるような創には適さない
③アルギン酸カルシウム	●カルトスタット® ●アルジサイト ●ソーブサン など	●吸収力が強く止血力があり、創に接触してゲル状になる ●アルギン酸は滲出液の多い創に適し、死腔を充填し、湿潤環境を維持する ●滲出液の少ない創では、吸収力の強さゆえに創が乾燥してしまうため適さない
④フォーム材(ハイドロファイバー®)	●アクアセル® など	●やや滲出液の多い創に適する ●フォーム内に水分を保持し、あと戻りしないような製品が多い
④フォーム材(ポリウレタンフォーム)	●ハイドロサイト® など	
⑤局所閉鎖陰圧療法	●V.A.C.治療システム ●RENASYS創傷治療システム ●SNaP®陰圧閉鎖療法システム など	●滲出液が多い場合には特に有用である ●粘性のある滲出液を除去し、湿潤環境を維持するのに特に有効であるが、ドレッシング材の頻繁な交換で痛みを伴うこともあるため、陰圧に用いるドレッシング材の選択を考慮する

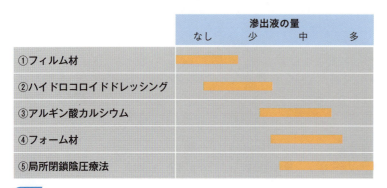

図2 湿潤環境を維持するためのドレッシング材の選択

(文献5より引用、一部改変)

"適切な湿潤"と、どこで判断する？どうコントロールする？

1 創周囲皮膚の浸軟に注意する

1）ドレッシング材から滲出液量を類推する

周囲皮膚が浸軟しているということは、滲出液がそれぞれの被覆材の吸収力を超えて多いということであり、創治癒に悪影響を及ぼす。

慢性創傷では滲出液の蛋白分解活性が亢進しているため、接触する時間が長いと、滲出液が創面にダメージを与える。過剰な滲出液は細胞外マトリックスを分解させ、創周囲皮膚を障害し、治癒を阻害する。

実際の症例においても、褥瘡周囲の皮膚にびらんを形成したり、周堤から潰瘍が拡大している症例を経験する。そのような場合には貼付されたドレッシング材を見てみると、滲出液が創部の範囲を超えているのが観察されることが多い（図3）。

2）ドレッシング材や外用薬を変更する

ドレッシング材の選択においては、当初選択したドレッシングを頻回に観察し、滲出液が多いと判断されれば、ドレッシング材をさらに吸収性の高いものに変更するか、吸水性の高い外用薬を併用する、交換時期をやや頻回にするなどの対策をとる必要がある。

3）局所陰圧閉鎖療法を検討する

また滲出液が多い褥瘡に対しては、局所陰圧閉鎖療法（negative pressure wound therapy：NPWT）も特に有効である。

局所陰圧閉鎖療法は滲出液を排出しつつ、吸引圧を慢性創傷に与え続けることで有効に肉芽形成を促進する（「第Ⅱ章・項目7」参照）。

2 肉芽の状態により湿潤環境を評価する

滲出液が多すぎる場合には肉芽が浮腫状かつ脆弱になる（図4）。周辺皮膚が浸軟した場合と同様に、過剰な滲出液をコントロールするための対応を行う。

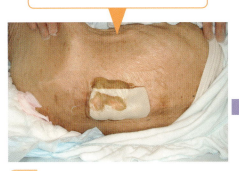
滲出液が多く、ハイドロコロイド材の範囲を超えて浸軟している

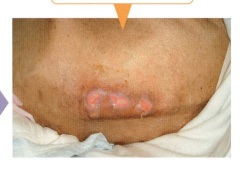
褥瘡周囲の皮膚にびらんが形成されている

外すと

図3 滲出液過多のデメリット：創周囲皮膚の浸軟

II 治療コンセプト

なお、逆に滲出液が少なすぎても、創面は乾燥し、細胞の活性が抑えられて痂皮の形成を招く。痂皮は創部表面での細胞の活動を妨げ、最終的に創傷の治癒が遅延する原因となる。

乾燥によってピンクであった肉芽は白色もしくは褐色に変色し、痂皮状になってくる。このような場合にはハイドロコロイドドレッシングに変更したり、プロスタンディン®軟膏など保水性の高い油脂性基材の軟膏を併用するのも1つの方法である。

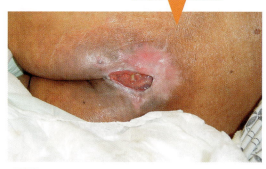

肉芽が浮腫状、脆弱である

図4 滲出液過多のデメリット：肉芽が浮腫状、脆弱化

臨床の実際：こんなときどうする？ ❷

患者の状態に合わせて、湿潤環境を調整する必要はある？

1 感染リスクがある場合の湿潤環境の維持

ドレッシング材の使用は、外部からの感染から創部を保護し、適切なデブリードマン*1と洗浄を行えば、感染率を上昇させることはないとされる。ただし、湿潤環境は細菌が増殖するにも適した環境であり、創部の感染のコントロールが重要であることは明らかである。

ポケットや壊死組織を残存させたままでは、感染はコントロールできない。創表面の壊死組織や不活性化組織は創の治癒に悪影響を及ぼすため、ドレッシング材の交換時には適切なメンテナンス(維持的)デブリードマン*2を行って除去することが必要である。

また、感染の徴候が見られたらすぐに湿潤ドレッシングを中止し、感染のコントロールのための治療に切り替える必要がある。

*1【デブリードマン】＝死滅した組織、成長因子などの創傷治癒促進因子の刺激に応答しなくなった老化した細胞、異物、およびこれらにしばしば伴う細菌感染巣を除去して創を清浄化する治療行為（文献6より引用）。

*2【メンテナンス(維持的)デブリードマン】＝治癒が遷延した慢性創傷の治療において、壊死組織やバイオフィルムを少しずつ取り除く比較的侵襲の少ないデブリードマンを頻回に繰り返して行うことで、wound bed preparation（創底管理）を行うこと。

〈引用文献〉
1. Whitney J, Phillips L, Aslam R, et al. Guidelines for the treatment of pressure ulcers. Wound Repair Regen 2006; 14(6): 663-679.
2. Winter GD. Formation of the scab and the rate of epithelization of superficial wounds in the skin of the young domestic pig. Nature 1962; 193: 293-294.
3. Kannon GA, Garrett AB. Moist Wound Healing with Occlusive Dressings. A Clinical Review. Dermatol Surg 1995; 21(7): 583-590.
4. Leaper DJ, Schultz G, Carville K, et al. Extending the TIME Concept: What Have We Learned in the Past 10 Years? Int Wound J 2012; 9(Suppl2): 1-19.
5. Stojadinovic A, Carlson JW, Schultz GS, et al. Topical advances in wound care. Gynecol Oncol 2008; 111(2, Suppl): S70-80.
6. 日本褥瘡学会：用語集.http://www.jspu.org/jpn/journal/yougo3.html(2015.6.20アクセス)

II 治療コンセプト

2 「不良肉芽」、どう判断する？

菊池 守、上村哲司

ベーシック

【肉芽の評価】

● 不良肉芽を判断する指標には何があるか：

▶ 肉芽の評価には**色相**、**つや**、**粒の密度**などを観察する。
　➡「良好な肉芽」はピンクでつやがあり粒が細かい。
　➡「不良肉芽」は蒼白や黄色であり、艶がなく、浮腫状で粒が大きいことが多い。

▶ **滲出液の増加**、**創底のポケット形成**、**脆弱な肉芽組織**、**創面の変色**、**悪臭**を観察する[1]。
　➡ これらは感染の指標と考えられ、不良な肉芽の原因となりうる。
　➡「痛みの増強」や「滲出液の増加」も、褥瘡の悪化を示唆する観察項目となる。

ベーシック解説

慢性創傷の評価には『TIME理論』[1]が広く知られている（「第Ⅱ章・項目14」参照）。褥瘡の評価においても創面のおよび肉芽の変化を観察・記録することは非常に重要である。

1 良好な肉芽の特徴（表1-①）

肉芽（granulation tissue）のgranulateとは"粒状になる"という意味である。良好な肉芽とは、組織学的には新たな毛細血管の形成と線維芽細胞の増殖からなり、ピンクでつやのある粒状（顆粒状）の密な組織によって構成されている。

良好な肉芽は、その後、創の収縮と上皮化へと進行し、創閉鎖に至る。

2 不良肉芽の特徴（表1-②）

慢性創傷の状態が悪くなると肉芽は不良肉芽となり、色調はピンクから蒼白や黄色へと変化する。つやがなくなり、浮腫状となり、粒が粗大になる。

肉芽表面の壊死組織やバイオフィルムの存在、肉芽からの過剰な滲出液なども、慢性創傷の状態の悪化を示唆する。

改善するには頻回なメンテナンスデブリードマンや感染管理、前項で述べた適切なドレッシング材の選択などの創管理が必要となる。

3 感染の徴候

不良肉芽を形成する原因の1つが感染の存在である。

創面の観察においては滲出液の色調や性状の変化

Ⅱ 治療コンセプト

表1 肉芽の観察ポイント

①良好な肉芽		②不良肉芽
●ピンク	色調	●蒼白 ●黄色
●つやがある ●粒状 ●密	肉芽自体	●つやがない ●浮腫状 ●粗大
―	創の表面	●壊死組織 ●バイオフィルム ●滲出液が過剰

← 適切な創管理により改善させていく
（メンテナンスデブリードマン、感染管理、ドレッシング材）

や量の増加、周囲へのポケットの拡大、悪臭、痛みの増強などにも注意を払わなければならない。

感染の症状は軽微で典型的でない場合もあるため、これらの徴候を見逃さないように常に注意して観察する必要がある。

臨床の実際：こんなときどうする？❶

肉芽不良のうち、どの所見を重視すべき？

1 感染の徴候を見逃さない

慢性創傷での肉芽の観察において、感染の徴候は見逃してはならない重要な観察項目である。しかし、褥瘡患者では免疫不全や栄養不良状態、あるいは糖尿病、貧血、腎・肝機能障害、がん、関節リウマチ、その他の全身合併症を併発することが多く、そのような患者では感染徴候が軽微でみつけにくいことがあるため、十分に注意して観察する必要がある。

通常の感染における全身症状のように"発熱"や"採血検査でのデータの変化"が見られず、倦怠感や食欲の減退のみであることも多いため、注意が必要である。

感染を示唆する局所所見としては、滲出液の増加（図1）、創の破綻、創のポケット形成、脆弱な肉芽組織、創面の変色、膿瘍形成、悪臭などが代表的である。また、痛みの増強と創サイズの拡大は感染の

2 「不良肉芽」、どう判断する?

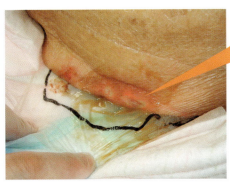

肉芽表面の
"滲出液の増加"に注意

● 滲出液が増加
● 悪臭も認められた

図1 感染徴候

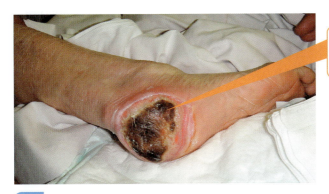

創の乾燥が原因で
変色している

図2 肉芽の乾燥による痂皮の形成

最も有用な予測因子となる。

創面の感染を改善させることは、炎症性サイトカインやプロテアーゼ活性を低下させ、炎症の抑制に役立つ。反復的なメンテナンスデブリードマンを含む適切なデブリードマンと創洗浄、抗菌薬、銀含有ドレッシング材やカデキソマー・ヨウ素(カデックス®)などのドレッシング材・外用薬を用いて、感染を十分にコントロールすることが重要である。

2 滲出液の評価

湿潤環境(「第Ⅱ章・項目1」参照)が適度に保持されているかどうかによって、肉芽の状態は変化する。

滲出液が過剰であれば周囲が浸軟し、肉芽は浮腫状となる。滲出液が不足し湿潤環境に維持できなければ、乾燥ぎみになり、痂皮が形成される(図2)。

過剰な滲出液によって肉芽が粗大で浮腫状になっているような場合には、吸収性のドレッシング材や局所陰圧閉鎖療法などの使用を考慮する。

肉芽が乾燥している場合には、創面に水分を保持するようなドレッシング材を選択する。

II 治療コンセプト

臨床の実際：こんなときどうする？❷

バイオフィルムへの対策・治療は？

1 バイオフィルムとは

　1990年代の走査型共焦点レーザー顕微鏡を使った研究により、細胞外多糖類からなる水分保持能力の高いマトリックスの中に、さまざまな細菌のミクロコロニーが三次元的に点在し、他の細菌と互いに作用しあいながら生息している「バイオフィルム」（図3）の存在が明らかにされた[2-4]。すなわち、バイオフィルムとは、糖や蛋白によって特徴的な構造を構成したマトリックスに包まれた複合的な細菌の共同体である。

　バイオフィルムはその内部の微生物を保護する効果があり、生体防御作用が及びにくいだけではなく、いったん細菌が表面に定着し増殖すると、抗菌薬や宿主免疫、環境ストレスに強い抵抗性を示す[1]。バイオフィルムは創面の慢性炎症反応を持続させることにより創治癒を遷延させ、侵襲性の感染を助長するとされる。

2 バイオフィルムへの対応

　バイオフィルムに対する治療としては、積極的なデブリードマンによるバイオフィルムの物理的破壊が最良の方法であるとコンセンサスが得られている。バイオフィルムの再形成の可能性を減らすため、定期的なデブリードマンと、徹底した物理的洗浄が推奨されている。

　また、バイオフィルム再形成の予防にはカデキソマー・ヨウ素や銀含有ドレッシング材なども有用だというエビデンスがあるが、その有効性にはバラつきがある[1]。

3 バイオフィルムの鑑別

　ただし、実際の慢性創傷治療の臨床現場において、それが厳密な意味で"単なるフィブリンの沈着なのか""バイオフィルムなのか"を判断するのは、今のところ不可能である（図4）。

　褥瘡の表面に発生する不透明の堆積物（フィブリン膜）がすべてバイオフィルムとは限らず、バイオフィルムの診断には走査型共焦点レーザー顕微鏡で観察するか、分子学的な診断でしか明らかにすることはできない。

　現状としては、慢性創傷の治癒が遷延し、バイオフィルムの存在が疑われる場合には、バイオフィルムの有無にかかわらず、それに準じた治療を行うしかない。今後、適切な治療の選択のためには新たなバイオフィルム診断法の開発が期待される。

〈引用文献〉
1. Leaper DJ, Schultz G, Carville K, et al. Extending the TIME concept: what have we learned in the past 10 years?. Int Wound J 2012;9(Suppl2):1-19.
2. Vlamakis H, Chai Y, Beauregard P, et al. Sticking together: building a biofilm the Bacillus subtilis way. Nat Rev Microbiol 2013;11(3):157-168.
3. Lawrence JR, Korber DR, Hoyle BD, et al. Optical sectioning of microbial biofilms. J Bacteriol 1991;173(20):6558-6567.
4. 日本微生物生態学会バイオフィルム研究部会：バイオフィルム入門 環境の世紀の新しい微生物像、日科技連出版社、東京、2005.

2 「不良肉芽」、どう判断する?

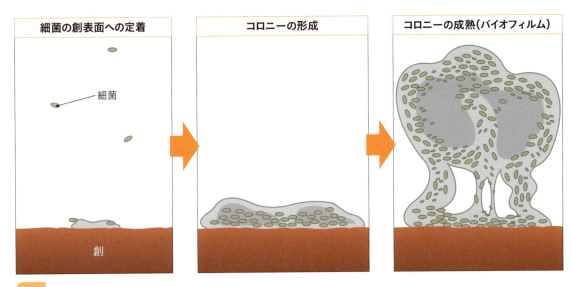

図3 バイオフィルムの形成（イメージ）

細菌の創表面への定着 → コロニーの形成 → コロニーの成熟（バイオフィルム）

①良性肉芽のフィブリン膜による被覆

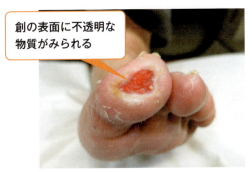

創の表面に不透明な物質がみられる

②不良肉芽上のバイオフィルムと思われる沈着

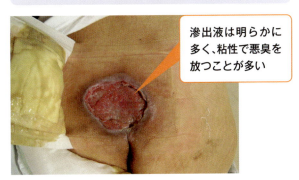

滲出液は明らかに多く、粘性で悪臭を放つことが多い

●ただし、これらがすべてバイオフィルムなのかどうかは厳密には鑑別できない。バイオフィルムに準じた扱いをする

図4 バイオフィルムと類推される創の状態

II 治療コンセプト

3 「肉芽の状態が悪い（G）」ときのドレッシング材・外用薬、どう使う？

切手俊弘

ベーシック

【肉芽形成促進の根拠】

- 肉芽形成が不十分で肉芽形成を促進させる場合、どのような外用剤を用いたらよいか：
  - ▶ 肉芽形成促進作用を有するアルミニウムクロロヒドロキシアラントイネート、トラフェルミン、トレチノイントコフェリル、ポビドンヨード・シュガーを推奨する。(B)[1]
  - ▶ アルプロスタジルアルファデクス、ブクラデシンナトリウム、リゾチーム塩酸塩を用いてもよい。(C1)[1]

- 肉芽形成が不十分で肉芽形成を促進させる場合、どのようなドレッシング材を用いたらよいか：
  - ▶ アルギン酸塩、ハイドロコロイド、ハイドロポリマー、ポリウレタンフォーム、ポリウレタンフォーム/ソフトシリコン、キチン、ハイドロファイバー®を用いてもよい。(C1)[1]
    - ➡ 肉芽は創傷が治癒していく過程で増生する。急性創傷では通常、おのずから肉芽の増生が進んでいくが、褥瘡などの慢性創傷では局所処置の違いで肉芽の進行に影響が出る。
    - ➡ 創内の病原体のバランス、水分バランスなどを創の変化から考え、創の状態に応じた外用薬やドレッシング材を活用して、効率のよい肉芽増生を図りたい。

〈褥瘡予防・管理ガイドライン（第3版）〉

ベーシック解説

1 肉芽（granulation）とは

「肉芽」は、外傷や炎症により欠損を生じた部分にできてくる、血管に富む若い結合組織である。創面の壊死性組織を吸収し、欠損部を埋め、線維化を起こす。

通常、創傷治癒過程において、肉芽形成時期は肉眼的に「きれいな創」であるので、抗菌作用を有さないドレッシング材や外用薬を使用して肉芽形成の促進を図る。しかしながら、慢性創傷に代表される褥瘡では肉芽の状態もすべてが「きれいな肉芽」であるとは限らない。

日本褥瘡学会では褥瘡状態評価スケールに「DESIGN-R®」を推奨している。肉芽（granulation）については、良性肉芽の占める割合で「G（良性肉芽が少ない）」「g（良性肉芽が多い）」として肉芽の状態

表1 DESIGN-R® 褥瘡経過評価用における「肉芽（g、G）」の評価

Granulation 肉芽組織					
g	0	治癒あるいは創が浅いため肉芽形成の評価ができない	G	4	良性肉芽が、創面の10％以上50％未満を占める
	1	良性肉芽が創面の90％以上を占める		5	良性肉芽が、創面の10％未満を占める
	3	良性肉芽が創面の50％以上90％未満を占める		6	良性肉芽が全く形成されていない

（©日本褥瘡学会／2013、一部引用）

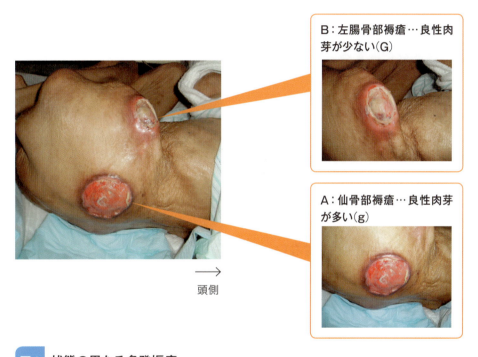

図1 状態の異なる多発褥瘡

を6段階に分類している（**表1**）。

2 肉芽増生におけるwound bed preparationの重要性

図1は多発褥瘡の患者の写真である。同時期に処置を開始したにもかかわらず、仙骨部の褥瘡（A）と左腸骨部の褥瘡（B）では肉芽の状態が異なる。

Aの褥瘡は、赤い良好な肉芽が出現して徐々に創傷治癒が進行する（「g」の状態）。

Bの褥瘡は、肉芽の表面に黄色の組織が付着して、創周囲の発赤を呈している。いわゆる良性肉芽が少ない状態である（「G」の状態）。このような状態では肉芽の増生は進みにくい。

「G」を「g」にするために、wound bed preparation（創底管理）を図る外用薬やドレッシング材を活用したい。

Ⅱ 治療コンセプト

臨床の実際：こんなときどうする？ ❶

肉芽の状態が悪いときに有効な「外用薬」は？

　良性の肉芽は放っていても徐々に治癒していく。しかし肉芽の状態が悪いと、体内からの創傷治癒促進因子も活性化されにくく、また高価な薬剤も効きにくい。以下の5項目をまず検討すべきである。

1 創面の状態を把握する

　褥瘡などの慢性創傷ではさまざまな創の状態がある。創傷治癒過程において、創の状態が今、どういう時期であるのかを把握すべきである。
　肉芽形成の時期であっても、肉芽の状態で治癒の進行は変化する。良性の肉芽が増生するよう、処置を継続していく。

2 critical colonizationではないか検討する

　創内に病原体が存在する状態として、**表2**[2]の4段階がある。
　うち、病原体が活動して宿主に影響を及ぼすような状態に移行する創の状態をcritical colonization（臨界的定着）という。critical colonizationや感染の状態では、自然の状態では肉芽も改善しにくい。病原体の活性を制御するために、消毒効果が有効とされている。

3 感染コントロールを目的とした外用薬を用いる

　肉芽の状態が悪い時期には、局所において病原体が創傷治癒を阻害している場合が少なくない。
　病原体の増殖や活性を制御するために、一番大切なのは洗浄を行うことである。また、消毒効果のある薬剤や抗菌薬含有の薬剤（**図2**）が、病原体のコントロールに寄与する。

4 水分のバランスを考える

　肉芽の形成には適度な水分が必要となる。一般的に、肉芽の状態が悪い創では滲出液が過剰に存在する。
　外用薬には「親水性（水になじみやすい）基剤」と「疎水性（水となじみにくい）基剤」が存在するが、滲出液の状態に合った基剤の選択が重要である。

5 不良組織を除去する

　デブリードマンにて不良組織を取り除くことが優先されるが、患者の全身状態によっては外科的かつ積極的な処置が困難な事例もある。
　そのような場合には、薬剤を用いて化学的にデブリードマンを行うこともできる。蛋白分解酵素阻害剤（**図3**）などがその例である。
　化学的デブリードマンと機械的デブリードマンを併用することもある。

表2 創傷に対する細菌のかかわり方の分類

①wound contamination（汚染）	●分裂増殖しない細菌が、創傷にいるだけの状態 ●細菌が存在はしているが、生体が排除しようとする力のほうが強く、増殖まではできない	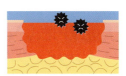
②wound colonization（定着）	●増殖能をもつ細菌が創に付着しているが、創（宿主）に害を及ぼさない状態 ●「宿主が細菌を排除する力」と「細菌の強さ」の関係が釣り合っている	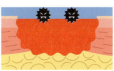
③critical colonization（臨界的定着）	●細菌数が多くなり、創傷治癒に障害を及ぼしはじめる状態 ●colonizationの状態から細菌の力が勝りはじめinfectionに移行しそうな状態	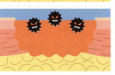
④wound infection（感染）	●細菌の勢力が拡大して、創傷の内部・深部に侵入して増殖し、創（宿主）に実害・症状（創傷治癒阻害）を及ぼす状況	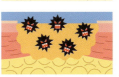

③④：消毒薬を使用

（文献2より引用、一部改変）

ユーパスタコーワ軟膏 （ポビドンヨード・シュガー） ●ヨウ素と白糖が有効成分。ヨウ素は殺菌消毒作用、白糖は水分の吸収作用がある ●肉芽が出現してきた時期でも炎症がまだ強く残り、滲出液の多い状態では効果がある	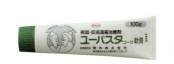 （興和創薬株式会社）
カデックス®軟膏 （カデキソマー・ヨウ素） ●有効成分であるヨウ素は、基剤のカデキソマーが水分を吸収するに伴い徐々に放出され、潰瘍面および本剤に吸着された細菌に対して持続的な殺菌作用を発揮する ●カデキソマーは潰瘍面の滲出液、粘性壊死組織（スラフ）、起炎物質、細菌等を吸収・吸着し清浄化する機能を有する	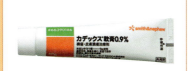 （スミス・アンド・ネフュー ウンド マネジメント株式会社）

図2 感染制御に有効な外用薬（例）

ブロメライン軟膏 （ブロメライン） ●熱傷、褥瘡、表在性各種潰瘍、挫傷、切開傷、切断傷、化膿創などの創傷面の壊死組織の分解、除去、清浄化およびそれに伴う治癒促進に有効	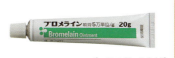 （マルホ株式会社）

図3 壊死組織の除去に有効な外用薬（例）

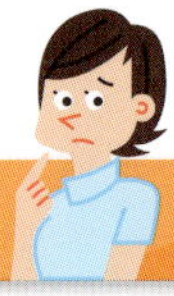

Ⅱ 治療コンセプト

臨床の実際：こんなときどうする？ ❷

肉芽の状態が悪いときに有効な「ドレッシング材」は？

創傷治癒が進まない褥瘡の肉芽に対しては、以下の3項目が重要である。ドレッシング材をうまく活用すれば、効率のよい創傷管理が行える。

1 水分のバランスを考える

肉芽の改善には過剰な水分は創傷治癒を阻害する。余分な滲出液を十分に吸収できるドレッシング材を選択すべきである。ポリウレタンフォームやハイドロファイバー®などは水分の吸収量に富んでいる。

2 感染制御を目的としたドレッシング材を用いる

銀含有ドレッシング材（図4）は細菌の増殖を抑制する効果があり、critical colonizationや創感染の制御だけでなく、創面の状態調整に有効である。

3 "ずれ"を考慮してドレッシング材を固定する

褥瘡は圧迫とずれが関与した創傷である。そのため、"ずれ"を起こさないようなドレッシング材の固定も必要である。

近代ドレッシング材には固着剤を含有するタイプが多いが、褥瘡は脆弱な部分に発生しやすいため、固着・粘着の強弱には注意が必要である。ドレッシング材としてはハイドロコロイドやシリコーンゲルなどが固着バランスに適している。

＊

肉芽の悪い状態への介入事例を図5に示す。

どのような創傷であっても、生体のもつ力は"治癒する方向"にはたらく。肉芽の増生が思うように進行しない場合には、その局所あるいは全身に何らかの原因があると考えなければならない。

また一見、良性の肉芽に見えても、創内の病原体

アクアセル® Ag
- 滲出液吸収力に富んだCMCナトリウムからなるハイドロファイバー®に、銀イオン効果をプラスした抗菌性創傷被覆・保護材
- 銀イオンの効果により、創面および被覆材内に取り込んだ細菌に対してすみやかで持続性のある抗菌効果を発揮する

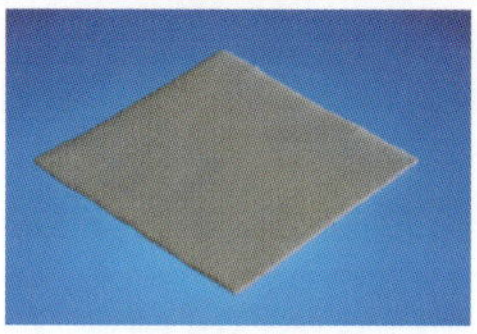

（コンバテックジャパン株式会社）

ハイドロサイト® 銀
- スルファジアジン銀含有の親水性ポリウレタンフォームが滲出液を吸収することにより、銀イオンを放出する
- ドレッシング内および接触面に存在する菌に対して抗菌効果を示し、ドレッシング材貼付部位から菌が拡散するリスクを低減する

（スミス・アンド・ネフュー ウンド マネジメント株式会社）

図4 感染制御に有効なドレッシング材（例）

3 「肉芽の状態が悪い（G）」ときのドレッシング材・外用薬、どう使う？

- 90代女性、廃用症候群、老人保健施設入所中
- 両側腸骨に発生した多発褥瘡

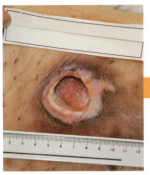

①ポケットを有する褥瘡
- 約3cm大の褥瘡に対し、洗浄処置を繰り返した状態

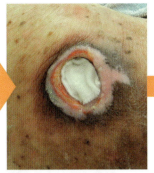

②ドレッシング材の充填
- 滲出液が多く、不良肉芽もまだ多い
- アクアセル®Agを充填し、毎日交換した

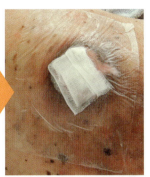

③トップドレッシングでの被覆
- ガーゼ＋フィルムとした

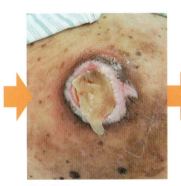

④交換後
- 24時間経過したあとのアクアセル®Agの状態

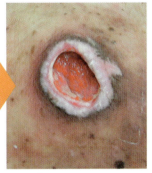

⑤14日後
- 処置を繰り返し、改善へ
- 辺縁の不良組織も軽減し、良好な肉芽が増生してきた

図5 症例：肉芽の悪い状態からの介入

が増殖して、創傷治癒を遅延させているかもしれない。可能であれば創内の細菌や真菌などを培養して、病原体の状況を確認し、適した時期に適した外用薬やドレッシング材を使用したい。

〈引用文献〉
1. 日本褥瘡学会学術教育委員会ガイドライン改訂委員会 編：褥瘡予防・管理ガイドライン（第3版）．日本褥瘡学会誌 2012；14(2)：180-181,189.
2. 市岡滋：感染とはどういう状態？ Critical colonizationって知ってる？．エキスパートナース 2008；24(2)：36-39.

II 治療コンセプト

4 「壊死組織」、どう判断する？

切手俊弘

ベーシック

【外科的デブリードマン施行の根拠】

- 壊死組織がある場合に、外科的デブリードマンはいつ行うか：
  ▶ 壊死組織と周囲の健常組織との境界が明瞭となった時期に外科的デブリードマンを行ってもよい。（C1）[1]
  ▶ 感染が沈静化しているときに外科的デブリードマンを行ってもよい。（C1）[1]

- どのような場合に外科的デブリードマンの適応となるか：
  ▶ 保存的治療を優先するが、感染が鎮静化しているときに、外科的デブリードマンを行ってもよい。（C1）[1]
  ▶ 深さが皮下組織以上に及ぶときには外科的デブリードマンを行ってもよい。（C1）[1]
  ▶ 外科的デブリードマンは局所の感染巣の局在、壊死組織の量および拡大範囲、創部の血行状態、痛みへの耐性に応じて適応を決定する。（C1）[1]

  ➡ 褥瘡の診断で最も大切なことは、「目で見ること、触ること」である。創の状態が「よい」のか「悪い」のかは、"色""硬さ""臭い"などでおおよそ理解することができる。また、創の状態がわかりにくい場合には、経時的な変化をみることも大切である。

  ➡ 褥瘡は虚血性変化による不可逆的な組織の変性を指し、一度変化した褥瘡はそのままでは元に戻らない。変性した処置の状態を見きわめ、完全に壊死した部分は取り除き、新しい組織を形成する必要がある。大切なのは以下である。
  ① 不良な組織、不要な組織を早く見きわめる
  ② 壊死した部分の除去の方法を検討する

  ➡ 壊死組織を有する褥瘡は、感染を起こして全身に影響する場合も少なくない。全身状態も顧慮した切除のタイミングや切除範囲などを検討し、効率よく肉芽が増生する管理を目標にすべきである。

〈褥瘡予防・管理ガイドライン（第3版）〉

ベーシック解説

1 壊死組織（necrotic tissue）とは

褥瘡において、血流障害により脂肪織や筋肉が不可逆に損傷を受けることを「壊死」という。

損傷を受けた組織の変化は、表層の壊死性変化であれば黒色に変化してくるので肉眼的に判断しやすい。しかし、褥瘡においては深層（内部）から損傷が生じる場合もあり、その場合、肉眼の観察だけでは対応が遅れることもある。よって局所の状況だけでなく、発熱や疼痛など全身的徴候も見逃してはならない。

2 壊死組織の除去（デブリードマン）の重要性

褥瘡では壊死組織はできるだけ除去（デブリードマン）することが優先される。全身状態にもよるが、感染・炎症がある場合には、切開（**図1**）や排膿ドレナージなど外科的な処置が効果的である。デブリードマンの種類を、**表1**[2]に示す。

外科的デブリードマン後も化学的デブリードマンや抗菌薬の使用などでwound bed preparation（創底管理）を継続して、良好な肉芽の出現を図りたい。

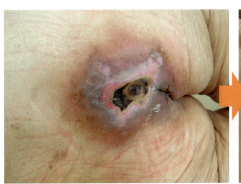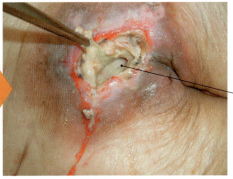

壊死組織を切開すると、内部より膿汁を伴った浮腫状の不良組織が出現した

図1 切開による壊死組織の除去

表1 デブリードマンの種類

① 自己融解デブリードマン	閉鎖式ドレッシングを用いて自己融解作用を利用する方法
② 機械的デブリードマン	wet-to-dryドレッシング法、高圧洗浄、水治療法、超音波洗浄など
③ 化学的デブリードマン	蛋白分解酵素による方法
④ 外科的デブリードマン	メスやハサミ、電気メスを使用する方法
⑤ 生物学的デブリードマン	医療用マゴット（ハエの幼虫・うじ虫）を使用する方法

（文献2を参考に作成）

Ⅱ 治療コンセプト

臨床の実際：こんなときどうする？ ❶

デブリードマンの適切な時期は？

1 画像診断（MRI、エコー）を活用する

壊死組織はできるだけ早い段階での除去を進めるが、事例によっては変色した部分が非常に硬く、外科的処置が困難なこともある。

内部に炎症が波及しているかどうかを判断する検査として、MRIや超音波検査（エコー）が有用である。特にエコーは器械も小型化し、携帯型もあり、在宅など往診先での検査として優れている。

2 膿性物質が存在する場合はすぐに排膿ドレナージを行う

内部に膿性物質が認められる場合には、時期を待たずに早期の排膿ドレナージを行うことが必要である。

内部への変性が少ない場合には、視診や触診で経時的な変化を待ち、デブリードマンのタイミングを図るとよい。症例を図2に示す。

- ●50代、脊椎損傷の男性
- ●病気で休んでいる間に仙骨部に褥瘡を形成し、入院となった

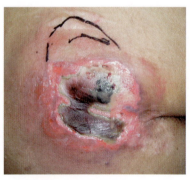

①入院直後
- ●仙骨部に約10cmの皮膚の変色（暗黒色）とびらんを認めた
- ●痛みの自覚がないため、触診で内部の変化を診断した

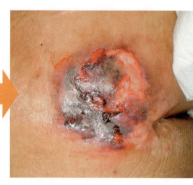

②数日後
- ●数日間、フィルムドレッシングで変化をみた
- ●仙骨部右側に触診上、柔らかく変化した皮下組織を認めた

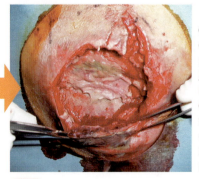

③切開排膿
- ●同時期、発熱がみられたため、局所感染を疑い、切開を行った
- ●柔らかく変性した部分から膿性の滲出液が出現。十分に壊死組織を除去した

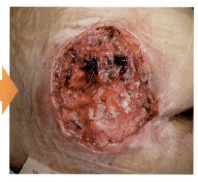

④術後翌日
（図4へつづく）

図2 症例：デブリードマンのタイミングの検討

4 「壊死組織」、どう判断する？

臨床の実際：こんなときどうする？ ❷
筋膜や腱が露出する場合はどうする？

1 洗浄を行い、感染を予防する

デブリードマンを行うと、写真のように筋膜や腱などが露出する場合がある（図3）。

筋膜や腱には細菌などが付着しやすく、肉芽増生を阻害することもある。表面に露出した筋膜や腱は完全に除去しないまでも、洗浄の際に機械的洗浄によるデブリードマンをしっかり行い、感染しないように心がけたい。

デブリードマンを継続していると、良性肉芽が増殖してやがて筋膜や腱の露出がなくなっていく。

デブリードマン後に筋膜の露出した症例を図4に示す（前出の症例・図2のつづき）。

露出した筋膜・腱はこの場合、不良組織に影響を及ぼすと考えてよい。デブリードマンが正しく行われれば、不良組織は良性の肉芽へと変化していく。

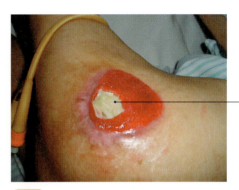

図3 良性肉芽の中に筋膜が露出した状態

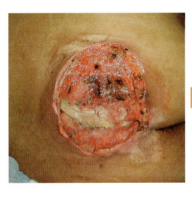

①切開排膿後の創面
● 切除後の創面は徐々に整いながら、肉芽が増生していった

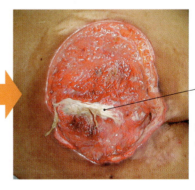

②筋膜の露出
● 仙骨部の中央部に筋膜が露出した

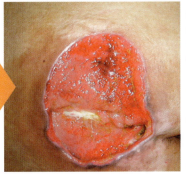

③筋膜への対応
● 不整な部分は切除した
● 残りの筋膜は洗浄の際に、しっかりと洗浄（機械的デブリードマン）を行った
● 肉芽の増生が進むと、露出していた筋膜が肉芽に覆われるようになった

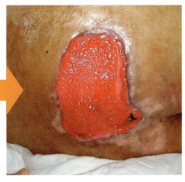

④肉芽の増生
● 最終的には肉芽が完全に創面を覆った

図4 症例：デブリードマン後の筋膜の露出

Ⅱ 治療コンセプト

外科的な処置ができなくても、しっかりと洗浄を行うことで、デブリードマンの効果もある。

デブリードマンにて、肉芽の表面が整い、肉芽の色も"みずみずしく"変化していくことを経時的な変化で実感してほしい。

2 滲出液のコントロールを行う

不良組織が多い創面では滲出液の量も多くなるので、外用薬やドレッシング材にて滲出液のコントロールも必要となる。滲出液が過剰になれば肉芽の増生も進みにくく、また創周囲の浸軟も起こしうる。

さまざまな原因に対処し、より早く不良組織を取り除く処置を講じなければならない。

〈引用文献〉
1. 日本褥瘡学会学術教育委員会ガイドライン改訂委員会 編：褥瘡予防・管理ガイドライン(第3版).日本褥瘡学会誌 2012；14(2)：193-194.
2. 梁由一郎：アドバンスド創傷アセスメント 創傷の治癒過程とTIMEコンセプト. 真田弘美, 大浦紀彦, 溝上祐子, 市岡滋 編, ナースのためのアドバンスド創傷ケア, 照林社, 東京, 2012：165-172.

II 治療コンセプト

5 「踵・足の壊死組織」、どう判断する?

大浦紀彦、河内 司

ベーシック

【下肢潰瘍の判断の根拠】

● 壊死組織がある場合に、外科的デブリードマンはいつ行うか:

▶ <mark>壊死組織と周囲の健常組織との境界が明瞭となった時期に外科的デブリードマンを行ってもよい。</mark>(C1)[1]

→ 壊死組織の原則は上記のように除去することであるが、重症下肢虚血の場合は、血行再建が優先される。

→ 血流評価や血行再建を行わずに虚血肢をデブリードマンすると、壊死を進行させる。基礎疾患に糖尿病や腎不全がある患者は、褥瘡と決めつけることなく重症下肢虚血を疑い、血流評価をまず行うことが重要である。

〈褥瘡予防・管理ガイドライン(第3版)〉

ベーシック解説

1 重症下肢虚血(CLI)の場合の注意点

一般的に壊死組織は除去することが推奨されている。これは壊死組織が創内に残っていると細菌感染の原因となり、創傷治癒過程が遅延するためである。

しかし重症下肢虚血(critical limb ischemia：CLI)では、血行再建を行わずにデブリードマンを行うと壊死が進行する。したがって、足部・下腿の褥瘡・壊死組織を発見した際には、「血流」と「圧迫」との両者の視点で観察することが重要である。

また下腿の褥瘡においても、上記ガイドラインに示されているように、壊死組織と周囲の健常組織との境界が明瞭となった時期まで待機するのがよい。壊死組織は、周囲の血流のよい健常組織から貪食細胞(マクロファージなど)が出すプロテアーゼほかによって自然に融解する。やがて乾燥した黒色壊死組織と健常組織の間に融解した軟化した壊死組織が形成され、融解した壊死組織下に肉芽組織が形成される。

壊死組織と健常組織との境界が明瞭となったことをdemarcation(デマルケーション)と呼ぶ(図1-③)。このとき、創傷の周囲に虚血があればdemarcationされない(図2)。

2 「褥瘡」「重症下肢虚血」の鑑別

褥瘡かどうかは、実際に外力が負荷されるポジションとその創傷の位置が一致するかどうかで確認す

Ⅱ 治療コンセプト

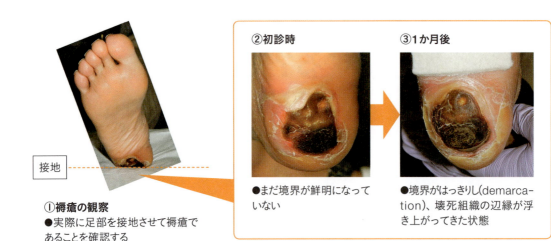

① 褥瘡の観察
● 実際に足部を接地させて褥瘡であることを確認する

② 初診時
● まだ境界が鮮明になっていない

③ 1か月後
● 境界がはっきりし(demarcation)、壊死組織の辺縁が浮き上がってきた状態

図1 壊死組織と健常組織との境界の明瞭化(demarcation)

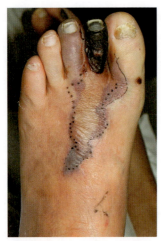

● 「第2足趾」の乾燥壊死から感染が波及し壊死が進行した状態
● 「第3足趾」「足背」にも壊死を認めるが、境界ははっきりしていない
● この状況でのデブリードマンは禁忌である

図2 境界の不明瞭

ることが重要である。
　例えば褥瘡は、股関節が外旋しやすいため、「外果」「腓骨部」「踵の腓骨側」に発症することが多い。一方、重症下肢虚血は、「足趾」「踵部」に好発する。好発部位の情報を、重症下肢虚血、褥瘡の"どちらが主体であるのか""両者を合併しているのか"等を判断の補助にする。

　さらに実際に創傷が発生したであろう体位をとってみてはじめて、褥瘡であることがわかる(図1-①)。
　褥瘡であれば、体圧分散、免荷を行うことなどが第一の治療となるが、下肢の褥瘡では血流不全が基礎疾患にある場合も多いので、下記についても留意する。

3 下肢の体圧管理

　仙骨部、大転子部などの体幹部の褥瘡治療では、体圧分散用具(体圧分散マットレス)を使用することが推奨されている。一方、足部・下腿は体幹部と異なり、完全に免荷することが可能である。
　体動のない患者であれば、枕やタオルで足部をベッドから浮かせるように工夫する(図3-①)。膝関節が屈曲し踵部がベッドと接するようなポジショニングは(図3-②)、まったく免荷にならず、意味をなさない。
　体動のある患者では、ヒーリフト・スムースブーツ(図3-③)などを使用して踵部の免荷を図る[2]。

5 「踵・足の壊死組織」、どう判断する？

①適切な下肢の免荷

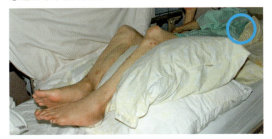

● 体動なし。大きな枕を使用し、大腿部からアキレス腱部までを挙上し、踵部を完全に浮かせた正しいポジショニング

②不適切な下肢の免荷

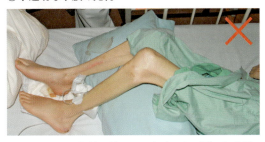

● 体動なし。三角枕を使用した意味のない踵の免荷法。踵部が接地している

③ヒーリフト・スムースブーツを使用した免荷

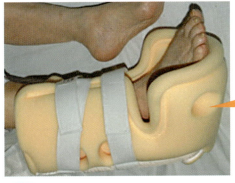

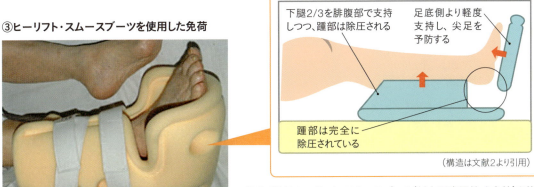

下腿2/3を腓腹部で支持しつつ、踵部は除圧される
足底側より軽度支持し、尖足を予防する
踵部は完全に除圧されている

（構造は文献2より引用）

● 体動があり、ヒーリフト・スムースブーツ（村中医療器株式会社）を使用
● 靴のように体の動きに合うので除圧しやすい

図3 踵部の免荷

4 血流の評価

下肢の創傷には、圧迫が原因である褥瘡ではない、動脈硬化に伴う末梢動脈疾患（peripheral arterial disease：PAD）の重症型である重症下肢虚血（CLI）が含まれている[3]。しかし虚血による創傷は、軽度の圧力や短時間の圧迫によって容易に褥瘡ともなる。創傷が単純な褥瘡なのか、虚血を伴った褥瘡なのかを判断することが重要である。

血流が足部に十分あるかどうかに関しては、主に以下を使用して血流を評価する[4]。
・足関節上腕血圧比（ankle brachial index：ABI）
・ドプラ血流計
・皮膚灌流圧（skin perfusion pressure：SPP）

血流低下が認められる場合には、褥瘡以外の虚血性の要因が合併しているので、血管形成術やバイパス術などの血行再建術を行う必要がある。創傷治癒には血流が保たれていることが絶対的条件であり、血行再建を行わずに外科的にデブリードマンを行うと壊死が進行する。

褥瘡治療では、壊死組織は除去するという治療の大原則があるが、重症下肢虚血ではこれが当てはまらない。壊死組織がdemarcationされるには、ある程度血流が保たれている必要があり、血行再建が適応にならないハイリスク症例、高齢症例においては、demarcationされた状態であることが外科的デブリードマンのための条件となる。

II 治療コンセプト

臨床の実際：こんなときどうする？ ❶

血流が保たれている単純な下肢褥瘡である場合は、どう対応する？

1 体圧管理を行う

　踵部、外果部、腓骨部は突出しているため褥瘡が発生しやすい。褥瘡が発生した姿勢を確認する。

　体動が少ない症例では、大腿部から膝窩、下腿にかけてタオルや枕を使用して挙上し、踵部を免荷する。

　体動が多い症例では、上記のポジショニングクッションがうまく機能しないので、下肢に密着した免荷用具（ヒーリフト・スムースブーツ、プロソフト®など）を使用する。なお、るい痩があり下腿が細い患者では、タオルを下腿に巻きつけてからヒーリフト・スムースブーツを使用すると、ヒーリフト・スムースブーツのズレを抑えることができる。

　下腿部への円座は、突出部の周囲で血流を遮断し、突出部への血流が減少するので使用は禁忌である。

2 創傷処置

　通常の褥瘡処置と同様に、壊死組織を積極的に除去し、その後肉芽形成を促進する治療を行う。

　図4のように水疱を形成した症例では、水疱が破れてしまい、感染の恐れがある。その場合は、創底と水疱蓋が密着していない部分は除去し、ドレッシング材にて湿潤環境を維持する。

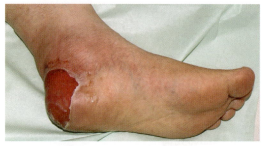

- 水疱蓋が破裂し、内腔に粘稠な滲出液を認めたため水疱蓋を除去した
- 血流は十分保たれており、末梢動脈疾患の合併はなかった
- ドレッシング材で管理した

図4　症例：踵部褥瘡（水疱形成を伴う）

臨床の実際：こんなときどうする？ ❷

重症下肢虚血（CLI）である場合、どう対応する？

1 褥瘡の合併もあることに注意

　重症下肢虚血が基礎疾患にある場合、容易に褥瘡が発生する。

　これらの鑑別を行い、対処・予防することも重要である。重症虚血肢から生じた壊死を図5に、褥瘡を合併した症例を図6に示す。

5 「踵・足の壊死組織」、どう判断する?

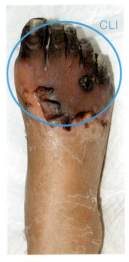

血流を評価することなく切断をしてはならない(まだdemarcationされていない状態)

- 重症下肢虚血による壊死であり、圧迫による壊死でないため、褥瘡とは診断されない
- しかし「腓骨部」「踵部」には容易に褥瘡が生じる。褥瘡対策予防は、通常以上に注意する必要がある
- 重症下肢虚血を疑ったら、ドプラ、ABI、SPPなどによる血流検査をまず行う
- 血流低下が確認された場合には、早急に血行再建を行う必要があるため専門診療科へコンサルテーションすることが重要である

図5 症例:重症下肢虚血による前足部壊死

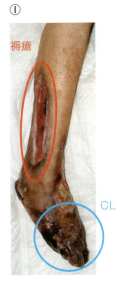
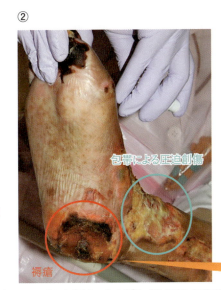

褥瘡治療を並行して進める

- 「腓骨部」「踵部」は荷重によって生じた褥瘡である(①)。「前足部」は荷重は関与せず褥瘡ではなく、重症下肢虚血による壊死である
- 別角度(②)で示す。「踵部」は褥瘡である。「足背」「足関節部」は、包帯の圧迫による創である
- 高齢者で血行再建の適応はない。そのため、「前足部」「踵部」はヨード含有の外用薬によってミイラ化させることを目標とした。「腓骨部」には肉芽形成を認めているので、線維芽細胞増殖因子製剤とドレッシング材などを使用し、創傷治癒をめざす
- 褥瘡に対しては、免荷を行う

図6 症例:重症下肢虚血に合併した褥瘡

〈引用文献〉
1. 日本褥瘡学会学術教育委員会ガイドライン改訂委員会 編:褥瘡予防・管理ガイドライン(第3版).日本褥瘡学会誌 2012;14(2):193.
2. 大浦紀彦, 丹波光子, 内川岳人, 山本紳一郎, 西田光, 木下幹雄, 柴田政廣, 波利井清紀:下腿潰瘍に対する踵・下腿用体圧分散用具の有用性の検討.日本褥瘡学会誌 2010;12(1):12-18.
3. TASCⅡWorking Group著,日本脈管学会 編訳:Inter-Society Consensus for the Management of PAD(TASCⅡ) 下肢閉塞性動脈硬化症の診断・治療指針Ⅱ.メディカルトリビューン, 東京,2007:50.
4. 松尾汎:Vascular Laboratoryをいかす虚血の評価.大浦紀彦 編著,下肢救済のための創傷治療とケア,照林社,東京,2011:29-36.

II 治療コンセプト

6 「壊死組織が多い(N)」ときのドレッシング材・外用薬、どう使う?

大浦紀彦、河内 司

ベーシック

【壊死組織(N)対応の根拠】

- 壊死組織がある場合、どのような外用剤を用いたらよいか:
  ▶ カデキソマー・ヨウ素、スルファジアジン銀、デキストラノマー、ブロメライン、ポビドンヨード・シュガーを用いてもよい。(C1)[1]

- 壊死組織がある場合、どのようなドレッシング材を用いたらよいか:
  ▶ 外科的デブリードマン、壊死組織除去作用を有する外用剤の使用が難しい場合には、皮下組織に至る創傷用ドレッシング材のハイドロジェルを用いてもよい。(C1)[1]

  ➡ 壊死組織には「乾燥した壊死組織」と「軟化した壊死組織」がある。乾燥壊死組織は、外科的デブリードマンが行いやすいよう、水分を与えて浸軟化させることが望ましい。
  ➡ 浸軟には感染が伴いやすいため、適切に洗浄を行ってコントロールを図る。
  ➡ 壊死組織の下に膿の貯留がある場合は、早期のデブリードマンが必要である。

〈褥瘡予防・管理ガイドライン(第3版)〉

ベーシック解説

1 「乾燥した壊死組織」「軟化した壊死組織」への対応

①「乾燥した壊死組織」への対応の原則

壊死組織には、「乾燥した壊死組織(図1-①)」と「軟化・融解した壊死組織(図1-②)*」がある。

軟化・融解した壊死組織は、外科的にデブリードマンが行いやすい。よって、乾燥した壊死組織は、軟化・融解した壊死組織となるような処置を行う。

そのためには、創傷に水分を提供することができるクリーム基材を用いたゲーベン®クリームや水溶性ゲル(ドレッシング材)を使用する。

なお、"保存的に壊死組織を除去すること"と"感染"は相反する場合がある。壊死組織が融解する際には感染を起こしやすいためである。したがって洗浄を適切に行う必要がある。

②「乾燥した壊死組織」の下の膿貯留に注意

乾燥した壊死組織下に治癒が進行する場合、壊死組織下に膿が貯留することがしばしばある。

壊死組織下に膿が貯留していることの評価は困難であるが、乾燥した壊死組織の周囲に発赤や熱感を認めた場合には、触診により波動を認めることが多い。さらに、膿貯留が疑われた場合には、壊死組織にドレナージ用の小切開を入れると排膿を認め、外科的デブリードマンが必要であることがわかる。

*【軟化した壊死組織】=スラフ(slough)。壊死組織の自己融解が進行し、壊死組織が乳白色にやわらかく変化した状態。

6 「壊死組織が多い(N)」ときのドレッシング材・外用薬、どう使う？

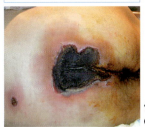
①乾燥した壊死組織

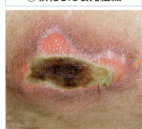
②軟化した壊死組織

壊死組織の水分含有量が多いと、乳白色になり自己融解する（外科的なデブリードマンが行いやすい）

仙骨部褥瘡
● 黒色で固い

背部褥瘡
● ゲーベン®クリームにて2週間処置した
● 乳白色となり自己融解が始まっている

図1 乾燥した壊死組織と軟化した壊死組織

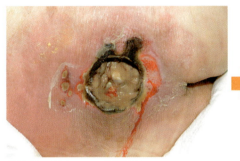

①仙骨部褥瘡における膿貯留
● 壊死組織の下に大量の膿貯留を認めた（壊死組織の周囲の発赤と、熱感と、自壊した壊死組織からの排膿を認めた）ため、壊死組織を外科的に切除した

②切除後の処置
● 排膿があるような創傷に対しては、クリーム基剤のゲーベン®クリームよりも、高分子ポリマーを基剤に含んだカデックス®軟膏や、白糖を含んだユーパスタ軟膏のほうが滲出液を吸収するため、創傷管理が行いやすくなる

図2 膿貯留に対するデブリードマン

よって健常皮膚部に発赤・熱感を認めたら、早急に外科的にデブリードマンを行う（図2-①）。早期の壊死組織除去が、創傷管理を容易にする。

壊死組織を切除できない場合には、静脈留置針などを用いて壊死組織の下層を丁寧に洗浄することが重要である。

③「軟化した壊死組織」への対応の原則

ゲーベン®クリームや水溶性ゲルを用いると滲出液がさらに多くなり、創処置の回数が増え、感染制御にも難渋する。

もともと自然に壊死組織が融解し滲出液が多い創傷では、スラフ状の壊死組織除去を行いながら、感染制御を行う。

創傷の滲出液をコントロールするために、ヨード含有外用薬（カデックス®軟膏、ユーパスタ軟膏）を使用して乾燥ぎみにする（図2-②）。

2 「壊死組織」「健常組織」の境界の明瞭化（demarcation）の判断

乾燥した壊死組織（図3-①）下の組織が融解し、壊死組織と健常組織の境界が明瞭化（demarcation、「第Ⅱ章・項目5」参照）されると、疼痛が少なく、出血することなく、壊死組織を外科的にデブリードマンできる。

境界部分の健常組織側には肉芽組織が形成され（図3-②）、上皮化が進行し（図3-③）、壊死組織側は乳白色の軟化した壊死組織に変化する。健常組織側から蛋白質を融解するプロテアーゼなどが放出される。

融解した壊死組織は膿となる。

Ⅱ 治療コンセプト

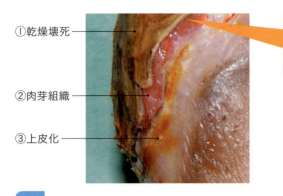

① 乾燥壊死
② 肉芽組織
③ 上皮化

壊死組織と健常組織の境界
（①と②の差）が
明瞭に＝demarcation

図3　壊死組織がdemarcationされた状態

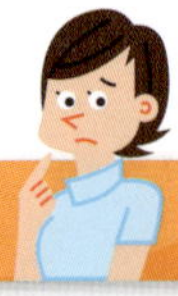

臨床の実際：こんなときどうする？ ❶

外用薬とドレッシング材はどのように切り替えて使用する？　注意点は？

　壊死組織・感染がある場合には、原則的にドレッシング材は使用しない。創傷を密閉することによって感染が増悪する可能性が高いためである。

　壊死組織が除去できれば、抗菌薬による外用薬治療から局所陰圧閉鎖療法（NPWT）、もしくはドレッシング材の治療へ切り替える。なお、線維芽細胞増殖因子（フィブラスト®スプレー）は噴霧後30～60秒で生体に対して効果を示すのでドレッシング材との相性がよい。

　治療の切り替えのイメージを図4に、ドレッシング材に移行した際のドレッシング材の選択を図5に示す。

　また、この切り替えのイメージに沿った事例を図6に示す。

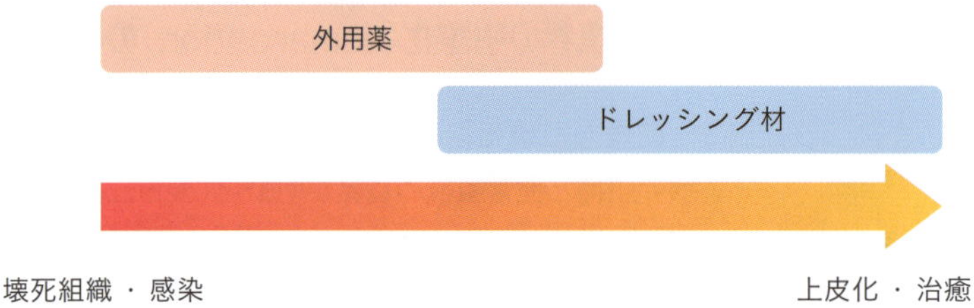

外用薬
ドレッシング材

壊死組織・感染　　　　　　　　　　上皮化・治癒

● 壊死組織・感染があるときは「抗菌外用薬」を、感染が制御されてからは「ドレッシング材」を使用する

図4　創傷治癒に向けた外用薬・ドレッシング材の使用イメージ

6 「壊死組織が多い（N）」ときのドレッシング材・外用薬、どう使う?

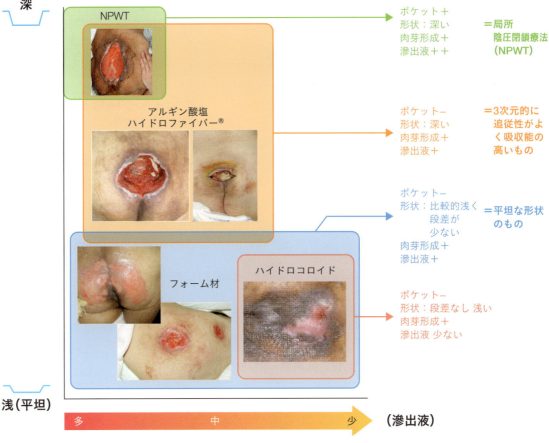

図5　ドレッシング材の選択方法（滲出液の量と創傷の形態で選ぶ）

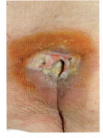
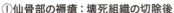
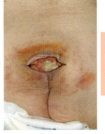
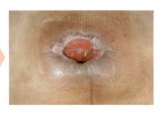

①仙骨部の褥瘡：壊死組織の切除後
- スラフ（壊死組織）が残存し、ポケットを有し、排膿を認めた
- よってポケット部の一部を切開し、壊死組織を除去し、内部を洗浄できるようにした
- 感染の恐れがあるため、処置には外用薬のカデックス®軟膏を使用

処置には、ドレッシング材ではなくカデックス®軟膏を選択

②外用薬による処置後1週間
- 壊死組織が減少し、肉芽の面積は50%の状態
- 潰瘍底部中央に、浸軟した黄色の壊死組織（スラフ）を認めた

カデックス®軟膏による処置を継続

③外用薬による処置後1か月
- 感染が制御され、肉芽形成（90%程度）を認める
- 頭側から上皮形成も認め、順調に創傷治癒が進んでいる

図6　症例：壊死組織のある褥瘡における外用薬～ドレッシング材の使い分け①

（図7へつづく）

Ⅱ 治療コンセプト

ドレッシング材へ変更。
形状と滲出液の量から、
アルギン酸塩ドレッシングを選択した（図5参照）

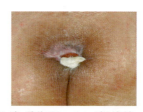

④アルギン酸塩ドレッシングの充填
- 深い褥瘡には、3次元的に追従性のよいアルギン酸塩ドレッシングを充填して使用し、死腔を作らないように工夫する
- 詰め込みすぎると、ドレッシング材で圧迫されて深部に新しい褥瘡を作ってしまう恐れがあるので注意する

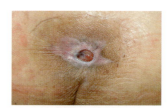

⑤ドレッシング材による処置後1か月（治療開始から2か月）
- 創収縮と上皮化を認め、良好な肉芽形成を認めた
- 創傷の形態が平坦化してからは、ハイドロコロイドドレッシングを使用した（図5参照）

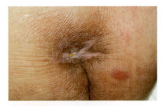

⑥治療開始から3か月
- 上皮化し、治癒した

図7 症例：壊死組織のある褥瘡における外用薬～ドレッシング材の使い分け②

臨床の実際：こんなときどうする？ ❷

壊死組織の状態に対する外用薬・ドレッシング材使用の注意点は？

1 外用薬使用時の注意点

①適用

特にゲーベン®クリームにおいて、含有されるスルファジアジン銀には、壊死組織を融解させる効果はない。クリーム基剤によって壊死組織に水分を提供する。

したがって滲出液が多く、ドロドロに溶解した壊死組織が付着しているような創傷にゲーベン®クリームを使用すると滲出液がさらに増加し、"創傷処置が頻回になる""ガーゼから滲出液が漏れる"など、創処置に労力を要する。

よって、滲出液が多い壊死組織には、基剤にカデキソマーなどの高分子や糖などを使用した外用薬を用いる。

②外用薬使用時のコツ

ゲーベン®クリームを使用する場合のコツは、たっぷり塗布することである。ガーゼに染みこむとクリーム基剤の効果が減弱する。

なお、カチカチに乾燥した壊死組織（図1-①参照）では、クリーム基剤の外用薬やブロメライン軟膏などを使用してもすぐ軟化しない。外科的な切除を第一に考える。

2 ドレッシング材使用時（湿潤療法）の注意点

　壊死組織が多く付着しているときには、原則的には、感染の危険があるためドレッシング材で被覆することは禁忌である。

　壊死組織が80％程度除去されたあとであれば、ドレッシング材を用いてもかまわない。注意するべき点は、ほぼ壊死組織が除去された創傷に使用するため、創傷の形態が平坦ではなく、深くポケットを形成するなど複雑であることが多い。

　このような創傷に対しては、死腔ができてしまうため、フォーム材は使用しにくい（図8-①）。3次元的な形態に追従性が高く、柔軟で、充填しやすいアルギン酸塩、ハイドロファイバー®などを使用すべきである（図8-②）。

　湿潤療法の1つである局所陰圧閉鎖療法（NPWT）は、80％程度壊死組織が除去された創傷では、よい適応である。NPWTは、小さな壊死組織やデブリス（汚染物）を、滲出液とともに積極的に排除する効果を有する。

〈引用文献〉
1. 日本褥瘡学会学術教育委員会ガイドライン改訂委員会 編：褥瘡予防・管理ガイドライン（第3版）．日本褥瘡学会誌 2012；14（2）：183-184,191.

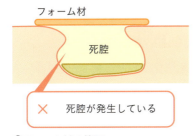

①フォーム材の使用
- 深い創傷に、平坦なドレッシング材を使用すると死腔が生じる
- 死腔には滲出液が貯留するため、感染や創傷治癒遅延の原因となる

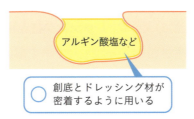

②アルギン酸塩、ハイドロファイバー®の使用
- 3次元的な複雑な形態の創傷には、アルギン酸塩ドレッシングや、ハイドロファイバー®を使用する
- または局所陰圧閉鎖療法（NPWT）を行う

図8　ドレッシング材貼付時の注意点

II 治療コンセプト

7 「ポケットが大きい(P)」ときのドレッシング材・外用薬、どう使う？

栗原 健、市岡 滋

ベーシック

【ポケットへの対応の根拠】

● ポケットを有する場合、どのような外用剤を用いたらよいか：

▶ ポケット内に壊死組織が残存する場合は、まず創面の清浄化を図る。また、滲出液が多ければポビドンヨード・シュガーを用いてもよい。滲出液が少なければトラフェルミン、トレチノイントコフェリルを用いてもよい。(C1)[1]

● ポケットを有する場合、どのようなドレッシング材を用いたらよいか：

▶ ポケット内に壊死組織が残存する場合は、まず創面の清浄化を図る。滲出液が多い場合はアルギン酸塩、ハイドロファイバー®（銀含有製材を含む）、アルギン酸Agを用いてもよい。(C1)[1]

　➡ 褥瘡を治癒に導くにあたり、創部の清浄化を優先すべきである。
　➡ ポケットを有する褥瘡では、滲出液の量の観点から、連日の処置が必要となることがほとんどである。軟膏ではポケット深部まで効果を十分に行き渡らせることが困難な場合、充填可能なドレッシング材が選択される。
　➡ ただし、ポビドンヨードやスルファジアジン銀との併用は、酵素活性の低下を招くので避ける。

● 肉芽組織が少ない場合には、どのような物理療法があるか：

▶ 感染・壊死がコントロールされた創には陰圧閉鎖療法を行ってもよい。(C1)[1]

　➡ 清浄化が得られれば、局所陰圧閉鎖療法（NPWT：negative pressure wound therapy）も考慮されるが、清浄化が不十分であったり、壊死物質が残存した状態でNPWTを使用すると感染を増悪させる可能性があるので、注意が必要である。

〈褥瘡予防・管理ガイドライン（第3版）〉

ベーシック解説

1 ポケット（pocket）とは

「ポケット」とは、感染やズレの力が加わるなどして、創縁の周囲皮下に洞窟を形成するがごとく空洞を伴った状態である。

ポケットが大きくなればなるほど、洗浄も困難となり、薬剤を効果的に使用することも難しくなる。それによってポケットがさらに増大するといった悪循環に陥る可能性があるほか、洗浄やドレナージが不十分な場合は、重篤な感染状態を引き起こす原因となりうる。

2 ポケットへの対応

創の清浄化のためには、ポケット内をしっかりと洗浄すると同時に、洗浄液が創内に残らないように水分を取り除き、洗浄後は滲出液をできる限り外部へと導き、ドレナージが効いた環境を作ることが重要である。

ポケット形成した創部では、創底および天井と総面積が大きくなることから滲出液が多い。滲出液をいかにコントロールするかが肝要である。

また、仙骨部・尾骨部・坐骨部など汚染されやすい部位においてポケット形成の頻度が高いこともあり、外部からの汚染に配慮したドレッシングも重要となる。

ポケットを有する褥瘡では、滲出液の量の観点から、連日の処置が必要となることがほとんどである。清浄化が得られれば、洗浄時に鋭匙などを用いてポケット内の創表層をリフレッシュしたうえで、トラフェルミン（フィブラスト®スプレー）を併用することで、下床との癒着を促すことも期待できる。

ポケットが深く、創内の清浄化が不十分と判断された場合は、ポケット切開など外科的な処置を考慮する。これについては次項で説明する。

臨床の実際：こんなときどうする？ ❶

ポケット縮小のための外用薬とドレッシング材の選択の根拠は？

1 ポケット縮小に用いられる外用薬

外用薬の選択にあたっては、滲出液の誘導の観点から選択され、滲出液が多ければヨード製剤（カデキソマー・ヨウ素、ポビドンヨード・シュガーなど）、反対に少なければトラフェルミン（フィブラスト®スプレー）、トレチノイントコフェリル（オルセノン®軟膏）などが用いられる。

2 ポケット縮小に用いられるドレッシング材

通常、ポケットが大きな創については、外用薬ではポケット深部まで効果を十分に行き渡らせるのが困難なことがあり、その際は、充填可能なアルギン酸塩、ハイドロファイバー®（銀含有製材を含む）、アルギン酸Agなどのドレッシング材が選択される。

ドレッシング材の充填に際しては、深部まで挿入せず、ポケット天井の皮膚の圧迫が助長されないように配慮する必要がある。筆者は、創周囲皮膚に制限がなければ、尿・便からの汚染防止に、固定にポ

Ⅱ 治療コンセプト

リウレタンフィルムを利用することが多い。

3 外用薬＋ガーゼで行う場合のポイント

在宅でのドレッシング材使用について、皮下組織に至る褥瘡（DESIGN®分類「D3」〜「D5」）で保険算定が見直された昨今ではあるが、保険算定内での持ち出しが少ない在宅処置といえば、外用薬＋ガーゼであった。

外用薬＋ガーゼで処置を行う場合、被覆するガーゼ等は厚くしすぎると創部の圧迫へとはたらいてしまうため、必要最低限とする。

ただし滲出液が多い場合は、この量のガーゼでは滲出液を吸収しきれない。そのためガーゼ全体をフィルムで覆うことはせず、臀裂側のみポリウレタンフィルムで覆い、一部はガーゼを通じさせる。そして、過剰な滲出液はおむつや、尿とりパッドなどへと吸収を促すように配慮している（図1）。

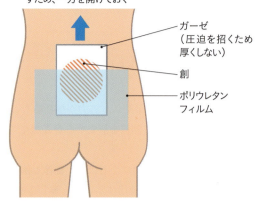

図1 滲出液が多いポケットでのドレッシングの工夫

臨床の実際：こんなときどうする？ ❷

ポケット縮小に局所陰圧閉鎖療法（NPWT）は有効か？

1 NPWTは再建術を前提とした創縮小に有効

局所陰圧閉鎖療法（negative pressure wound therapy：NPWT）とは、創部を密閉して陰圧をかけることで、肉芽の誘導や創収縮を促す治療法である。既存治療で奏効しない、あるいは奏効しないと考えられる難治性創傷に対して、創傷治癒の促進を目的として用いられる。

ただし、重度の虚血がある創部や、感染制御が不十分な創部、腸管や主要血管が露出した創部には適用とならない。NPWTに用いる装置の例を図2に示す。

皮弁などを用いた再建術を前提とした褥瘡の場合、NPWTを用いることで創が縮小化すれば、より侵襲の低い術式が可能となり、積極的に使用する価値がある。

ポケットよりもやや小さめのスポンジフォーム充填を心がけることで（図3）、少しずつ下床との癒着を促して（図4）ポケットを縮小化することもある程

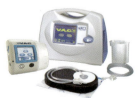
●V.A.C.治療システム（ケーシーアイ株式会社）

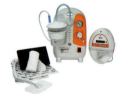
●RENASYS創傷治療システム（スミス アンド ネフュー ウンド マネジメント株式会社）

図2 局所陰圧閉鎖療法（NPWT）のための装置（例）

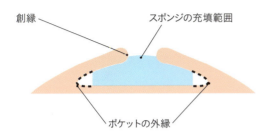

●スポンジフォームはポケットよりやや小さめに充填する

図3 ポケットに対する局所陰圧閉鎖療法（NPWT）施行時のポイント

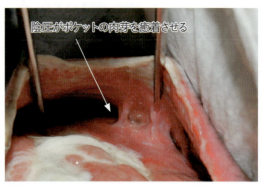

図4 ポケットに対する局所陰圧閉鎖療法（NPWT）の役割

度は可能である。

特に、再建術式として植皮が適用となる場合では、術前のプレパレーションとして非常に有効である。

2 栄養状態の改善と創の清浄化が必要

NPWT施行時に限ったことではないが、栄養状態が不良であると効果が乏しい。

また、清浄化が不十分な創で用いると、密閉環境下で感染が増悪することもありうるので、開始直後は、バイタルサインや、炎症反応などの採血結果に配慮する必要がある。

3 NPWTの中止

NPWT開始による感染の増悪が少しでも懸念される場合は、NPWTを一時休止し、感染創に準じた処置に変更することも必要である。

〈引用文献〉
1. 日本褥瘡学会学術教育委員会ガイドライン改訂委員会 編：褥瘡予防・管理ガイドライン（第3版）.日本褥瘡学会誌 2012；14（2）：184,191,195.

Ⅱ 治療コンセプト

8 「ポケット切開」の必要性、どう判断する?

栗原 健、市岡 滋

ベーシック

【ポケット切開判断の根拠】

● ポケットがある場合、外科的に切開やデブリードマンを行ってもよいか：

▶ **保存的治療を行っても改善しないポケット**は、外科的に切開やデブリードマンを行ってもよい。(C1)[1]

➡ ポケット内の壊死組織や残留物などを除去するためには十分な量の洗浄液と洗浄圧をかけて行う。

➡ 滲出液を外部へ促すべく外用薬・ドレッシング材を工夫しても、十分に創部の清浄化が得られない場合は、ポケット切開を行い、まずは創内の洗浄が十分に行える環境を作る。

〈褥瘡予防・管理ガイドライン(第3版)〉

ベーシック解説

1 原因を把握し除去する

ポケットを有する褥瘡については、発生要因を把握し、それを可能な範囲で取り除くことが第一である。

ポケットの拡大が進む場合は、原因の除去が不十分な場合も考えられるので、まずは、発生要因を見直すことが重要と考える。

また、創部が汚染された状態が続き、壊死物質の付着状況も改善しない場合、創内の洗浄が十分に行える環境を整える必要がある。

2 創の"見た目"の拡大・縮小にとらわれない

ポケット切開は、一見、創が拡大するようにも見えるため、はじめは切開に踏み切りにくい実情もあるものと思われるが、一向に創部の清浄化が得られないような創部では、一度、傷を開くことが近道となりうる。

逆に、ポケットの大きさが変わらない状況で創口面積のみ縮小した場合、見た目上傷は小さくはなっても、創部管理上は増悪したととらえるべきである。褥瘡の見た目の大きさではなく、皮下ポケットの大きさや深度に目を向けることが重要である。

臨床の実際：こんなときどうする？ ❶
どの時点で「切開が必要」と判断する？

1 保存的治療でも改善しない場合に行う

　保存的治療を行っても創部の清浄化が不十分なために創部所見が改善しない場合には、外科的に切開することを考慮する。

　切開は、創部の清浄化と、外用薬などの効果を創面に行き渡らせることを目的に行うものである。清浄化が得られれば、局所陰圧閉鎖療法（NPWT）を利用することで、ポケット切開せずとも肉芽を誘導し、創縮小・治癒へと導ける可能性の幅は広がったといえる。

2 ポケット切開時の配慮点

　ポケット切開にあたっては、ポケット直上での必要最小限の切開が基本となる。しかし、部位や程度より、その後、皮弁などの再建が不可欠な症例では、再建方法を視野に入れたうえでの切除デザインが好ましいケースもありうる。

　特に坐骨部の褥瘡などでは、切開により皮弁の選択肢が狭められる可能性があるため、注意が必要である。

3 治療環境により「切開」よりも「切除」が選択される場合がある

　在宅では後出血など止血に苦慮する場面も想定しうる。こうした意味で、在宅においては切開が必要となった時点で、しかるべき医療施設への相談・紹介が望ましいと考える。

　一方、入院での褥瘡治療では、できる限りポケット切開はせず、創縁の瘢痕組織とポケット内の潰瘍面を切除する形でのデブリードマン（図1）を基本とし、ポケットの縮小を術後のNPWTにゆだねる治療が主流となってきている（図2）。

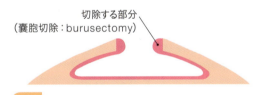

図1　潰瘍面の切除

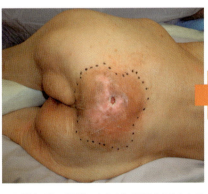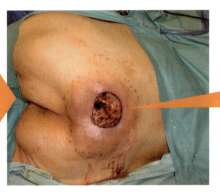

●入院加療の環境であれば、切開よりもむしろ、切除を行い、局所陰圧閉鎖療法により創閉鎖を促す方法が頻用される

図2　仙骨部にポケットを有する褥瘡のデブリードマン

Ⅱ 治療コンセプト

そのため、ポケット切開が不可欠なケースは減少傾向にある。今後は保存治療抵抗性の在宅管理の褥瘡に対して、短期入院もしくは在宅にてポケット切開を行い、在宅で再度、保存的治療を仕切り直すといった、在宅保存的治療へ向けたプレパレーションとしてのポケット切開が想定しうる形かと思われる。

臨床の実際：こんなときどうする？ ❷
在宅での切開施行時の注意点は？

1 出血への準備と対応

切開など外科的な処置については、入院による処置が推奨されるが、患者を取り巻く状況や、治療方針から、やむを得ず在宅で行うケースもある。

切開を行うに当たっては、局所麻酔が必要であり、時に予想外の後出血を起こすこともある。手術に準じた説明と同意を行ったうえで施行すべきである。

もちろん、事前に抗凝固薬・抗血小板薬の内服や貧血の有無も確認しておく必要がある。

また、在宅でポケット切開を行うに当たっては、電気メスなどで十分に止血処置を行うと同時に、後出血の場合の対応（具体的には、出血時の連絡先や、

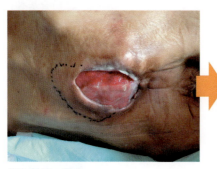

①仙骨部の褥瘡
● もし手術加療が必要になっても術式に大きな影響を与えにくいことから、ポケット切開を施行した

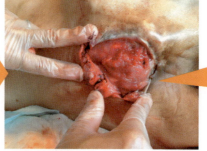

②ポケット切開
● 弁状になる皮膚の血流を温存しうる範囲で通常より切開を多く加えた
● ポケット外縁よりもやや長めに切り込み（図）、できる限り弁状となった皮膚が洗浄時にしっかりと立ち上がり、ポケットの辺縁がしっかりと在宅でも洗浄できる環境づくりを念頭に置いた

ポケットの大きさを少し越えるところまで切開

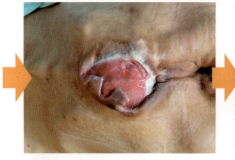

③ポケット切開後1か月

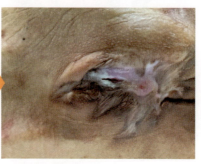

④ポケット切開後1年

図3 症例：在宅でのポケット切開①

連絡があった際に対処するための止血剤や機材の準備、もしくは、対応可能な近くの後方支援病院を確保しておくなど）についてもあらかじめ考えておく必要がある。

2 切開の範囲

切開については、ポケット直上での必要最小限の切開が基本となると先述したが、在宅での保存的治療を優先するケースでのポケット切開に関しては、必要最小限ではなく、一度に必要十分な切開を行うことが優先される。

在宅での外科的な処置については、そのつど、後出血などのリスクに対応する必要があるほか、切開のための機材準備や時間的な負担も大きいことから、後日、追加切開が必要ないように行うことが望ましいと考える。

在宅での保存的治療を望む仙骨部褥瘡の症例に対し、ポケット切開を行い、保存的に治癒した症例を**図3**、**図4**に示す。

これに対し、外科的な再建を念頭に置いたケースでは、前述したように再建術前の創部の清浄化を得るにあたり必要がなければ、あえてポケット切開を行わない。切開が必要な場合は、再建方法を想定したうえで切除デザインを決定するようにしている。

〈引用文献〉
1. 日本褥瘡学会学術教育委員会ガイドライン改訂委員会 編：褥瘡予防・管理ガイドライン（第3版）．日本褥瘡学会誌 2012；14（2）：193-194．

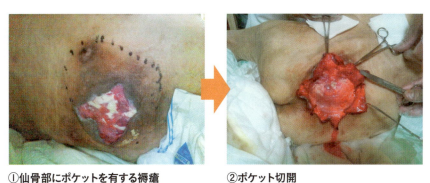

①仙骨部にポケットを有する褥瘡　②ポケット切開

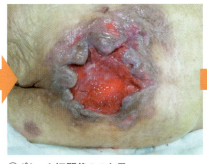

③ポケット切開後2.5か月

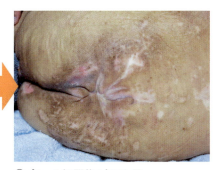

④ポケット切開後2年7か月

図4 症例：在宅でのポケット切開②

II 治療コンセプト

9 「局所感染」「全身感染」、どう判断する?

橋本一郎、峯田一秀

ベーシック

【全身感染判断の根拠】

● 感染を有する褥瘡に対して、抗菌薬の全身投与が必要なのはどのようなときか:
 ▶ **進行する蜂窩織炎・骨髄炎、壊死性筋膜炎、菌血症、敗血症**を示す理学的所見および検査データが得られた場合、抗菌薬の全身投与を考慮する。なお、局所感染徴候のみの場合、抗菌薬の全身投与は考慮しない。(C1)[1]
 → 「蜂窩織炎」では、境界不明瞭な限局性紅斑、腫脹、熱感、圧痛といった炎症徴候が現れ、白血球数の増加とCRP上昇などがみられる。さらに、「壊死性筋膜炎」では皮膚・軟部組織の壊死が生じ、病勢が急激である[2]。
 → 「骨髄炎」は、慢性創傷に合併することが多く、治療に難渋する[2]。
 → 「菌血症」「敗血症」は血液培養陽性であり、敗血症では循環動態の低下などの多臓器障害が現れ、全身状態の重症化を伴う[2]。

● 抗菌薬の全身投与が必要な感染褥瘡において、どのような抗菌薬の使用が適切か:
 ▶ すみやかに想定される起炎菌に適応した抗菌薬の投与を考慮し、**感受性試験の結果に基づき、より適切な抗菌薬を投与する**。(C1)[1]
 → 抗菌薬投与前のグラム染色や創部・血液培養は、耐性菌抑制対策に重要である[2]。

〈褥瘡予防・管理ガイドライン(第3版)〉

ベーシック解説

1 局所の炎症徴候

慢性創傷の1つである褥瘡は、病原体の侵入を防ぐ皮膚が存在していないため、容易に感染を生じ、褥瘡周囲の組織へと波及する。

発熱などの全身症状が現れる前に、局所の「発赤」「熱感」「疼痛」「腫脹」などの炎症徴候をベッドサイドで見落とさないことが重要である。

2 褥瘡の急性増悪を招く皮膚・軟部組織感染症

褥瘡の急性増悪では「細菌性感染症」が最も多く、「丹毒」「蜂窩織炎」「壊死性筋膜炎」「ガス壊疽」が挙げられる(表1)。

丹毒と蜂窩織炎は皮膚・皮下脂肪組織が病変の主

表1 皮膚・軟部組織感染症の特徴

	丹毒	蜂窩織炎	壊死性筋膜炎	ガス壊疽
病変の主座	真皮	真皮～皮下組織	真皮～筋層	真皮～筋層
境界	明瞭	不明瞭	不明瞭	不明瞭
主な起炎菌	A群β溶連菌	黄色ブドウ球菌	A群β溶連菌 嫌気性菌 腸内細菌	嫌気性ガス産生菌
組織障害	軽度	中等度	強度	強度
治療	抗生剤投与	抗生剤投与	デブリードマン 抗生剤投与・全身管理	デブリードマン 抗生剤投与・全身管理

体であり、抗生剤投与のみで軽快することが多いが、蜂窩織炎が壊死性筋膜炎へと進行することもあるため、注意を要する。

壊死性筋膜炎やガス壊疽では組織障害が強く皮膚・軟部組織の壊死が進行するため、外科的デブリードマンが必須であり、診断・治療が遅れた場合は致命的になることがある[3]。

なお「骨髄炎」は、病原体が破壊された骨皮質を超えて骨髄に達している病態であり、治療に難渋することが多い。

3 菌血症・敗血症

病原体が感染巣から血行性に体中に波及することを「菌血症」とよび、さらに他臓器へ悪影響を及ぼした状態を「敗血症」という。

低体温、頻呼吸、血圧低下などがみられた場合は集学的治療が必要になる。

4 抗菌薬投与

各種の検査データをもとに、想定される起炎菌に対して感受性のある抗菌薬を投与する。

ただし、広域スペクトラム抗菌薬の連用は、耐性菌を生み出す可能性があるため、培養結果をもとにスペクトラムの狭い抗菌薬に変更していく[4]。

臨床の実際：こんなときどうする？ ❶

CRP（C反応性蛋白）から炎症徴候をどう見抜く？

1 CRPは炎症反応の指標

褥瘡周囲に皮膚・軟部組織感染症を発症した場合、骨髄から血行性に白血球（特に好中球）が病変部へ動員され、組織修復に必要な細胞や物質を集めるため、シグナル伝達物質（サイトカイン）が放出される。このシグナルは全身に伝えられ、これに反応して肝臓から蛋白質が合成される。その蛋白質の1つがCRPであり、"炎症反応の指標"として臨床でよく用いられる。

CRPとはC反応性蛋白（C-reactive protein）の

II 治療コンセプト

略で、肺炎球菌という細菌がもつC多糖体に結合する性質に由来する。

なお、炎症の指標としては古くから赤血球沈降速度（赤沈または血沈）が有名であるが、急性炎症というよりは、慢性炎症の指標として用いられることが多い。

2 CRPの動態（上昇する時期、時間的な変化）

血液検査データで炎症反応に最も敏感に反応するのは白血球数であり、感染起点から数時間以内に上昇する。

CRP値の増加は半日後から始まり、2～3日目にピークとなるため、適切な治療（抗菌薬投与、デブリードマン）が始められても、2～3日後まではCRP値の上昇が続く可能性がある。

そこで、治療が奏効しているかを判断する際には、"白血球数の減少に遅れてCRP値が減少する"ことを念頭に置いて、抗菌薬投与の継続もしくは中止のめやすとする。

3 CRPと重症度

CRP値の正常基準値は「0.3mg/dL以下」である。

その値は感染症に対する重症度の判断材料になる。

一般的に、CRP値が高値になるにつれ、炎症の程度も強くなる（表2）。また壊死性筋膜炎やガス壊疽では、比較的短時間でCRP値が20～30mg/dLを超える場合があり、急激な全身状態の悪化を伴うことがある。

4 CRPの上昇しない炎症に注意

CRP値は、感染症のなかでも細菌感染では鋭敏に上昇するが、ウイルス感染ではあまり上昇しない。

また、低栄養状態（蛋白をつくる材料がない）や肝機能障害などでもCRP値が上昇しにくいことがあり、理学的所見と検査データが乖離することがあるため、データだけを信頼するのは危険である。

表2 CRP値における判断基準

CRP値(mg/dL)	炎症の程度
0.3以下	炎症のない正常値
0.3～1	軽度の炎症が疑われる
1～10	中等度の炎症が疑われる
10以上	重度の炎症が疑われる

炎症反応 ↓

臨床の実際：こんなときどうする？ ❷

全身感染を疑うとき、行うべき検査は？

1 画像評価（CT、MRI）

1）画像評価の適性

皮膚・軟部組織感染症では、皮下組織における病巣の広がりと深達度の評価が必要であり、CT（computed tomography）とMRI（magnetic resonance imaging）が頻用される。

ただし、壊死性筋膜炎やガス壊疽では、全身状態の悪化で緊急を要することもあり、撮影に時間のかかるMRI検査はせず、CT撮影のみを行うことが多い。CTは短時間で全身撮影が可能であり、他臓器の評価もできるという利点があるが、詳細な軟部組織の評価にはMRIが有用である。

9 「局所感染」「全身感染」、どう判断する？

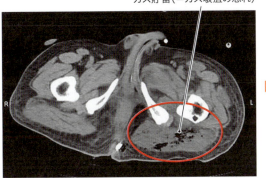

ガス貯留（＝ガス壊疽の恐れ）

- 左大殿筋内にlow density（黒色）のガス貯留像を認める（赤丸）
- ガスが皮下に存在する場合には、皮膚を押すと貯留したガスを手に感じることができ、この感覚は「握雪感」と呼ばれる

図1 ガス壊疽のCT像

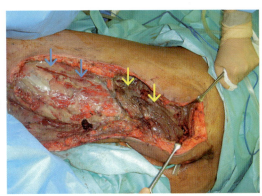

- 図1と同患者の手術所見（デブリードマン）
- 臀部から大腿にかけて皮膚切開を行った
- 大腿では筋膜上に広範な膿汁の貯留を認め、筋膜の壊死もみられる（青い矢印）
- 大殿筋は変色しており、筋肉壊死の像が認められる（黄色い矢印）

図2 ガス壊疽での壊死組織除去（デブリードマン）

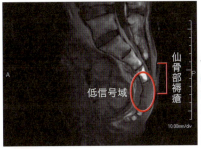

低信号域　仙骨部褥瘡

T1強調
- 仙骨部褥瘡の深部にある仙骨およびその周辺組織は低信号域を示す

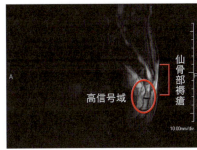

高信号域　仙骨部褥瘡

脂肪抑制T2強調
- 仙骨部褥瘡の深部にある仙骨およびその周囲組織は高信号域を示す

図3 骨髄炎のMRI画像

2）画像上の特徴

壊死性筋膜炎では、CTにおいて筋膜に沿った広範囲なlow density（低吸収）の病変部を認め、MRIでは脂肪抑制T2強調像で筋間と筋膜に沿って長軸方向に高信号域を示すことが多い。

画像検査で病変部にガス貯留を認める場合は、嫌気性ガス産生菌によるガス壊疽の可能性を考慮する（図1）。

なお、壊死性筋膜炎やガス壊疽では、組織障害が強く筋膜を含む筋肉組織の壊死を伴っているため（図2）、1回目の手術ではデブリードマンのみを行い、2回目以降の手術で植皮術などの再建を考慮する。

骨髄炎の評価にはMRIが有用であり、感染した骨髄はT1強調画像で低信号域、T2強調画像で高信号域を示し（図3）、腐骨除去の指標となる。

2 グラム染色

グラム染色は、試薬と顕微鏡があれば簡便に行うことができる。

球菌か桿菌か、グラム陽性菌か陰性菌かで起炎菌を推定することができ、抗菌薬の選択に役立つ。ただし、熟練度によるバラつきが生じやすい。

II 治療コンセプト

3 創部培養・血液培養

詳細な起炎菌の同定には病変部の組織や膿汁を培養検査に提出し、さらに菌血症・敗血症の精査のために静脈血を採取して提出する。

抗菌薬の投与前には、必ず培養検査をすることが重要である。定期的に培養検査を行い、感受性があり、なおかつスペクトラムの狭い抗菌薬に変更していくことが、MRSAやその他の多剤耐性菌の発生を防ぐために重要である。

4 血液検査

白血球数（分画の左方移動）とCRPで炎症の程度を判断するだけなく、敗血症による腎機能・肝機能障害、凝固線溶機能異常なども評価する必要がある。

最終的には、理学的所見と画像所見も含めて総合的に判断し、緊急性を要する皮膚・軟部組織感染症に対しては、治療時期を逸しないように気をつけなければならない。

〈引用文献〉
1. 日本褥瘡学会学術教育委員会ガイドライン改訂委員会 編：褥瘡予防・管理ガイドライン（第3版）.日本褥瘡学会誌 2012；14(2)：199-200.
2. 日本褥瘡学会 編：褥瘡ガイドブック.照林社,東京,2012：144-147.
3. 青木眞：レジデントのための感染症診療マニュアル 第2版.医学書院,東京,2008：781-790.
4. 岩田健太郎：抗菌薬の使い方基本ルール まず基本を理解しよう.臨床研修プラクティス 2006；3(11)：6-12.

Ⅱ 治療コンセプト

10 抗菌薬含有の外用薬・ドレッシング材を「使う・使わない」、どう判断する?

大慈弥裕之

ベーシック

【抗菌薬含有の外用薬・ドレッシング材 使用の根拠】

- 褥瘡に感染・炎症を伴う場合、どのような外用剤を用いたらよいか:
  - ▶感染抑制作用を有するカデキソマー・ヨウ素、スルファジアジン銀、ポビドンヨード・シュガーを推奨する。(B)[1]
  - ▶フラジオマイシン硫酸塩・トリプシン、ポビドンヨード、ヨウ素軟膏、ヨードホルムを用いてもよい。(C1)[1]
    - ➡明らかな感染徴候が認められるときは、感染制御を目的としてカデキソマー・ヨウ素、スルファジアジン銀、ポビドンヨード・シュガーの使用を推奨する[2]。
    - ➡フラジオマイシン硫酸塩・トリプシン、ポビドンヨード、ヨウ素軟膏、ヨードホルムについては日常の診療に用いてもよい[2]。

- 褥瘡に感染・炎症を伴う場合、どのようなドレッシング材を用いたらよいか:
  - ▶感染抑制作用を有する外用薬の使用を推奨する。もしくは、銀含有ハイドロファイバー®、アルギン酸Agを用いてもよい。(C1)[1]
    - ➡慢性の感染創または汚染創の治療に、銀含有フォーム・ドレッシング材または外用薬の使用を推奨するには、十分なエビデンスがないとしている[2]。

〈褥瘡予防・管理ガイドライン(第3版)〉

Ⅱ 治療コンセプト

ベーシック解説

1 感染創（慢性創傷）の状態

1）感染創における細菌負荷の程度

　感染創は、病原菌が創部に定着して増殖することにより、組織炎症反応を引き起こした状態である。

　慢性創傷ではさまざまなレベルでの感染創が存在し、細菌負荷の程度により表1の5段階に分類される[3,4]。

2）感染創の進展（局所・拡大・全身）

　このときコロニー形成創（②）であれば、菌が定着しているが、創傷治癒過程は阻害されず治癒が進行している状態である。

　しかし局所感染創（臨界保菌状態、③）は、蜂巣炎など古典的な感染創の症状は示さないが、暗赤色または蒼白の肉芽で浮腫状を呈し、治癒が遷延または停止した創傷面である。

　これが拡大感染創（④）になると、局所は「発赤」「疼痛」「熱感」「腫脹」といった典型的な感染創の徴候を示す。また、組織を破壊・融解して膿苔や壊死組織を生じ、創部を拡大させる。

　さらに進展して全身感染症（⑤）になると、患者は発熱し、白血球増多やCRP上昇が生じる。最終的に、菌血症や敗血症へと発展し、生命を脅かす重篤な状態に至る[5]。

表1　慢性創傷における細菌負荷の程度

① 汚染創（contamination）
② コロニー形成創（colonization）
③ 局所感染創（localized infection）
　　または臨界保菌状態（critical colonization）
④ 拡大感染創（spreading infection）
⑤ 全身感染症（systemic infection）

2 抗菌薬を含有する外用薬・ドレッシング材の使用

1）抗菌薬含有外用薬

　拡大感染創（④）や全身感染創（⑤）では、局所は感染制御作用を有する抗菌薬含有の外用薬を使用する。抗菌薬含有の外用薬には、カデキソマー・ヨウ素、スルファジアジン銀、ポビドンヨード・シュガーがある。

　少なくとも1日に一度は、創部を生理食塩水または水道水（微温湯）を用いて十分に洗浄したのち、抗菌薬含有の外用薬を塗布する。

2）銀含有ドレッシング材

　細菌減少を図るドレッシング材として、抗菌力を有する銀含有ドレッシング材がある。

　ただし、「明らかな臨床的創感染を有する患者には慎重に使用すること」との注意事項が示されている。したがって銀含有ドレッシング材の使用は、局所感染創が適応になると考える[5]。

3 感染制御のための滲出液コントロール

　滲出液が多い場合、液中には細菌や蛋白分解酵素を多量に含むため、創部や周囲皮膚に接触すると感染の悪化、組織の障害、皮膚の浸軟をきたす。したがって、滲出液の排出を促す必要がある。

　頻回の創処置を行い、高吸収ドレッシング材であるポリウレタンフォーム、ハイドロファイバー®、ハイドロポリマー、アルギン酸ドレッシングを用いる。

　外用薬では、滲出液吸収作用を有するカデキソマー・ヨウ素、ポビドンヨード・シュガーが有効である。

10 抗菌薬含有の外用薬・ドレッシング材を「使う・使わない」、どう判断する？

臨床の実際：こんなときどうする？ ❶

抗菌薬含有の外用薬・ドレッシング材の使用を考えたい状況は？

1 全身感染症・拡大感染創・局所感染創（臨界保菌状態）の場合に用いる

　抗菌薬含有の外用薬・ドレッシング材は、「全身感染症」「拡大感染創」「局所感染創（臨界保菌状態）」などの感染創に用いる。

　これらの創部に対しては、積極的に局所の感染を制御する。

2 感染制御のための方法をトータルに行う

　局所の感染制御のための基本的な方法を表2に示す。

　洗浄には水道水または生理食塩水を用いる。微温湯を用い、物理的（圧をかけるか、ガーゼなどで膿苔を拭い取る）に創面を洗浄する。

　フィルムドレッシングなどによる長期間の密封閉鎖は行わない。

　創周囲皮膚のスキンケアにも配慮する。入浴、シャワー、局所の洗浄を含めた定期的な皮膚の清浄化を行う。定期的なスキンケアにより、皮膚の清潔、保湿、糞尿汗や滲出液による汚染回避を維持する[6]（図1）。

表2　局所の感染制御の方法

- 創部の洗浄
- デブリードマン
- 滲出液の排出を促すドレッシング材の使用
- 抗菌作用を有する「ヨウ素」や「銀」を含む外用薬の使用

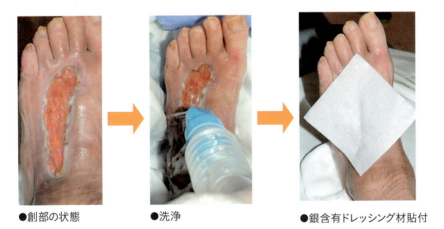

●創部の状態　　●洗浄　　●銀含有ドレッシング材貼付

図1　局所感染創（臨界保菌状態）の治療

Ⅱ 治療コンセプト

臨床の実際：こんなときどうする？❷

抗菌薬含有の外用薬・ドレッシング材の使用中止のタイミングは？

局所治療により細菌負荷が低減してコロニー形成創にまで改善すれば、湿潤環境を維持できるドレッシング材を使用し、肉芽増成・上皮形成を促進する外用薬を使用する。

あるいは、植皮や皮弁による創閉鎖術を行い、早期の治癒をめざす（図2）。

〈引用文献〉
1. 日本褥瘡学会学術教育委員会ガイドライン改訂委員会 編：褥瘡予防・管理ガイドライン（第3版）.日本褥瘡学会誌 2012；14（2）：180, 188-189.
2. 日本褥瘡学会 編：褥瘡ガイドブック.照林社,東京,2012：60-65.
3. Kingsley A. The wound infection continuum and its application to clinical practice. Ostomy Wound Manage 2003；49(7A Suppl)：1-7.
4. Harding K. Wound infection in clinical practice. An international consensus. Int Wound J 2008；5 Suppl 3：iii-11.
5. 大慈弥裕之：感染創に対する創傷被覆材.特集 創傷被覆材 最新の動向と使用法のコツ,形成外科 2012；55（3）：287-291.
6. 大慈弥裕之,高木誠司：創処置総論 感染創,形成外科の治療指針 update 2010,形成外科 2010；53(増刊)：S4-S5.

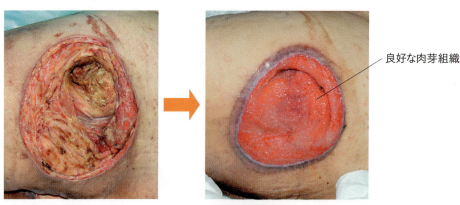

●感染を伴う褥瘡

●コロニー形成創
●抗菌薬含有外用薬の使用により、創感染が制御され、良好な肉芽が形成された

良好な肉芽組織

図2 抗菌薬含有の外用薬中止のタイミング

II 治療コンセプト

11 「炎症/感染徴候のある(I)」ときの外用薬・ドレッシング材、どう使う?

大慈弥裕之

ベーシック

【炎症/感染徴候(I)への外用薬・ドレッシング材 使用の根拠】

● 褥瘡に感染・炎症を伴う場合、どのような外用剤を用いたらよいか:

▶ 感染抑制作用を有する**カデキソマー・ヨウ素**、**スルファジアジン銀**、**ポビドンヨード・シュガー**を推奨する。(B)[1]

▶ **フラジオマイシン硫酸塩・トリプシン**、**ポビドンヨード**、**ヨウ素軟膏**、**ヨードホルム**を用いてもよい。(C1)[1]

➡ 明らかな感染徴候が認められるときは、感染制御を目的としてカデキソマー・ヨウ素、スルファジアジン銀、ポビドンヨード・シュガーの使用を推奨する[2]。

➡ フラジオマイシン硫酸塩・トリプシン、ポビドンヨード、ヨウ素軟膏、ヨードホルムについては日常の診療に用いてもよい[2]。

● 褥瘡に感染・炎症を伴う場合、どのようなドレッシング材を用いたらよいか:

▶ 感染抑制作用を有する外用薬の使用を推奨する。もしくは、**銀含有ハイドロファイバー®**、**アルギン酸Ag**を用いてもよい。(C1)[1]

➡ 慢性の感染創または汚染創の治療に、銀含有フォーム・ドレッシング材または外用薬の使用を推奨するには、十分なエビデンスがないとしている[2]。

〈褥瘡予防・管理ガイドライン(第3版)〉

ベーシック解説

1 炎症/感染徴候への対応の根拠

1) 慢性創傷における細菌数の増加を防ぐ

慢性創傷では、二次治癒の過程をとるため、創部に肉芽組織が形成される。

慢性創傷の肉芽組織を対象に、組織内の細菌数と臨床像を比較検討したところ、Kingsley[3]やHarding[4]が提唱する「感染ステージ」と「細菌数」には、正の相関があることが確認できた。すなわち、組織内の細菌数が増加するに従い、創傷の状態は、コロニー形成創から臨界保菌状態、感染創へと進行する。

ブドウ球菌感染の場合、コロニー形成創では組織1グラムあたり10^2〜10^3個/CFU(colony forming unit、コロニー形成単位)、臨界保菌状態では10^4個/CFU、感染創では10^5〜10^6個レベルの細菌が

Ⅱ 治療コンセプト

肉芽組織内に存在していた[5]。

2）バイオフィルムの形成を防ぐ

近年、バイオフィルム（自身が産生する粘液とともに存在する微生物の集合体）が慢性創傷の病態に大きく関与することが明らかとなり、注目が集まっている。

細菌はバイオフィルムに包まれると宿主の免疫に抵抗し、抗菌薬治療にも抵抗を示す。マクロファージや好中球の貪食作用が阻害されるため、これらの細胞から遊離する過剰な酵素によって、周囲の組織は障害を受けることになる。

これを防ぐため、炎症・感染徴候のある創（局所感染創、拡大感染創、全身感染創）に対しては積極的に局所の感染を制御する必要がある。創部の洗浄、デブリードマン、滲出液の排出を促すドレッシング材の使用、抗菌作用を有するヨウ素や銀を含む外用薬の使用が基本である。

フィルムドレッシングなどによる長期間の密封閉鎖は、感染を悪化させる危険が高いため、行わない[6]。

臨床の実際：こんなときどうする？ ❶

外用薬とドレッシング材の選択の根拠は？

炎症・感染徴候のある創（局所感染創、拡大感染創、全身感染症）に対しては、抗菌薬含有の外用薬を使用する（図1）。

銀含有ドレッシング材は、主に局所感染創に使用する。滲出液の増量、組織の破綻、炎症症状の増悪など、感染が進行する場合には、抗菌薬含有外用薬など、積極的な感染制御に切り替える。なおデブリードマン後の被覆材としても有用である。

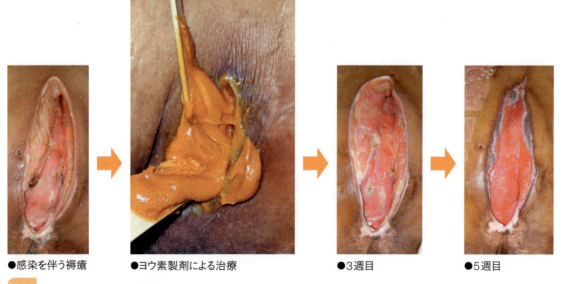

●感染を伴う褥瘡　●ヨウ素製剤による治療　●3週目　●5週目

図1 抗菌薬含有の外用薬による感染創の治療

臨床の実際：こんなときどうする？❷

感染創には抗生物質をどう使用する？

局所への抗生物質は、病原菌の多剤耐性化をきたす危険性があるので、使用しない。

全身感染症の患者（図2）に対しては、感受性のある抗菌薬を全身投与する。

〈引用文献〉
1. 日本褥瘡学会学術教育委員会ガイドライン改訂委員会 編：褥瘡予防・管理ガイドライン（第3版）．日本褥瘡学会誌 2012；14(2)：180, 188-189.
2. 日本褥瘡学会 編：褥瘡ガイドブック．照林社，東京，2012：60-65.
3. Kingsley A. The wound infection continuum and its application to clinical practice. Ostomy Wound Manage 2003；49(7A Suppl)：1-7.
4. Harding K. Wound infection in clinical practice. An international consensus. Int Wound J 2008；5 Suppl 3：iii-11.
5. 牧野太郎, 自見至郎, 大山拓人, 他：マウス感染創モデルを用いた強酸性電解水の洗浄効果．創傷 2011；2(3)：104-111.
6. 大慈弥裕之, 高木誠司：創処置総論 感染創．形成外科の治療指針 update 2010, 形成外科 2010；53(増刊)：S4-S5.

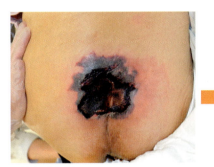

●拡大感染創

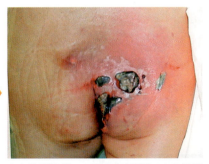

●全身感染症への進展（感受性のある抗菌薬の全身投与を行う）

図2 感染創（拡大感染創と全身感染症）

II 治療コンセプト

12 褥瘡が「深い(D)・浅い(d)」ときのドレッシング材・外用薬、どう使う?

後藤孝浩

ベーシック

【深さに対する治療の根拠：褥瘡が浅いとき(d1、d2)】

- どのようなドレッシング材を用いたらよいか：

（発赤・紫斑・水疱）
▶ポリウレタンフィルムを用いてもよい。また、真皮に至る創傷用ドレッシング材の中でも貼付後も創が視認できるドレッシング材を用いてもよい。(C1)[1]

（びらん・浅い潰瘍）
▶保険適用のある真皮に至る創傷用ドレッシング材の**ハイドロコロイド**を用いることが勧められる。(B)[1]

▶保険適用のある真皮に至る創傷用ドレッシング材のハイドロジェル、ポリウレタンフォームのシートタイプ、アルギン酸フォーム、キチンを用いてもよい。(C1)[1]

- どのような外用剤を用いたらよいか：

（発赤・紫斑）
▶創面の保護が大切であり、ジメチルイソプロピルアズレン、白色ワセリンを用いてもよい。(C1)[1]

（水疱）
▶創の保護目的に白色ワセリン、酸化亜鉛を用いてもよい。(C1)[1]

（びらん・浅い潰瘍）
▶酸化亜鉛、ジメチルプロピルアズレンを用いてもよい。上皮形成促進を期待してアルプロスタジルアルファデクス、ブクラデシンナトリウム、リゾチーム塩酸塩を用いてもよい。(C1)[1]

　➡表皮欠損のない「発赤」「紫斑」「水疱（破れていない状態）」では、フィルム材や薄いハイドロコロイド材による保護や油性外用薬による保湿でよい。
　➡「表皮剥離」や「水疱が破れた状態」でも、滲出液がごく少量であれば同様でよい。
　➡損傷が真皮深層まで及んだ状態、すなわち「びらん」や「浅い潰瘍」では、滲出液吸収力のあるハイドロコロイド材や各種フォーム材、または吸水作用のある外用薬を用いる。

〈褥瘡予防・管理ガイドライン（第3版）〉

12 褥瘡が「深い(D)・浅い(d)」ときのドレッシング材・外用薬、どう使う?

ベーシック

【深さに対する治療の根拠：褥瘡が深いとき(肉芽が十分に形成されたD3の状態)】

- どのようなドレッシング材を用いたらよいか：
  - ▶ 銀含有ハイドロファイバー®、アルギン酸Ag、アルギン酸塩を用いることが勧められる。(B)[1]
  - ▶ ハイドロコロイド、ハイドロジェル、ハイドロポリマー、ポリウレタンフォーム、ポリウレタンフォーム/ソフトシリコン、アルギン酸フォーム、キチン、ハイドロファイバー®、アルギン酸/CMCを創からの滲出液の程度により選択し用いてもよい。(C1)[1]
    - ➡ ドレッシング材では創に蓋をする貼付型のものではなく、吸水力に優れ膨隆して創面に密着するハイドロファイバーや創内に充填できるアルギン酸塩製材が適している[2]。
    - ➡ 特にアルギン酸塩は止血作用もあるためデブリードマン時に非常に有用である[3]。

- どのような外用剤を用いたらよいか：
  - ▶ 創の縮小作用を有するアルプロスタジルアルファデクス、アルミニウムクロロヒドロキシアラントイネート、トラフェルミン、ブクラデシンナトリウム、ポビドンヨード・シュガーを推奨する。(B)[1]
  - ▶ 酸化亜鉛、ジメチルプロピルアズレン、幼牛血液抽出物、リゾチーム塩酸塩を用いてもよい。(C1)[1]
    - ➡ 外用薬では壊死組織溶解、感染抑制、肉芽形成など目的に合わせたものを選択する。

〈褥瘡予防・管理ガイドライン(第3版)〉

ベーシック解説

1 「浅い褥瘡」と「深い褥瘡」の違い

褥瘡の深さは、DESIGN-R®(**表1**)では5段階(d1～D5)に分類され、損傷が皮膚内にとどまる(～d2)か、皮下に及ぶ(D3～)かによって、浅いものと深いものに分けられる。一言でいえば"皮膚欠損(皮膚全層の壊死)があるかないか"の違いでもある。

ただし、発生初期には損傷の深さがはっきりしないことが多く、深さが正確に判定できるようになるまで1～2週間を要することも少なくない。『褥瘡予防・管理ガイドライン(第3版)』の記述はあくまで損傷の深さがある程度確定してからのものであり、深さが不明な時期は、外部からの汚染による感染防止を第一目的としたドレッシング材や外用薬を選択し、創部の変化を毎日観察することが重要である。

2 ドレッシング材と外用薬の使い分け

深さに応じて、同ガイドラインで「推奨度B」以上のドレッシング材と外用薬を**表2**に示す。多種多様のドレッシング材や外用薬が存在するなかで、「推奨度B」以上(根拠があって奨められる)のものは、じつは少ない。

II 治療コンセプト

表1 DESIGN-R®における「深さ(d、D)」の評価

Depth 深さ		創内の一番深い部分で評価し、改善に伴い創底が浅くなった場合、これと相応の深さとして評価する			
d	0	皮膚損傷・発赤なし	D	3	皮下組織までの損傷
	1	持続する発赤		4	皮下組織を越える損傷
	2	真皮までの損傷		5	関節腔、体腔に至る損傷
				U	深さ判定が不能の場合

(©日本褥瘡学会/2013、一部引用)

表2 褥瘡の「深さ」に応じたドレッシング材・外用薬（ガイドラインで「推奨度B」以上のもの）

深さ(DESIGN-R®)		ドレッシング材(製品名)*	外用薬(製品名)
浅い (d1、2)	発赤、紫斑、水疱	–	–
	びらん、浅い潰瘍	●ハイドロコロイド (デュオアクティブ®ET、アブソキュア®-サジカルなど)	–
深い (肉芽が十分に形成された状態) (D3)		●銀含有ハイドロファイバー® (ハイドロサイト®銀) ●アルギン酸塩Ag (アルジサイト銀) ●アルギン酸塩 (カルトスタット®、ソーブサン、アルゴダーム®)	●アルプロスタジルアルファデクス (プロスタンディン®軟膏) ●アルミニウムクロロヒドロキシアラントイネート (アルキサ®軟膏) ●トラフェルミン (フィブラスト®スプレー) ●ブクラデシンナトリウム (アクトシン®軟膏) ●ポビドンヨード・シュガー (イソジン®シュガーパスタ軟膏、ユーパスタコーワ軟膏など)

＊：損傷の深さと保険適用が一致しているもの
－：「推奨度」B以上のものはなし

(褥瘡予防・管理ガイドライン〈第3版〉)

　外用薬では浅い褥瘡で推奨度B以上のものはなく、ドレッシング材も発赤、紫斑、水疱の状態に対しては同様であり、それらの状況ではベーシックにある「推奨度C1」のもの、あるいは以下の解説を参考に選択する。

1) 浅い褥瘡 (d1、d2)

　浅い褥瘡とは、皮膚深部（真皮深層）が残っている状態で、損傷（欠損）範囲は皮膚表層の表皮と真皮表層までである。
　表皮欠損のない発赤、紫斑、水疱（破れていない状態）では滲出液もないため、フィルム材や薄いハイドロコロイド材による保護や、油性の外用薬による保湿でよい。表皮剥離や水疱が破れた状態でも、滲出液がごく少量であれば同様でよい。
　損傷が真皮深層まで及んだ状態、すなわちびらんや浅い潰瘍では、滲出液吸収力のあるハイドロコロイド材や各種フォーム材、または吸水作用のある外用薬を用いる。

2) 深い褥瘡 (D3以上)

　深い褥瘡とは、皮膚が欠損し皮下脂肪や筋膜・筋層・骨表面などが露出、あるいはそれらが肉芽組織で覆われた状態で、肉芽形成や創収縮を促進させることを目的としたドレッシング材や外用薬を選ぶ。
　具体的にどれを選ぶかは、壊死組織残存の有無、感染の有無、滲出液の量などによって異なってくるが、ドレッシング材では創に蓋をする貼付型のもの

ではなく、吸収力に優れ膨隆して創面に密着するハイドロファイバー®や創内に充填できるアルギン酸塩製材が適しており（いずれも「推奨度B」）[2]、特にアルギン酸塩は止血作用もあるためデブリードマン時に非常に有用である[3]。

外用薬では、壊死組織溶解、感染抑制、肉芽形成など目的に合わせたものを選択する。

深い褥瘡は、必然的に滲出液も多いため毎日の処置が原則となるが、毎日観察することでドレッシング材や外用薬の効果を毎日チェックすることも可能となる。あるドレッシング材や外用薬を1～2週間使用しても改善がなければ、その原因をよく考え、別の製材や薬剤への切り替えも柔軟に行っていくべきである。

3 保険適用に注意する

ドレッシング材の多くは保険償還のある「皮膚欠損用創傷被覆材」であり、外用薬の処方と同様に医師の指示がなければ使用できず、同じ材質であっても創の深さ（真皮までか、皮下に至るか）によって適応が異なるものがある。

また、使用期間も現時点では最大3週間までとなっているため、治療に1か月以上を要する深い褥瘡においては創が深い期間は外用薬による治療を中心とし、保険償還のあるドレッシング材は創が浅くなってから使用したほうがよい[4]。

4 NPWTの適応

局所陰圧閉鎖療法（NPWT）は褥瘡に対しても適応があり、ガイドラインでは肉芽が少ない場合の物理療法の1つとして行ってもよいとされている[5]。

しかし現時点では保険期間の制限（最大4週間まで）などから、手術前の創面調整あるいは治療期間の一時短縮を目的とした使用が多く、深い褥瘡を局所陰圧閉鎖療法だけで治癒させることは、保険診療上では難しい状況である。

臨床の実際：こんなときどうする？ ❶

発生初期での「浅い褥瘡」のドレッシング材・外用薬の選択をどうする？

1 創が悪化するか・しないかを見きわめる

発生初期（急性期）で最も重要なことは、創の状態が悪化していくのか・しないのかの見きわめである。

浅い損傷にとどまるものであれば、前項に示したようなドレッシング材のよい適応となる。

しかし、皮膚全層が壊死し、深い褥瘡に至る可能性があれば、感染予防やその後のデブリードマンの可能性を考慮して、毎日の洗浄と、外用薬による処置のほうが安全である。悪化を予測してアセスメントした症例を図1に示す。

Ⅱ 治療コンセプト

- 70代、男性
- 胸壁悪性腫瘍終末期。緩和ケア病棟入院後に寝たきり状態となり、エアマットレスにて管理
- 仙骨部に発赤を発見したため、フィルム保護を行った

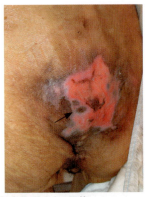

①発赤発見から4日後
- 仙骨下方から尾骨までの、表皮欠損によるびらんと、一部に真皮面の露出した浅い潰瘍を生じた
- すでに上皮化している部分もみられる（→）

- 周囲の発赤や腫脹はなく、すでに上皮化した部分もみられ、浅い褥瘡にとどまる可能性が高いと考えられた
- しかし範囲がやや大きく、部位的にドレッシング材の固定が難しいことと、便汚染による潰瘍部の悪化を防ぐために、おむつ交換時の洗浄と、油脂性基剤のジメチルイソプロピルアズレン（アズノール®軟膏）処置を選択した

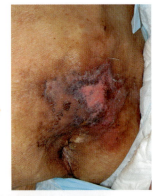

②発赤発見から2週間後
- 褥瘡は悪化することなく2週間後にはほぼ上皮化、閉鎖した
- 周辺部には瘢痕、色素沈着が残る

図1 症例：「浅い褥瘡」の管理

臨床の実際：こんなときどうする？ ❷

デブリードマン後の「深い褥瘡」のドレッシング材・外用薬の選択をどうする？

1 デブリードマン前後のドレッシング材・外用薬の選択

　皮膚に黒色壊死部分が生じている場合であっても、滲出液がなければ、フィルム材による保護や浅い褥瘡に準じた処置でよい。

　ただし創部は毎日観察する必要がある。壊死部分と周囲の境界部分が溶解して滲出液や出血などがみられるようになれば、感染による悪化防止を第一目的に、毎日の洗浄と抗菌作用のある外用薬（ポビドンヨード・シュガーなど）を選択する。

　デブリードマン後は、状況に応じて壊死組織溶解作用のある外用薬に変更したり、ドレッシング材との併用なども行い、創内のすみやかな清浄化を図る。デブリードマン前後の症例を図2に示す。

2 QOLを優先し局所陰圧閉鎖療法（NPWT）を行う場合もある

　局所陰圧閉鎖療法には、創傷治癒促進だけでなく処置回数の軽減、周囲の汚染や悪臭などの防止といった患者のQOL向上にも大きなメリットがある。

　予後がなく治癒する見込みのない終末期の褥瘡に対しては、症状緩和やQOL改善を目的とした局所陰圧閉鎖療法も検討してもよいと考える。症例を図3[6]に示す。

12 褥瘡が「深い(D)・浅い(d)」ときのドレッシング材・外用薬、どう使う?

- 60代、男性
- 直腸がん終末期。上体挙上位でのベッド上時間が長くなり、尾骨部皮膚に暗赤色部分を生じ、フィルム保護による経過観察をしていた

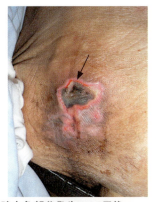

①暗赤色部分発生の10日後
- 尾骨部皮膚に長径約5cmの黒色壊死部を認めた
- 周辺部より滲出液や出血(→)がみられる

- この時点ではまだ発赤や腫脹など皮下での感染を疑わせる所見はなかったが、壊死部周囲からは滲出液(出血)もみられるようになったため、毎日の洗浄とポビドンヨード・シュガー(イソジン®シュガーパスタ軟膏)による処置に切り替えた
- 2週間後にデブリードマンを行った

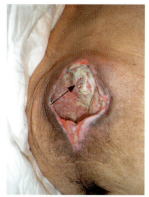

②暗赤色部分発生の7週後(デブリードマンから1か月後)
- デブリードマンによって尾骨部の皮膚は大きく欠損し、肛門側にはポケットが形成されている
- 尾骨も一部露出し(→)、周囲に黄色壊死組織がまだ残っている

- 一部に良好な肉芽もみられるようになってきたが、下方にはポケット、上方には尾骨の一部露出と黄色壊死組織の残存があることから、ポビドンヨード・シュガーによる処置を継続した
- がん終末期であったが、脊椎転移などによる知覚麻痺で褥瘡部分の疼痛の訴えはほとんどなかったため、感染予防を第一に、同じ処置を継続した

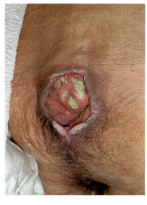

③暗赤色部分発生の14週後
- 肉芽形成と創の収縮によって全体に浅く小さくはなってきているが、尾骨部にまだ壊死組織の付着がある
- 引き続き死亡まで同じ処置を継続した

図2 症例:デブリードマン後の「深い褥瘡」の管理①(ドレッシング材、外用薬による)

〈引用文献〉
1. 日本褥瘡学会学術教育委員会ガイドライン改訂委員会 編:褥瘡予防・管理ガイドライン(第3版).日本褥瘡学会誌 2012;14(2):177,182-186,190-191.
2. 日本褥瘡学会 編:褥瘡ガイドブック.照林社,東京,2012:34-42.
3. 穴澤貞夫 監修:改訂 ドレッシング 新しい創傷管理.へるす出版,東京,2005:78-83.
4. 溝上祐子:ますます必要とされるドレッシング材 選択の知識.褥瘡・創傷における「ドレッシング材」「外用薬」の選び方・使い方.エキスパートナース5月臨時増刊号 2015;31(6):6-12.
5. 日本褥瘡学会学術教育委員会ガイドライン改訂委員会 編:褥瘡予防・管理ガイドライン(第3版).日本褥瘡学会誌 2012;14(2):177,182-186,195-196.
6. 後藤孝浩,齋藤知江,鈴木藤子,他:終末期褥瘡に対する緩和医療として局所陰圧閉鎖療法を用いた1例.日本褥瘡学会誌 ;17(2):122-126.

Ⅱ 治療コンセプト

- 80代、女性
- 後腹膜悪性腫瘍終末期に寝たきり状態となり、仙骨部に褥瘡を発生し、デブリードマン後に深い褥瘡となった
- 離床訓練を開始すると、褥瘡はポケットを形成するようになり、処置回数や処置時間の増加とともに苦痛が増加し、リハビリテーションにも支障を生じるようになった
- 処置はデブリードマン開始前より、洗浄とポビドンヨード・シュガーで経過

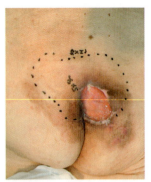

①褥瘡発生より7週
- 創部には明らかな感染症状はなかったが、肉芽の色はあまりよくなく、尾骨下方に長径5cmの皮膚欠損と、上方に深い(12×8cm)ポケットを認めた
- 処置は1日3回以上必要となっていた

- 苦痛の軽減のため、処置回数を減らすことを第一目的として、局所陰圧閉鎖療法を開始した

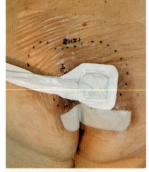

②局所陰圧閉鎖療法
- RENASYS GO(スミス・アンド・ネフュー ウンド マネジメント株式会社)により行う
- 座位や歩行訓練時においても固定は良好で、フィルムの剥がれもなく、交換処置は週2回でまったく問題なかった

- 患者のQOLは改善

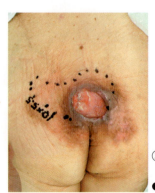

③局所陰圧閉鎖療法を開始して2週間後
- 皮膚欠損とポケットはともに縮小した

(文献6より引用、一部改変)

図3 症例:デブリードマン後の「深い褥瘡」の管理②(局所陰圧閉鎖療法による)

Ⅱ 治療コンセプト

13 「滲出液が多い(E)・少ない(e)」ときのドレッシング材・外用薬、どう使う?

後藤孝浩

ベーシック

【滲出液に対する治療の根拠:滲出液が少ないとき(e1)】

- 滲出液が少ない場合、どのようなドレッシング材を用いたらよいか:
  - ▶ ハイドロコロイドを用いることが勧められる。(B)[1]
  - ▶ ハイドロジェルを用いてもよい。(C1)[1]
- 滲出液が少ない場合、どのような外用剤を用いたらよいか:
  - ▶ 乳剤性基剤の軟膏を用い、感染創ではスルファジアジン銀、非感染創ではトレチノイントコフェリルを用いてもよい。(C1)[1]
    ➡ 基本的に褥瘡は浅くなるほど滲出液も少なくなるが、乾燥ぎみの浅い褥瘡では、使用しているドレッシング材や外用薬が滲出液を吸収しすぎている可能性もあることに注意する。

〈褥瘡予防・管理ガイドライン(第3版)〉

ベーシック

【滲出液に対する治療の根拠:滲出液が多いとき(e3、E6)】

- 滲出液が多い場合、どのようなドレッシング材を用いたらよいか:
  - ▶ 過剰な滲出液を吸収保持するポリウレタンフォームを用いることが勧められる。(B)[1]
  - ▶ 皮下組織に至る創傷用と筋・骨に至る創傷用ドレッシング材のアルギン酸/CMC、ポリウレタンフォーム/ソフトシリコン、アルギン酸塩、アルギン酸フォーム、キチン、ハイドロファイバー®、ハイドロポリマーを用いてもよい。(C1)[1]
- 滲出液が多い場合、どのような外用剤を用いたらよいか:
  - ▶ 滲出液吸収作用を有するカデキソマー・ヨウ素、ポビドンヨード・シュガーを推奨する。(B)[1]
  - ▶ デキストラノマー、ヨウ素軟膏を用いてもよい。(C1)[1]
    ➡ 滲出液が多いということは、感染や壊死組織の残存などによる炎症反応のサインでもある。原因究明と対策(洗浄、デブリードマン、ドレナージ、抗菌薬投与、栄養状態改善など)を行う。

〈褥瘡予防・管理ガイドライン(第3版)〉

II 治療コンセプト

ベーシック解説

1 滲出液からわかること

滲出液が多いか少ないかは、1日2回以上のドレッシング交換が必要かどうかで大きく分けられる（DESIGN-R®における「e」「E」、表1）。

滲出液には創傷治癒に必要なサイトカインなどが含まれ、表皮によって創が閉鎖されるまで創面を湿潤に保つために必要不可欠なものであるが、その量は創の状態によって大きく変化する。感染や壊死組織の残存があれば、滲出液内にはそれらが溶解し、炎症反応によって相応の滲出液を生じる。また感染や炎症などがなくても、栄養状態が悪く低蛋白などがあれば、浮腫に伴って滲出液は増加する。

したがって滲出液が多い場合は、たとえ創表面に感染や炎症所見が見られなくても深部組織の損傷や栄養状態悪化などを疑う必要がある。また、基本的に褥瘡は浅くなるほど滲出液も少なくなってくるが、乾燥ぎみになっている浅い褥瘡では、使用しているドレッシング材や外用薬が滲出液を吸収しすぎている可能性もあることに注意する。

適切な滲出液の量を客観的に判断することはできないが、肉芽の性状と同様に、滲出液の量は"創の状態を推し量る最も重要なサイン"の1つである。

2 ドレッシング材と外用薬の使い分け

滲出液の状況に応じたガイドラインで、「推奨度B」以上のドレッシング材と外用薬を表2に示す。

多種多様のドレッシング材や外用薬が存在するなかで、「推奨度B」以上（根拠があり、行うよう勧められる）のものはごく限られている。

滲出液が少ないときに外用薬を使用する場合は、ベーシックにある「C1」のもの、あるいは皮膚炎などでよく使われる油脂性基剤の外用薬でもよい。

1) 滲出液が少ないとき（e1）

正常な創傷治癒過程で滲出液が少ないときとは、創は浅く（d2）、炎症症状もなく（i0）、良好な肉芽

表1 DESIGN-R®における「滲出液（e、E）」の評価

Exudate 滲出液					
e	0	なし	E	6	多量：1日2回以上のドレッシング交換を要する
	1	少量：毎日のドレッシング交換を要しない			
	3	中等量：1日1回のドレッシング交換を要する			

（©日本褥瘡学会／2013、一部引用）

表2 褥瘡の「滲出液」に応じたドレッシング材・外用薬（ガイドラインで「推奨度B」以上のもの）

滲出液（DESIGN-R®）	ドレッシング材（製品名）	外用薬（製品名）
少ない （e1）	●ハイドロコロイド （デュオアクティブ®ET、アブソキュア®-サジカルなど）	―
多い （e3、E6）	●ポリウレタンフォーム （ハイドロサイト®AD/プラス/ジェントル、メピレックス®ボーダー）	●カデキソマー・ヨウ素 （カデックス®軟膏） ●ポビドンヨード・シュガー （イソジン®シュガーパスタ軟膏、ユーパスタコーワ軟膏など）

―：「推奨度B」以上のものはなし

（褥瘡予防・管理ガイドライン〈第3版〉）

で覆われた(g0～1、n0)状態である。この状況であれば、ハイドロコロイド材など貼付型のドレッシング材が最もよい適応となる。

　滲出液の量は基本的に創の深さと相関するので、創が深い(D3以上)あるいは損傷の深さが不明(DU)の状態でも滲出液が少ないときは、極度の脱水や栄養状態悪化、または壊死組織などによって滲出液のドレナージが阻害されている可能性を疑い、滲出液が多いときに準じた処置方法を行ったほうが安全である。

2) 滲出液が多いとき(e3、E6)

　創の深さにかかわらず毎日ドレッシング交換が必要な状況では、保険適用期間やコストの面からも、外用薬を選択したほうがよい。特に1日2回以上交換を必要とする場合は炎症や感染症状が強く疑われるため、滲出液が少なくなるまではカデキソマー・ヨウ素やポビドンヨード・シュガーを用いることを奨める。

　滲出液が多いということは、感染や壊死組織の残存などによる炎症反応のサインでもある。そのため第一に行うことは、原因究明と対策(洗浄、デブリードマン、ドレナージ、抗菌薬投与、栄養状態改善など)である。それまでは創を毎日観察できる外用薬による処置を選択するべきで、創を密閉かつ創面を観察できなくなるような貼付型のドレッシング材は、滲出液が多い状況では使用するべきではない。

　創内が清浄化され良好な肉芽で覆われた状態であっても、その深さや大きさから滲出液の量が多い場合は、創傷治癒の促進だけでなく処置回数や滲出液に伴うさまざまな苦痛を軽減するために、今後は局所陰圧閉鎖療法(NPWT)が選択枝の1つとなっていくと考える。

臨床の実際：こんなときどうする？ ❶

創は浅く、「滲出液が少ない」創に、ドレッシング材・外用薬の選択をどうする？

1　滲出液が少ない創に対するドレッシング材の特徴と注意点

　ドレッシング材にもいくつかの材型があるが、代表的なものは、ハイドロコロイドやポリウレタンフォームなどの貼付型のものである。

　これらの最もよい適応は、損傷が真皮までの浅い褥瘡で、感染もなく、滲出液が少ない状況で、毎日の処置が不要となることは患者と医療者の双方にとって大きな利点となる。

　ただし、褥瘡発生初期の使用においては滲出液が少ない状況においても2～3日ごとに交換するようにして、創の変化(深部損傷や感染の徴候)を見逃さないようにすることが重要である。滲出液が少ない創に対する事例を図1に示す。

II 治療コンセプト

- 40代、男性
- 骨髄異形成症候群（MDS）に伴う臍帯血移植のため入院
- 移植後の合併症によって一時動けなくなり、尾骨部に褥瘡（表皮剥離）を発生した
- 油脂性基剤のジメチルイソプロピルアズレン（アズノール®軟膏）にて処置していた

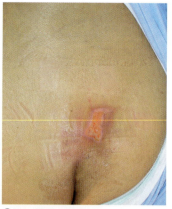

①浅い潰瘍の発生
- 表皮剥離発生から5日後
- 尾骨右側に浅い潰瘍を認める
- 深部損傷の可能性を完全に否定できず、外用薬（アズノール®軟膏）による処置を継続した

- 浅い潰瘍部からの滲出液は多くなく、貼付型のドレッシング材使用も可能な状況ではあったが、深部損傷の可能性を完全に否定できないことと、病状から感染防止が重要であったことから、引き続き洗浄と、外用薬による処置を継続した

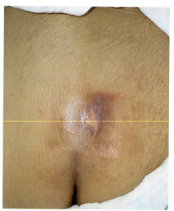

②浅い潰瘍の発生から12日後
- 創は縮小、発赤などもない
- 滲出液はごく少量

- MDSなどの臍帯血移植後では感染対策が重要であるが、本症例では深部損傷や感染を疑わせる症状もなかったため、処置に伴う苦痛の軽減を図るためドレッシング材への変更を検討した
- ポリウレタンフォーム材（ハイドロサイト®AD）を数日ごとに交換する処置とした
- ハイドロサイト®ADは吸収能が高いため滲出液の多い創で用いられるが、がん終末期の尾骨周囲の褥瘡において剥がれにくく皮膚損傷も少ないことから、滲出液の量が少なくても同製品を活用している

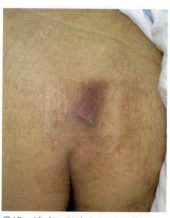

③浅い潰瘍の発生から33日後
- 治癒に近い状態

図1 症例：「滲出液が少ない」創の管理

臨床の実際：こんなときどうする？❷

創は浅いが「滲出液が多い」創に、ドレッシング材・外用薬の選択をどうする？

1 滲出液が多い創に対する外用薬の特徴と注意点

外用薬は基剤によって「油脂性」「乳剤性」「水溶性」に大きく分類される。

油脂性基剤のものは水分を吸収しない。乳剤性基剤は水分を吸収するものの、水分と油分の配合割合によって水分吸収力が異なる（油分が多いほうが水分吸収力は弱く保湿作用が強い）。水溶性基剤のものは水分とともに分泌物の吸着力もある[2]。

ドレッシング材の使い分けではそれぞれの吸収力が大きなポイントとなるが、同様に外用薬も、"基剤による吸収力の違い"が使い分けのポイントとなる。基剤とその水分吸収力からみた外用薬の分類表を図2[2]に示す。

滲出液が多い創に対する事例を図3に示す。

2 二次ドレッシング材（カバードレッシング）の選択

外用薬を用いる場合に必要となる二次ドレッシング材（カバードレッシング）[3]には、交換時に創面を損傷させにくい非固着性ガーゼ（メロリン®、デルマエイド®など）を用いるとよい。

〈引用文献〉
1. 日本褥瘡学会学術教育委員会ガイドライン改訂委員会 編：褥瘡予防・管理ガイドライン（第3版）．日本褥瘡学会誌 2012；14（2）：178-179, 187-189．
2. 日本褥瘡学会 編：褥瘡ガイドブック．照林社，東京，2012：29-33．
3. 穴澤貞夫 監修：改訂 ドレッシング 新しい創傷管理．へるす出版，東京，2005：78-83．

分類		外用薬（主な製品名）	水分吸収力	保湿作用
疎水性	油脂性	●ジメチルイソプロピルアズレン（アズノール®軟膏） ●アルプロスタジルアルファデクス（プロスタンディン®軟膏）	（ない）	強い
親水性	乳剤性	●トレチノイントコフェリル（オルセノン®軟膏） ●スルファジアジン銀（ゲーベン®クリーム） ●リゾチーム塩酸塩（リフラップ®軟膏）	少ない	
	水溶性	●ブクラデシンナトリウム（アクトシン®軟膏） ●アルミニウムクロロヒドロキシアラントイネート（アルキサ®軟膏） ●ポビドンヨード・シュガー（イソジン®シュガーパスタ軟膏） ●カデキソマー・ヨウ素（カデックス®軟膏）	大きい	弱い

（文献2より引用、一部改変）

図2 褥瘡に用いられる外用薬の基剤による分類

Ⅱ 治療コンセプト

- 50代、女性
- 胃がん術後の離床が遅れ、術後3日目に、尾骨下方の臀裂部に褥瘡(びらん)が発生した

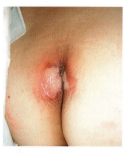

①びらんの発生
- 表面に膜様の黄色組織が付着
- 滲出液が多い

- 感染を疑い、洗浄とポビドンヨード・シュガー(イソジン®シュガーパスタ軟膏)による処置を行う

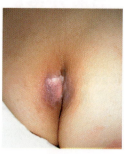

①びらんの発生より18日後
- 積極的な離床によって術後10日で入浴可能となったこともあり、上皮化した

図3 症例:「滲出液が多い」創の管理

II 治療コンセプト

14 「上皮化が進まない」ときのドレッシング材・外用薬、どう使う?

安部正敏

ベーシック

【上皮化促進のための根拠】

▶ <mark>良好な肉芽組織がみられない場合</mark>には、上皮化は遷延する。
▶ <mark>肉芽組織表面が乾燥している</mark>と、上皮化は遅延する。
▶ <mark>ポケットの存在</mark>、および表皮細胞がポケット内部に向かい遊走し、<mark>創縁の内部まで表皮化</mark>した場合には、上皮化は起こらない。

➡ 上皮化のためには良好な肉芽組織をつくること、適切な湿潤環境を保持することで増殖因子が遊走できるようにすること、ポケットを適切に管理することが求められる。

ベーシック解説

1 創傷治癒過程における上皮化

皮膚創傷治癒過程は、以下の4期に分けられる。
① 血液凝固期
② 炎症期
③ (細胞)増殖期
④ 成熟期(再構築期)

「上皮化」は、このうち「(細胞)増殖期」後期における創傷治癒の最終段階であるといえるが、前段階である良好な肉芽形成がなされていなければ、上皮化は起こらない。

良好な下床が形成されている場合には受傷後、比較的短時間で再上皮化が開始されるが、肉芽形成が乏しい、もしくは不良肉芽が主体である創傷では再上皮化が遷延する。

肉芽組織は、血管内皮細胞による多数の新生血管や、線維芽細胞が産生する膠原線維、弾性線維、細胞外基質から形成される。このうち、膠原線維や細胞外基質は表皮化に重要な構成成分である。良好な肉芽組織の表面には、膠原線維や糖蛋白であるフィブロネクチンが豊富に存在し、創周辺部や毛隆起から表皮角化細胞がインテグリンを介してこれらに接着し、遊走を開始する。

つまり、良好な肉芽組織上のフィブロネクチンなどの"足場"がなければ、表皮角化細胞は遊走できず、上皮化は進行しない。壊死物質や感染、または臨界的定着(critical colonization)のない良好な肉芽組織の存在が、上皮化の必要不可欠な条件であり、不良肉芽の存在は、上皮化遅延の原因と判断する。

2 増殖因子(FGF、EGF)の重要性

表皮角化細胞の遊走には、線維芽細胞増殖因子(FGF: fibroblast growth factor)や上皮増殖因子(EGF: epidermal growth factor)などの各種

Ⅱ 治療コンセプト

増殖因子が不可欠である。他方、蛋白分解酵素などが過剰に存在すると上皮化は阻害される。

上皮化がすみやかに遂行される環境は、創傷治癒の大原則であるmoist wound healingの考え方と同じであり、適切な湿潤環境下において各種蛋白質を有効に利用し、表皮角化細胞の活性化と増殖を促すことが重要である。しかし経験的に、肉芽形成期と異なり表皮化の際には、若干滲出液が少ないほうが、上皮化がすみやかに起こると認識されている。

3 ポケット改善の必要

ポケットの存在はさまざまな機序により創傷治癒を遷延化させる。

ポケットは、外力が繰り返し加わることにより生じるものであるため、まず除圧などのケア方法を見直すことが求められる。また、ポケット内部は物理的に十分な洗浄が行われにくいため細菌感染の温床となり、炎症の遷延化や過剰な滲出液の残留、さらには壊死物質の長期残存による上皮化への障害が生じる。この点、局所陰圧閉鎖療法（NPWT）は、それらを持続的に除去することから、きわめて理に適った治療である。さらに、ポケット内部は目視での観察が不可能である点も、適切な治療選択を困難化させる。

また、比較的適切に管理されたポケットにおいても、表皮細胞がポケット内部に向かい遊走し、表皮化することがある（図1）。この場合、表皮化した部分に肉芽形成やその上に上皮化が起こることはなく、放置しておいても治癒は期待できない。創辺の十分な観察とともに、外科的デブリードマンが必須となる（図2）。

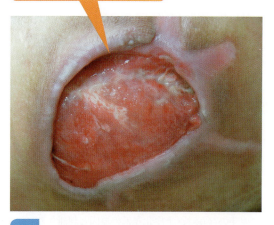

ポケット内部への表皮化（創の上皮化の妨げになる）

図1 表皮細胞が創縁内部に伸展した褥瘡

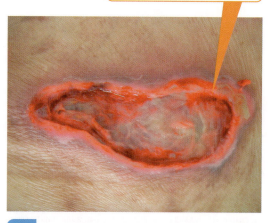

デブリードマンにより、創の上皮化を促進する

図2 創辺縁を外科的デブリードマンした褥瘡

14 「上皮化が進まない」ときのドレッシング材・外用薬、どう使う？

臨床の実際：こんなときどうする？ ❶

「上皮化が遅延している」とどこで判断する？

1 各アセスメントツールによる検討

以下のアセスメントツールで客観的に評価する。

1）DESIGN-R®

上皮化に限らず、褥瘡治療においては、適時、創面を評価し、治療方法を修正する必要がある。本邦においては、日本褥瘡学会が発表したDESIGN-R®が広くアセスメントに用いられており、経時的に評価を行い、褥瘡の改善度を検討するとよい。

上皮化においては、創傷治癒のメカニズムを考えると、肉芽組織（granulation）の点数が低くなり、さらに大きさ（size）の点数が順調に低くなればよい。「G」が改善したにもかかわらず「S」の点数が変化しなくなった時点で、上皮化遅延を疑うべきである。

当然、他の指標も十分に勘案すべきであり、経時的に各項目を比較検討することで、上皮化遅延の原因が推定可能となる。

2）TIMEコンセプト

他方、難治性創傷を評価して、問題点を解決しようとする概念が「TIME」である[1]。TIMEは、Tissue non-viable or deficient、Infection or inflammation、Moisture imbalance、Edge of wound-non advancing or underminedの頭文字をとったもので、特にEは上皮化遅延における介入方法を提示している（表1）。

具体的には、創傷辺縁部からの上皮化の遷延やポケット形成を示しており、この場合いくら創中央部

表1 TIME－Principles of Wound Bed Preparation（日本語版）

臨床的観察	病態生理	Wound Bed Preparationの臨床的介入	介入の効果	アウトカム
Tissue non-viable or deficient 活性のない組織または組織の損傷	マトリックスの損傷と細胞残屑による治療の遅延	デブリードマン（一時的または継続的） ・自己融解的、外科的、酵素的、機械的、バイオロジカル的 ・生物	創底の回復 細胞外マトリックスプロテインの機能回復	創底の活性化
Infection or inflammation 感染または炎症	バクテリアの増加または炎症期の遷延 ↑炎症性サイトカイン ↑プロテアーゼ活性 ↓成長因子活性	感染巣の除去（局所／全身） ・抗菌 ・抗炎症 ・プロテアーゼ抑制	バクテリア数の減少または炎症のコントロール ↓炎症性サイトカイン ↓プロテアーゼ活性 ↑成長因子活性	バクテリアのバランスと炎症の軽減
Moisture imbalance 湿潤のアンバランス	乾燥により表皮細胞の遊走の遅延 ・過剰な滲出液による創縁の浸軟	適度な湿潤バランスをもたらすドレッシング材の使用 ・圧迫、陰圧、その他の方法による滲出液の除去	表皮細胞遊走の回復、乾燥の予防、浮腫や過剰な滲出液のコントロール、創縁の浸軟防止	湿潤バランス
Edge of wound-non advancing or undermined 創辺縁の治癒遅延または潜蝕（ポケット）化	表皮細胞の遊走がない。細胞外マトリックスにおける反応性創傷細胞の不在と異常、あるいは異常なプロテアーゼ活性	原因の再評価または正しい治療の検討 ・デブリードマン ・バイオロジカル製品 ・補助療法など	表皮細胞と反応性創傷細胞の遊走 適切なプロテアーゼプロフィールの回復	創辺縁の（治療）促進

（文献1より筆者訳）

II 治療コンセプト

に良好な肉芽が存在しても、創治癒は起こりにくい。

対処法としてはポケットを可能な限り切開、開放する。また創傷辺縁からポケットの裏面に沿って上皮化が進行している場合も、デブリードマンを行う。これらの処置を行っても上皮化しない場合には、外科的処置（植皮術）なども適応となる。

3）色調による分類

褥瘡入門者を中心として評価に用いられる「創面の色分類」においては、赤色期→白色期に移行しない場合、上皮化が遅延していると判断する。

2 創縁の観察

また、創縁の詳細な観察もきわめて重要である。

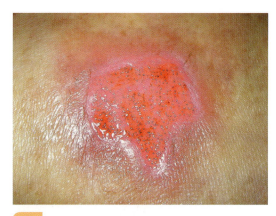

図3 創辺縁から上皮化がみられる

具体的には、創縁において乳白色調を呈する表皮が、創内部に進展しているかどうかを十分に観察する（**図3**）。皮膚科領域では「ダーモスコピー」と呼

表2 日本褥瘡学会『褥瘡予防・管理ガイドライン（第3版）』に基づいた抗潰瘍治療用外用薬選択法のまとめ

	ジメチルイソプロピルアズレン	酸化亜鉛	白色ワセリン	リゾチーム塩酸塩	ブクラデシンナトリウム	アルプロスタジルアルファデクス	カデキソマー・ヨウ素	デキストラノマー
浅い褥瘡（DESIGN-R®分類でd）								
発赤・紫斑	C1		C1					
水疱		C1	C1					
びらん・浅い潰瘍	C1	C1		C1	C1	C1		
深い褥瘡								
壊死組織除去（DESIGN-R®分類でN）							C1	C1
肉芽形成促進（DESIGN-R®分類でG）				C1	C1	C1		
肉芽形成促進・臨界的定着が疑われるとき（DESIGN-R®分類でG）							C1	
創の縮小（DESIGN-R®分類でS）	C1	C1		C1	B	B		
感染・炎症（DESIGN-R®分類でI）							B	
滲出液の制御・多い場合（DESIGN-R®分類でE）							B	C1
滲出液の制御・少ない場合（DESIGN-R®分類でE）								
ポケットの解消（DESIGN-R®分類でP）								

B：根拠があり、行うよう勧められる
C1：根拠は限られているが、行ってもよい

ばれる観察機器があり、観察に有用であるが、ルーペでもよい。

ベッドサイドで必ず臨床所見を確認することで、さまざまな情報が得られる。例えば、理論的に上皮化は創縁すべての方向から均等なスピードで進むが、上皮化スピードが不均一の場合、圧の不均衡やズレ力による障害を考える必要がある。

また、時として、ドレッシング材などを剥がす際に、上皮化した細胞がともに剥離してしまう場合もある。十分な創面の観察がその問題点を明らかにする。

臨床の実際：こんなときどうする？❷

「上皮化を促進する」ため、外用薬・ドレッシング材をどう選択する？

1 特性を十分に理解する

現在、わが国にはさまざまな抗潰瘍治療用外用薬やドレッシング材が存在するが、それらを使いこなすためには、創傷治癒理論とそれぞれの抗潰瘍治療用外用薬の特性を十分に理解し、今、その創に最も必要な処置が何であるのかを明らかにする必要があ

ブロメライン	スルファジアジン銀	アルミニウムクロロヒドロキシアラントイネート	トレチノイントコフェリル	トラフェルミン	フラジオマイシン硫酸塩・トリプシン	幼牛血液抽出物	ポビドンヨード・シュガー	ヨウ素軟膏	ポビドンヨード	ヨードホルム
C1	C1						C1			
		B	B	B			B			
	C1						C1	C1		
		B		B		C1	B			
	B			C1			B	C1	C1	C1
							B	C1		
	C1（感染創）		C1（非感染創）							
			C1	C1			C1			

Ⅱ 治療コンセプト

る。

例えば、多目的に使用するために複数の外用薬を混合する場合もあるが、時に理論的整合性に欠ける組み合わせもある。混合によりむしろ配合変化が生じ、失活してしまう場合もあるため、十分注意すべきである。

2 ガイドライン（浅い褥瘡；d）に準じた検討

近年、DESIGN-R®やTIMEなど優れた評価ツールが用いられるようになり、患者毎によりきめ細かなアセスメントが可能となった。

褥瘡の局所治療は日本褥瘡学会による『褥瘡予防・管理ガイドライン（第3版）』[2]に従って治療するのが原則である。日常臨床でも褥瘡評価に広く用いられているDESIGN-R®に準拠しており、理解も容易である[3]。表2に、同ガイドラインにおける各種潰瘍治療用外用薬に関する推奨度を示す。

創傷治癒過程において、上皮化の時期はDESIGN-R®における「浅い褥瘡（d）」に相当すると考えられる。この時期は、褥瘡の深さが真皮までに留まる褥瘡であり、上皮化が進む時期である。創傷治癒理論における「増殖期」にあたり、創傷治癒機転が比較的すみやかに遂行する。また、創傷周囲に線維芽細胞が豊富に存在する時期でもある。増殖因子によって線維芽細胞が活性化されると、線維芽細胞は組織欠損部へ遊走し、真皮の細胞外基質蛋白を産生する。

創傷欠損部がある程度充填されると、創収縮が起こり、創面積は縮小し、さらに治癒が促進され、最終的に表皮角化細胞が表面を覆う。この時期の治療の基本は、創面の保護と適切な湿潤環境を保持することで、表皮角化細胞の活性化を促すことである。そのため、この場合の治療には、ドレッシング材や、創面保護効果を有する油脂性基剤の外用薬が最も適している。

ガイドラインでは、浅い褥瘡は、原則として保険適用を有するドレッシング材が第一選択とされる。発赤や水疱の場合には、原則、創面の観察が可能なドレッシング材を用いる。

びらん・浅い潰瘍に対し、「推奨度B」（根拠があり、行うよう勧められる）とされているのは、ハイドロコロイド（例：デュオアクティブ®ET）であり、これ以外にもハイドロジェル、ポリウレタンフォームのシートタイプ、アルギン酸フォーム、キチンが推奨度C1（根拠は限られているが、行ってもよい）とされる。

皮下組織に至る創傷用ドレッシング材のハイドロジェル、ハイドロポリマー、ポリウレタンフォーム、ポリウレタンフォーム/ソフトシリコン、アルギン酸塩、キチンを選択肢として考慮してもよいが、保険適用に注意する。

他方、外用薬では、アズレンや酸化亜鉛に加え、上皮形成促進効果をもつブクラデシンナトリウム、塩化リゾチームやプロスタグランジンE_1が「C1」に加わる。アズレン（アズノール®軟膏）は、抗炎症効果は弱く、むしろ基剤の創面保護作用が主作用であると考えられる。

酸化亜鉛（亜鉛華軟膏）は、あらかじめリント布に塗布された製剤（ボチシート）もあり、便利である。また、ブクラデシンナトリウム軟膏はマクロゴール基剤であり、創面から滲出液を吸収し上皮化には有利であると考えられる。本外用薬の配合剤は表皮角化細胞の活性化を促すため、うまく使用したい。

〈引用文献〉
1. Schultz GS, Sibbald RG, Falanga V, et al. Wound bed preparation: a systematic approach to wound management. Wound Repair Regen 2003;11(Suppl 1):1-28.
2. 日本褥瘡学会学術教育委員会ガイドライン改訂委員会 編：褥瘡予防・管理ガイドライン（第3版）.日本褥瘡学会誌 2012;14(2):165-226.
3. 田中マキ子：褥瘡予防・管理ガイドライン（第3版）.市岡滋 監修，寺師浩人，溝上祐子，安部正敏 編，創傷のすべて．克誠堂出版，東京，2012：174-180.

II 治療コンセプト

15 「瘢痕が強い」、どう判断・対応する?

安部正敏

ベーシック

【瘢痕の起こるメカニズム】

▶ <mark>皮膚欠損部が、膠原線維や細胞外基質により置き換わり治癒した状態</mark>を「瘢痕」と呼ぶ。

▶ <mark>深い褥瘡</mark>では、組織の連続性のみが回復するため、治癒した組織には付属器は欠如し、<mark>瘢痕治癒</mark>と呼ばれる。

▶ 成熟期において瘢痕形成および創収縮機転の不均衡が、<mark>肥厚性瘢痕</mark>を招く。
　➡ 瘢痕形成は「成熟期」に起こる。
　➡ 深い褥瘡での治癒(瘢痕治癒)では、付属器の欠如から皮膚のバリア機能が障害されているため、保湿を中心とするスキンケアに留意する必要がある。
　➡ 成熟期において瘢痕形成や創収縮機転がうまくはたらかないと、創部は肥厚性瘢痕を経てケロイドとなる。

ベーシック解説

1 創傷治癒過程における瘢痕

皮膚創傷治癒過程は、以下の4期に分けられる。
① 血液凝固期
② 炎症期
③ (細胞)増殖期
④ 成熟期(再構築期)

壊死に陥り欠損した皮膚が、その後、膠原線維や細胞外基質により置き換わり治癒した状態を「瘢痕」と呼ぶ。

瘢痕形成は、創傷治癒の最終段階である「成熟期」において問題となる。この時期は時に年余にわたって続くこともあるきわめて緩徐な変化である。創閉塞が完了したのち、蛋白分解酵素であるMMPs (matrix metalloproteinases)や、その活性を抑制するTIMPs (tissue inhibitor of metalloproteinases)などの相互作用により、真皮のリモデリング(再構築)が進み、より成熟した創となる。

この時期にはフィブロネクチンやヒアルロン酸、Ⅲ型コラーゲンが減少し、Ⅰ型コラーゲンやプロテオグリカン量が増加することで、創部はより強固になり、また弾性力も増加し、いわゆる瘢痕組織となる。

2 瘢痕の理解

創傷治癒においては「瘢痕」「瘢痕治癒」「肥厚性瘢痕」という用語をきちんと理解して使用しなければ

Ⅱ 治療コンセプト

ならない。

1）瘢痕治癒

　毛包が存在しない褥瘡が治癒した場合（真皮深層より深い褥瘡と理解されたい）、毛包に存在すると考えられる幹細胞や色素細胞が欠如するため、治癒したあとはおおむね白色調になる（**図1**）。この治癒形式は「瘢痕治癒」と呼ばれる。

　日本褥瘡学会は、瘢痕治癒を「創傷治癒には、失われた組織、器官などが再び創られる再生治癒と、組織の連続性のみが回復する瘢痕治癒がある。褥瘡では、前者は『浅い慢性期褥瘡(d)』の治癒過程、後者は『深い慢性期褥瘡(D)』の治癒過程に一致する。瘢痕治癒では修復過程で欠損部分は再生することなく、壊死組織が取りのぞかれた創面に肉芽組織が形成され、それが瘢痕組織に変化して治癒にいたる」[1]と定義している。

　瘢痕治癒した部位には、毛包、脂腺や汗腺などの付属器が存在せず、表面の皮脂膜や汗の分泌が少ない皮膚となることから、バリア機能が障害された皮膚となる。この場合、保湿の重要性を患者や家族に十分理解してもらい、スキンケアの励行を指導する必要がある。

2）肥厚性瘢痕

　他方、成熟期において瘢痕形成および創収縮機転がうまくはたらかないと、創部は肥厚性瘢痕を経てケロイドとなり、患者に整容的な問題を残すこととなる。

　最近では肥厚性瘢痕・ケロイドに対する治療法も進歩したが、完全に治癒せしめることは困難であり、今後はいかにきれいに創傷治癒を図るかという観点からの臨床および基礎的研究が待たれる。

　一般的に、肥厚性瘢痕は周囲より隆起する場合が多く、触診で硬く触れる（**図2**）。これは、真皮において過剰な膠原線維の存在に加え、線維芽細胞などの細胞成分が増えていることに起因する。

　ケロイドと異なり、肥厚性瘢痕は原則、可逆的変化であるとされる。万一、肥厚性瘢痕になった場合には早期に治療を開始すべきである。

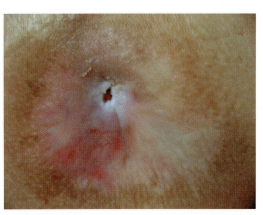

● 深い褥瘡の治癒であるため、毛包、脂腺や汗腺などの付属器が存在せず、バリア機能に劣る

図1 瘢痕治癒が進行している創（周囲に白色調を呈する部分がみられる）

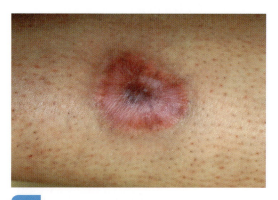

図2 肥厚性瘢痕（軽度隆起する）

臨床の実際：こんなときどうする？ ❶

なぜ瘢痕化が起こる？　予防できる？

1 瘢痕化が起こるメカニズム

1）瘢痕治癒

創傷治癒において、創傷部に"毛包が存在するか否か"はきわめて重要である。近年、上皮系幹細胞が毛隆起（hair bulge）に存在することが明らかとなった[2]。

すなわち、毛隆起が残っている創傷（図3-①）であれば、表皮細胞は創辺縁のみならず、創内に残存する毛包より肉芽上に遊走し、比較的すみやかに上皮化が起こるとともに、毛包や汗腺などの付属器も再生する。

これに対し、毛隆起が残存しない深い創傷（図3-②）は、たとえ肉芽形成が良好であっても上皮化が遷延し、皮膚付属器の再生は起こらない。これを瘢痕治癒と呼ぶ。

2）肥厚性瘢痕

他方、肥厚性瘢痕については、成熟期における瘢痕形成および創収縮機転がうまくはたらかないことにより生ずる。

創傷治癒過程はきわめて複雑なメカニズムが関与するが（図4）、なかでも各種増殖因子はさまざまに創傷治癒を制御する（図5）。このうち線維芽細胞増殖因子（FGF：fibroblast growth factor）や血小板由来増殖因子（PDGF：platelet derived growth factor）は、成熟期においてさまざまな生理活性を有することが知られており、肥厚性瘢痕形成に大いに関係する。

FGFは、線維芽細胞や血管内皮細胞増殖促進作用を有する。また、PDGFは線維芽細胞、平滑筋細胞、単核球や好中球の遊走を刺激し、線維芽細胞に対して増殖を促進する。これらを中心する"各種増殖因子のアンバランス"が、成熟期における肥厚性瘢痕形成の一因となる。

2 瘢痕化の予防

なお、褥瘡治療としては一般的でないものの、急性創傷の代表である熱傷治療においては、上皮化進

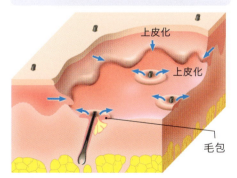
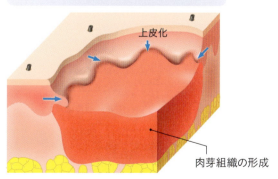

図3　創傷治癒（毛包からの細胞遊走）

Ⅱ 治療コンセプト

展部位に、瘢痕形成防止の観点から、副腎皮質ステロイド外用薬の局所投与がしばしば行われる。

これは、線維芽細胞由来の膠原線維や細胞外基質産生抑制の目的に加え、炎症細胞を制御することにより、各種増殖因子の過剰な産生を抑制する効果があるものと考えられる。

褥瘡は、高齢者が罹患することが多い慢性創傷であり、高齢者は元来表皮の菲薄化がみられることから、副腎皮質ステロイド外用はそれを助長することになるため、瘢痕防止として用いられることは少ないが、症例に応じて検討する価値はあるのかもしれない。

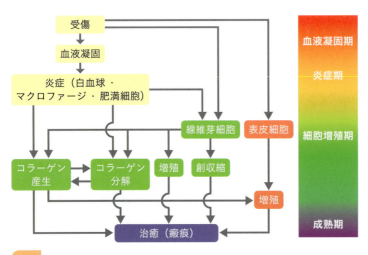

図4 創傷治癒のダイアグラム

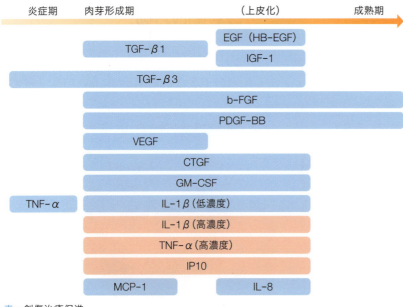

青＝創傷治癒促進
赤＝創傷治癒抑制

図5 創傷治癒に関与する増殖因子

臨床の実際：こんなときどうする？ ❷
瘢痕は切除を行う？ 再瘢痕化の予防はできる？

1 瘢痕治癒における外科的治療

　日本褥瘡学会による『褥瘡予防・管理ガイドライン（第3版）』には、「どのような場合に外科的再建術の適応となるか」というClinical Questionが設定されており、「創の周囲組織が陳旧化・瘢痕化している場合には外科的再建術を行ってもよい」[3]（推奨度C1：根拠は限られているが、行ってもよい）とされている。

　創周囲が瘢痕治癒した場合、瘢痕組織においては血行が不十分なため、創傷治癒機転がはたらかなくなる場合がある。当然、このような創においては、上皮化も遷延、もしくは起こらなくなってしまう。周囲組織が瘢痕治癒してしまい、創自体が保存的治療で限界を迎えたと判断した場合には、外科的治療が必要となる。

2 外科的治療の実際

　周囲組織において、瘢痕治癒が比較的小さい褥瘡の場合、十字切除が行われる場合が多い（図6）。この場合、可能な限り瘢痕化した尖端皮膚を切除しておくべきである。

　他方、瘢痕治癒が大きい場合、周囲組織を外科的切除する場合には、皮下組織より深層まで切除する必要がある。この際には、再建術の検討が必須である（図7）。当然、外科的創傷治療に十分精通した形成外科医、外科医や皮膚外科医が行うべきであり、経験の少ない医師が安易に手を出してはならない。不十分な切除はさらに創傷治癒を遷延化させるばかりか、不用意な外科的治療により感染などを惹起するリスクを負う。

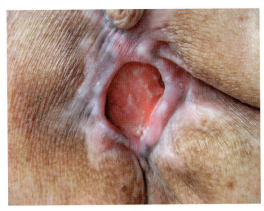
図6　周囲の瘢痕治癒が比較的小さい褥瘡（十字切除が行われる）

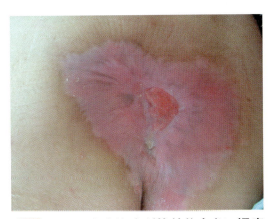
図7　周囲の瘢痕治癒が比較的大きい褥瘡（再建術の検討を行う）

3 再瘢痕化の予防

　再瘢痕化を予防するためには、切除したあとの保存的治療を積極的に行う必要がある。外科的治療を行ったあとも創が残存する場合には、良好な肉芽形成を促進する治療を行う。

　この点、局所陰圧閉鎖療法は「デブリードマン後の皮膚欠損創」への保険適用があり、有用性が高い。

Ⅱ 治療コンセプト

また、塩基性線維芽細胞増殖因子(bFGF：basic fibroblast growth factor)は血管内皮細胞にも強力に作用し、増殖促進により血流が豊富な肉芽形成が可能である。近年では、本邦で使用可能なトラフェルミンスプレーが創傷治癒の質の改善に有用であることが明らかになっている。

成熟期においては、筋線維芽細胞が及ぼす創傷の過剰収縮が肥厚性瘢痕形成機序の一端とされており、その制御が肥厚性瘢痕形成防止に寄与する可能性が高い。線維芽細胞は形質転換増殖因子(TGF-b1：transforming growth factor-b1)の作用により筋線維芽細胞に形質が変化するが、bFGFはTGF-b1による筋線維芽細胞への形質変化を抑制する[4]。

このように、創傷治癒メカニズムの分子生物学的研究がさらに推進され、瘢痕形成に関する新知見が蓄積されることで、再瘢痕化予防や肥厚性瘢痕防止の手掛かりが得られることが期待される。

〈引用文献〉
1. 日本褥瘡学会：用語集.http://www.jspu.org/jpn/journal/yougo3.html(2015.7.20アクセス)
2. Alonso L, Fuchs E. Stem cells of the skin epithelium. *Proc Natl Acad Sci USA* 2003；100(Suppl1)：11830-11835.
3. 日本褥瘡学会学術教育委員会ガイドライン改訂委員会 編：褥瘡予防・管理ガイドライン(第3版).日本褥瘡学会誌 2012；14(2)：194-195.
4. 安部正敏, 周東朋子, 横山洋子, 石川治：塩基性線維芽細胞増殖因子による創傷治癒の質的変化に関する基礎的検討. 皮膚の科学 2009；8(Suppl11)：A35-A41.

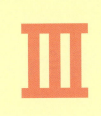

褥瘡発生後のケア

1. 「発赤」の場合の対応、どうする？
2. 「水疱」「血疱」の場合の対応、どうする？
3. 「DTI」を疑う場合の対応、どうする？
4. 「創内」「創周囲皮膚」の洗浄、どのように行う？
5. 「汚染からの保護」、どのように行う？
6. 「創の疼痛が強い場合」の褥瘡ケア、どのように行う？
7. 「外用薬の量」、何が適切？
8. 「外用薬のカバードレッシング」、何が適切？
9. ドレッシング材の「貼り方」、どうするのが適切？
10. ドレッシング材の「交換間隔」をどう判断する？
11. ドレッシング材交換時の「滲出液が多い・少ない」の判断、どのように行う？
12. 「ポケットが拡大している」の判断、どのように行う？
13. 「クリティカルコロナイゼーション（臨界的定着）」の判断、どのように行う？
14. ドレッシング材の「評価・切り替えのタイミング」「中止」をどう判断する？
15. 「治癒した」とどのように判断する？ どう対応する？

Ⅲ 褥瘡発生後のケア

1 「発赤」の場合の対応、どうする?

谷澤伸次

ベーシック

【発赤の判断・対応の根拠】

- 発赤・d1 褥瘡を判別するにはどのような方法を行うとよいか:
  ▶ ガラス板圧診法、または指押し法を行ってもよい。(C1)[1]

- 褥瘡の深達度を予測するにはどのような方法を行うとよいか:
  ▶ d1の予後予測には二重紅斑(濃淡のある発赤)、骨突出部から離れた位置の発赤サインの観察を行ってもよい。(C1)[1]
  ➡ 褥瘡好発部位(骨突出部位)に現れた発赤を「褥瘡」とするかどうかを判断する方法として、「ガラス板圧診法」、または「指押し法」を行う[2]。

- 発赤・紫斑にはどのような外用剤を用いたらよいか:
  ▶ 創面の保護が大切であり、ジメチルイソプロピルアズレン、白色ワセリンを用いてもよい。(C1)[1]
  ➡ 発赤・紫斑に対しては創面保護が重視されることから、外用薬よりもドレッシング材が主に用いられる[2]。

- 発赤・紫斑にはどのようなドレッシング材を用いたらよいか:
  ▶ 創面保護を目的として、ポリウレタンフィルムを用いてもよい。また、真皮に至る創傷用ドレッシング材の中でも貼付後も創が視認できるドレッシング材を用いてもよい。(C1)[1]
  ➡ 創面保護と創面の観察を怠らないことが重要である[2]。

〈褥瘡予防・管理ガイドライン(第3版)〉

1 「発赤」の場合の対応、どうする？

ベーシック解説

1 褥瘡と褥瘡でない創傷を判別する

褥瘡とは2005年に日本褥瘡学会によって「身体に加わった外力は骨と皮膚表層の軟部組織の血流を低下、あるいは停止させる。この状況が一定時間持続されると組織は不可逆的な阻血性障害に陥り褥瘡となる」と定義された。すなわち、"外力の影響を受けて発生した持続する発赤"が「d1褥瘡」と判断される。

2 持続する発赤かどうかの判断を行う（ガラス板圧診法、指押し法）

「d1褥瘡」とは、体圧の影響で真皮層の血管が障害を受け、赤血球が血管外に漏出することで発生した持続する発赤である。一方、体圧の影響を受けていても持続せずに消退する発赤は、毛細血管の拡張によって起こる「反応性充血」である。

d1褥瘡と反応性充血の判断は、「ガラス板圧診法」や「指押し法」を用いて行う（図1）。「ガラス板圧診法」はガラス板（透明プラスチック板を用いることが多い）で、「指押し法」は示指で発赤部を軽く3秒ほど圧迫し、退色（白っぽく変化）するかどうか確認するものである。白く退色する場合は、"可逆性のある"皮膚の状態で、褥瘡ではない。退色しない場合は「持続する発赤（d1褥瘡）」となる。

「ガラス板圧診法」のほうが、力の加減や皮膚圧迫時の退色の有無の観察が容易である。

3 発赤・紫斑にはどのような処置を行ったらよいか

皮膚保護を重視したケアが必要である。外用薬としてはジメチルイソプロピルアズレン（アズノール®

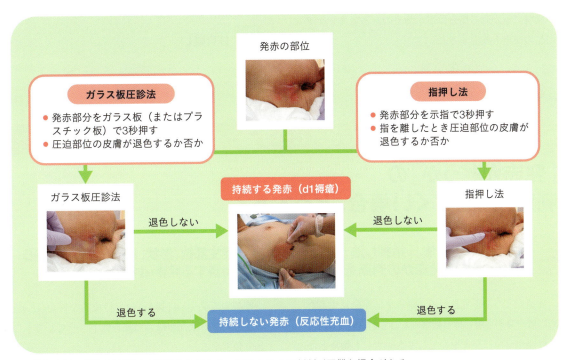

＊指押し法は離した瞬間での観察となるため、退色したかの判断が困難な場合がある

図1 「d1褥瘡」と「反応性充血」を判別する方法

Ⅲ 褥瘡発生後のケア

軟膏）があり、抗炎症作用と浮腫抑制作用をもつ。また、同軟膏は白色ワセリンを基剤としていることから創面保護作用も期待できる。

しかし、外用薬を使用するとガーゼなどでのドレッシングが必要であり、ガーゼと皮膚の間が密着しておらず、摩擦をなくすことは難しい。

発赤部位に圧迫や摩擦（特に摩擦）を持続的に受けると、真皮層までの褥瘡（d2褥瘡）に進行することがあり、摩擦などの外力から創面を保護するためには、外用薬よりポリウレタンフォームやシリコーン粘着剤フィルムでの保護が有効である。これらは透明、または半透明であり貼付後も創が視認でき、皮膚の観察が容易である。最長で1週間貼付できるが、表皮が破れ滲出液を認める場合は、状況に応じて治療方法を変更する。なかでも高齢者や長期ステロイド剤の投与などで皮膚の脆弱性を認める、あるいは疑われる場合は、剥離刺激の少ないシリコーン粘着剤フィルムを用いることが推奨される。

また、皮膚保護の観点から、保湿剤や皮膚被膜剤の使用を検討する。あるいは、おむつ内など過湿潤の環境に置かれる場合は撥水効果のあるスキンケア用品の使用も検討する。

4 d1褥瘡と深部損傷褥瘡（DTI）の判別を行う

骨突出部に一致しない大きさの紅斑や、二重発赤・硬結・深部の疼痛を伴う紫斑は、深部損傷褥瘡（DTI）である可能性が高い（**図2**）。d1褥瘡の"持続する発赤"とは区別する（DTIの詳細は「第Ⅲ章・項目3」参照）。

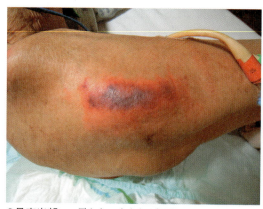

● 骨突出部に一致しない大きさの紅斑
● 二重発赤・硬結・深部の疼痛を伴う紫斑

図2 DTI疑い

臨床の実際：こんなときどうする？ ❶

「発赤かどうか」の判別がつきにくい場合、どうする？

1 「ガラス板圧診法」「指押し法」を行い退色する発赤かの判断を行う

褥瘡かどうかを見きわめ、褥瘡を早期発見するためには全身の皮膚を毎日観察することが重要である。

骨突出部位に発赤を発見しても必ずしも褥瘡とは限らない。そのため、「一時的な発赤」なのか、「持続する発赤」なのかを、「ガラス板圧診法」または「指押し法」を用いて判断する必要がある。

2 発生部位、形状、色調などの状況から持続する発赤（d1）かの判断を行う

持続する発赤（d1褥瘡）は、持続的な外力（圧迫）が皮膚表層の軟部組織の血流を低下させてしまうことで発生する。

しかし、高齢者など皮下組織の萎縮などで、皮膚のずれを生じやすく、一見、骨突出部に一致しない部位に発赤や紫斑を認める場合がある。このとき、

紫斑や二重発赤、硬結、疼痛、浮遊感、地図状の不整形を呈する場合は、深部損傷褥瘡（DTI）を疑い（前出「図2」を参照）、持続する発赤（d1褥瘡）とは区別する必要がある。

3 真菌症との判別を行う

長期間おむつを着用している患者においては、寝たきりや活動性の低下によりベッドや車椅子に接触している時間も長く、多湿な環境やバリア機能の低下、排泄物の汚染に伴い、しばしば褥瘡好発部位に真菌症（図3）を発症することがある。

その際、"圧迫が影響して発生する"持続発赤（d1褥瘡）か、"多湿が要因で発生した"真菌症に伴う紅斑かの判別を行う必要がある。

真菌症は、環状の臨床所見を呈し、紅斑の周囲に鱗屑を認める。多湿や清潔保持の不足が原因であり、持続的な圧迫の可能性は低い。

真菌症を疑う場合は、顕微鏡による検査が必要であり、皮膚科医の診察が勧められる。

4 医療関連機器圧迫創傷との判別を行う

医療関連機器圧迫創傷（medical device related pressure ulcer：MDRPU）とは、医療現場で用いられるさまざまな機器装着時に局所的な外力によって発生する創傷であり、体圧が関与しないものを指す（「第Ⅰ章・項目13」参照）。

医療関連機器圧迫創傷は腹部や鼻背、鼻翼などに発生する場合もあり、必ずしも骨と皮膚表層の軟部組織の血流低下によって発生するわけではない。

しかし、深部静脈血栓予防用弾性ストッキング着用時の踵部など、持続的に体圧の影響を受けて発生した発赤はd1褥瘡と判断する必要がある。

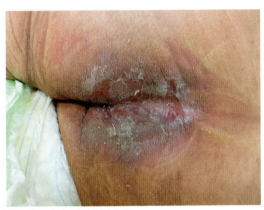

- 環状の臨床所見を呈する
- 紅斑の周囲に鱗屑を認める
- 顕微鏡による検査が必要

図3 真菌症

〈引用文献〉
1. 日本褥瘡学会学術教育委員会ガイドライン改訂委員会 編：褥瘡予防・管理ガイドライン（第3版）．日本褥瘡学会誌 2012；14(2)：177, 184-185, 211-212.
2. 日本褥瘡学会 編：褥瘡ガイドブック．照林社，東京，2012：47, 48, 125.

〈参考文献〉
1. 芦田幸代：褥瘡の早期発見と経過の見極め．宮地良樹，溝上祐子 編，褥瘡治療・ケアトータルガイド，照林社，東京，2009：42-44.
2. 岡本泰岳：急性期褥瘡の治療．宮地良樹，溝上祐子 編，褥瘡治療・ケアトータルガイド，照林社，東京，2009：130-132.
3. 大桑麻由美：皮膚から何を観る．真田弘美，須釜淳子 編，改訂版 実践に基づく最新褥瘡看護技術．照林社，東京，2009：70-74.

III 褥瘡発生後のケア

2 「水疱」「血疱」の場合の対応、どうする?

谷澤伸次

ベーシック

【水疱・血疱の判断・対応の根拠】

- 水疱にはどのような外用剤を用いたらよいか:
  ▶ 創の保護目的に<mark>白色ワセリン</mark>、<mark>酸化亜鉛</mark>を用いてもよい。(C1)[1]
    → 水疱の治療においては創面保護が重視されることにより、外用薬よりもドレッシング材が選択されることが多い。

- 水疱にはどのようなドレッシング材を用いたらよいか:
  ▶ 水疱は<mark>破らずそのまま</mark>にし、創面保護を目的として、<mark>ポリウレタンフィルム</mark>を用いてもよい。また、<mark>真皮に至る創傷用ドレッシング材</mark>の中でも貼付後も創が視認できるドレッシング材を用いてもよい。(C1)[1]
    → 創面保護と、創の観察を怠らないことが重要である。

〈褥瘡予防・管理ガイドライン(第3版)〉

ベーシック解説

1 水疱・血疱の定義

「水疱」とは、圧迫やずれ力によって、表皮と真皮の境界部分に滲出液が貯留することで生じる真皮層までの損傷であり、「d2褥瘡」として扱われる。

その際に皮膚と真皮の境界部の貯留液に血液成分を含む場合や、真皮層に出血を伴う場合に暗赤色の色調を呈し、「血疱」と称される。深達度の判定はDTIとなる。

2 水疱・血疱に対する外用薬使用

外用薬を用いる場合は、白色ワセリンなどの油脂性基剤の外用薬を用いて創面を保護する。なかでも酸化亜鉛は古典的な外用薬ではあるが、白色ワセリンを基剤とし、局所収斂作用、保護作用および軽度の防腐作用を発揮することで、炎症を抑えるとともに組織修復を促進するとされる。ただしその作用は弱い。

また、外用薬の使用時はガーゼなどでのドレッシングが必要であり、ガーゼと皮膚の間が密着しておらず、摩擦をなくすことは難しいため、ドレッシング材の選択を優先させる。

水疱・血疱が破れた場合は、びらん・浅い潰瘍に準じた治療を行う。

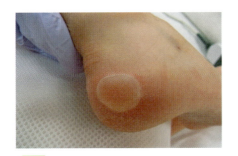

図1 水疱

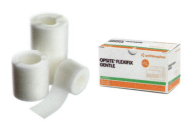

●オプサイト®ジェントルロール（スミス・アンド・ネフュー ウンド マネジメント株式会社）

図2 シリコーン粘着剤フィルム（例）

3 水疱・血疱に対するドレッシング材の使用

ポリウレタンフィルムは、摩擦・ずれにより水疱・血疱部分（図1）を保護する目的で使用する。最長で1週間貼付できるが、毎日水疱・血疱の状態を観察し、ポリウレタンフィルム交換時や交換時期以外でも表皮が破れ真皮に至る創傷に移行した場合には、びらん・浅い潰瘍の処置に変更する。

しかし、ポリウレタンフィルムの交換時に水疱・血疱を破損してしまうケースが少なくない。交換時の水疱・血疱の破損を防止するためには、シリコーン粘着剤フィルム（図2）での保護が望ましい。

また、ドレッシング材を用いる場合は、ドレッシング材のしわが外力増強の原因となり、水疱・血疱を破損してしまう場合があるため、しわの発生に注意して貼付する。

4 感染を疑う場合の処置

水疱・血疱内の貯留液が白濁している場合や、水疱・血疱周囲に感染を疑う徴候を認める場合は、表皮を掻爬し、創傷の状況に応じた処置を行う。

臨床の実際：こんなときどうする？ ❶

水疱が破れてしまった場合、どうする？

1 水疱が破損してしまう要因を取り除く

水疱形成後にずれ力を排除できない状態が続くと、破損に至る。

そのため、褥瘡予防対策を見直し、ずれ力を排除するためのポジショニングやずれ力を排除するケアを講じる必要がある。また、破損の予防のためには、水疱をいかに保護するかが重要である。

2 水疱破損後の創面の観察を行う（局所経過の評価）

水疱が破損した場合（図3）は、残存した表皮を取り除き、創周囲皮膚の石けん洗浄と、十分な量の微温湯を用いて創面の洗浄を行う。

創面が鮮紅色で周囲皮膚の炎症所見に乏しい（感染なし）場合は、浅い褥瘡のまま経過し、正しい褥瘡管理が行われれば早期に治癒に至る。しかし、創底に出血を伴う紫斑状の色調の変化がある、あるい

Ⅲ 褥瘡発生後のケア

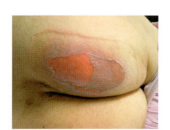

- 残存した表皮を取り除く
- 創周囲皮膚の石けん洗浄と、十分な量の微温湯を用いて創面の洗浄を行う
- 浅い褥瘡（d2）として治療・ケアを進める

図3 水疱の破損

はすでに壊死組織を認める場合は、深い褥瘡に移行し、治癒に時間を要することがある。

3 水疱が破損した場合の局所管理

水疱が破損した場合は、表皮再生を促すための適切な湿潤環境の保持が重要である。

1）外用薬を用いた管理

水疱が破損した場合のびらんや浅い潰瘍には、白色ワセリンやジメチルイソプロピルアズレン（アズノール®軟膏）、酸化亜鉛を用いることがある。

また、上皮形成促進効果をもつブクラデシンナトリウム（アクトシン®軟膏）やプロスタグランジンE_1（プロスタンディン®軟膏）を用いてもよいが、外用薬は滲出液の量によって選択する。また、創面に壊死組織を認める場合や感染徴候がある場合は、スルファジアジン銀（ゲーベン®クリーム）を用いることもある。

外用薬使用時の注意点として、滲出液が少ないとガーゼの創面固着と交換時の創面損傷が起きる場合がある。対処として外用薬を厚めに塗布するか、非固着性ガーゼを使用し、ガーゼ交換時の損傷を防止する。

また、ガーゼをテープなどで固定する場合、皮膚の脆弱性を考慮し、伸縮性や粘着剤の種類に配慮した選択を行う。必要に応じてシリコーン製粘着剤テープ・フィルムを用いる必要がある。

2）ドレッシング材を用いた管理

創傷治癒環境に必要な創面保護や、適切な湿潤環境の保持には、ドレッシング材を用いるほうが効果的である。その際、保険償還上使用できるドレッシング材が限られるため注意する。

使用可能なドレッシング材としては、ハイドロコロイド（デュオアクティブ®ET）やキチン（ベスキチン®W〈SP〉）ハイドロジェル（ビューゲル®）、ポリウレタンフォーム（ハイドロサイト®薄型）がある。これらを滲出液の量に応じて選択する。

最長で1週間貼付可能であるが、滲出液の量に応じて交換間隔を設定する。

感染を伴う場合は、ドレッシング材での管理は避ける。創底が確認できる薄い壊死組織を伴う場合においては、ドレッシング材での管理も可能である。

臨床の実際：こんなときどうする？ ❷

大きな水疱はどう処置する？

1 創面を保護する

ポリウレタンフィルムやシリコーン製粘着剤フィルムを用いた保護が基本であるが、万一の水疱の破損を考慮して、あらかじめ非固着性ポリウレタンフォーム（ハイドロサイト®）を選択し、カバードレッシングを行う場合がある。

また粘着性素材を用いる場合は、水疱が破損しなかった場合の交換時の破損を考慮し、シリコーン製粘着剤を用いたポリウレタンフォームドレッシング材（メピレックス®ボーダー、ハイドロサイト®ADジェントル）を使用する。

2 緊満した水疱や緊満に伴う疼痛を有する場合の対応

1）水疱の処置

水疱・血疱は、基本的には保存的に管理するほうが、創面保護の観点からすると望ましい。しかし、著しく緊満した水疱（図4）は滲出液の貯留が飽和状態にあるため、破損する可能性が高い。そのため、医師に依頼し穿刺する（図5）。

水疱を形成した表皮は「天然の創傷被覆材」と称されるように創傷治癒環境が整っており、貯留した滲出液のみを除去し、表皮は除去せず、密着させる。

2）穿刺前の配慮（水疱内の汚染防止）

穿刺前の水疱の内部は、外界との接触がなく、清潔な環境である。穿刺針によって外界と交通することから、穿刺時の水疱内の汚染を防止するために、石けん洗浄を行う。

3）穿刺後の処置

巨大な水疱は、発生時のずれ力が大きく、組織は摩擦に伴う炎症を呈していることが多い。穿刺後も滲出液の貯留を認める場合があるため、滲出液を吸収するための対策が必要である。

その際、創が視認できるドレッシング材を選択する。例えば、ポリウレタンフォーム（ハイドロサイト®薄型）、ハイドロジェルのシートタイプ（ビューゲル®）は、ドレッシング材の貼付後も創が視認できる。

しかし滲出液が多い場合は、「皮下組織に至る創傷用」のドレッシング材を用いることがある。その際、交換時の剥離刺激に考慮し、シリコーン製粘着剤を用いたドレッシング材を選択する。

創が視認できないドレッシング材を用いる場合は、感染徴候に十分注意して使用する。

4）浮腫の場合の対応

水疱の管理で注意しなくてはならない病態に「浮腫」がある。浮腫とは、細胞外液量のうち組織間質液量の増加した状態である。

浮腫が著明な患者では、巨大水疱の穿刺を行った際に大量の滲出液を伴うことで、ドレッシング材の貼付では交換間隔が頻回となる場合がある。そのような場合、ドレッシング材での管理は避け、ガーゼや吸収パッドで滲出液のコントロールを行うことがある。

その際は創面のずれ、摩擦に配慮し、非固着性ガーゼを用いる。

〈引用文献〉
1．日本褥瘡学会学術教育委員会ガイドライン改訂委員会 編：褥瘡予防・管理ガイドライン（第3版）．日本褥瘡学会誌 2012；14(2)：177，185．

〈参考文献〉
1．日本褥瘡学会 編：褥瘡ガイドブック．照林社，東京，2012：47, 49．
2．安部正敏：浅い褥瘡(d)のとき．宮地良樹，溝上祐子 編，褥瘡治療・ケアトータルガイド，照林社，東京，2009：135-137．
3．大桑麻由美：皮膚から創を観る．真田弘美，須釜淳子 編，改訂版 実践に基づく最新褥瘡看護技術，照林社，東京，2009：168．
4．近藤貴代：ドレッシング材5．ポリウレタンフィルム．田中秀子 監修，最新創傷ケア用品の上手な選び方・使い方，日本看護協会出版会，東京，2007：67-72．

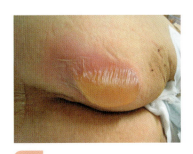

図4　巨大水疱

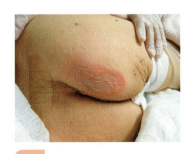

図5　穿刺後

Ⅲ 褥瘡発生後のケア

3 「DTI」を疑う場合の対応、どうする？

浦田克美

ベーシック

【DTIの評価・対応の根拠】

- 深部損傷褥瘡（DTI）を判別するにはどのような方法を行うとよいか：
  - ▶触診によって近接する組織と比較し、==疼痛==、==硬結==、==泥のような浮遊感==、==皮膚温の変化（温かい・冷たい）==を観察する方法を行ってもよい。（C1）[1]
  - ▶==超音波画像診断法==を行ってもよい。（C1）[1]
    ➡DTIの鑑別には、主観的な観察法としては触診が、客観的な観察法としてはエコーが挙げられる。

〈褥瘡予防・管理ガイドライン（第3版）〉

ベーシック解説

1 DTIとは

DTIとはDeep Tissue Injuryの略で、日本語に直訳すると「深部組織損傷」と表現される。これは、NPUAP（米国褥瘡諮問委員会）が2007年に『NPUAP分類（2007改訂版）』としてsuspected DTI（DTI疑い）を発表したことから、日本でもDTIの概念が一般化されるようになった。

そのなかで、suspected DTIとは「圧力や剪断力によって生じた皮下軟部組織の損傷に起因する、限局性の紫色または栗色の皮膚変色または血疱」[2]と定義されている。

従来、褥瘡はNPUAP分類のステージ進行通りに皮膚表面から深部に向かって悪化すると考えられていた。しかし、圧迫によって生じる虚血に対する組織耐久力は皮下組織や筋肉組織のほうが低く、皮膚表面より先に損傷を受けやすい。褥瘡発症後に急激に悪化するものは、このようなDTIが生じている場合が多い（図1）。組織欠損のない発赤の段階でも軽症と判断せず、DTIの可能性を念頭に置き、観察・ケアを行っていく。

2 DTIの臨床所見（観察法）

『褥瘡予防・管理ガイドライン（第3版）』では、DTIを判別する臨床所見として、「疼痛」「硬結」「泥のような浮遊感」「皮膚温の変化」を挙げている[1]。

さらに組織は、虚血を引き起こすダメージを受けることで炎症状態となる。よって、「発赤」「腫脹」「熱感」「疼痛」といった炎症徴候も観察していく。

炎症の進行過程としては、以下が挙げられる[3]。

図1 DTI（創の急激な悪化）

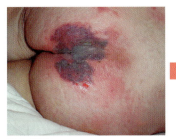
①入院時
●組織欠損はないが、暗紫色の色調変化と皮下硬血がある

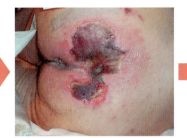
②入院後1週目
●創縁の境界が明瞭になる

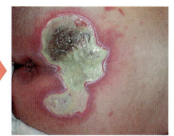
③入院後2週目
●創面全体に黄色壊死組織の付着がみられる

①組織損傷を受けると局所血管が一時的に収縮する
②血管拡張とともに血管透過性が亢進し、血漿などの血液成分が滲出するため、炎症性浮腫となる
③白血球・単球・リンパ球が損傷部位に遊走し組織の再構築を行う

この過程が損傷組織を中心に周辺組織で展開されるため、上記の臨床所見を皮膚表面から観察できる。

しかし、この触診法は最も簡単に実施できる反面、観察者の主観に頼ることが多く、経時的変化や程度をスタッフ間で共有することが困難である。

3 DTIの超音波画像による診断法

客観的な評価方法としては、超音波診断装置を使用した超音波検査がある。

超音波画像装置とは、プローブから発生させた超音波を生体内に伝播させ、組織から反射した音波を電気信号に変換し、画像化するものである。よって、深部の組織構造が正常か異常かを評価することができる。正常な皮膚構造のエコー画像を図2に示す。

DTIが疑われる場合は、以下のような異常所見が画像化される（図3）。
①不明瞭な層構造
②不連続な筋膜
③低エコー所見
④拡散した低エコー所見[4]

さらにカラードプラ機能のある超音波診断装置を使用することで、"深部組織の炎症の程度"も評価できる。

超音波画像診断法のメリットは、非侵襲的で、かつタイムリーに検査できる点、組織損傷の変化を経過観察できる点、画像により患者にかかわるスタッフ間で情報を共有できることなどが挙げられる。

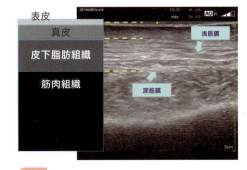

図2 正常な皮膚構造

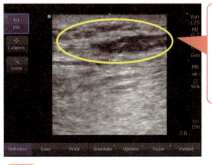

図3 DTI疑いを表す低エコー所見

低エコー所見（DTIにおける深部組織の損傷が、このように観察できる）

Ⅲ 褥瘡発生後のケア

臨床の実際：こんなときどうする？ ❶

DTIを疑ったとき、検査や介入をどう進める？

1 DTIの臨床所見を主観的に観察する

　DTI疑いのある褥瘡は、急性期褥瘡であることが多く、病態が不安定である。急性期褥瘡とは褥瘡発生直後から約1〜3週間の時期をいう。よって、この期間は毎日観察が必要となる。

　「顕著な皮下硬結は、77.9%にポケット形成が見られた」「顕著な皮下硬結とは、硬結にかなりの厚さがあり著しく硬く容易に触れる。腫脹や発赤を伴うことが多い」[5]とされることから、顕著な皮下硬結は、DTIを疑う有用な臨床所見と言える。

　臨床所見の記録は、皮下硬結や泥のような浮遊感、炎症所見などは範囲をマーキングし、疼痛に関してはペインスケールなどを使用することで経過評価していく。

2 超音波画像診断法を実施する

　超音波検査は、「四肢・体表」のBモード検査として350点/回の診療報酬を算定することができるため（2015年4月現在）、医師の指示のもとで実施する。

　専門家である超音波検査士は、毎回同じ条件でより鮮明に深部の組織構造を画像化できるため、経過観察・評価しやすい。

　褥瘡および深部組織の超音波検査を行う場合の実際を、**図4**に示す。

臨床の実際：こんなときどうする？ ❷

DTIを疑ったとき、どう対応する？

1 創の保護を行う

　DTI疑いのある急性期褥瘡は以下のような特徴がある[7]。
①褥瘡の状態が多様に推移する
②局所に炎症反応を認める
③発赤・紫斑・浮腫・水疱・びらん・浅い潰瘍といった病態が短時間でつぎつぎと出現する
④深さの判定が難しい
⑤外力が加わると褥瘡および周辺皮膚も剥離や出血を伴う
⑥痛みを伴いやすい

　よって、病態が安定するまでは外科的処置などを行わず、褥瘡部の保護と観察が重要となる。

　実際の局所ケアとしては、創の変化を観察しやすくして、圧迫やずれなどの外力を最小限にすることが必要である。ドレッシング材の第1選択としては、皮膚欠損のない発赤部への貼付は保険適用外であるがポリウレタンフィルムを使用する（推奨度C1）[8]（**図5**）。

3 「DTI」を疑う場合の対応、どうする？

①超音波診断装置を準備する
- 患者に移動や待ち時間を与えず、タイムリーに検査できるポータブルタイプが簡便である

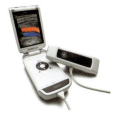 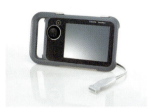

（例として左：Vscan Dual Probe／GEヘルスケア・ジャパン株式会社、
右：NANOMAXX®／株式会社富士フイルムソノサイト・ジャパン）

②プローブを用意する
- 7.5MHz以上の「Bモードリニア型プローブ」を使用する
- 高周波の超音波であるため、皮下を鮮明に描出できる

③プローブの準備を行う
- エコー用のゼリーをプローブにつける（空気の混入を妨げ、組織とプローブの密着性を高めるために使用する）
- 褥瘡の場合は、感染対策上、プローブに未滅菌のビニールを被せる。その上にもゼリーをつけ、創部に当てる
- エコーゼリーの成分は、pH5.5で、成分は水、カルボキシルビニルポリマー（ゲル形成成分）、防腐剤であり[6]、創への刺激は少ないと考えられる

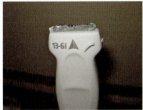 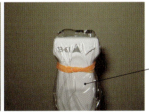

ビニール

④創と周囲組織を検査する
- 創直上、周囲組織にプローブを当て検査する

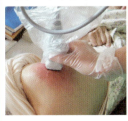 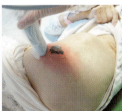 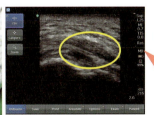

深さ1.5〜2.0cmの筋肉組織に低エコー所見あり

⑤記録と創処置を行う
- 検査後はDTI疑い所見の位置をマーキングし、記録する
- 創部に付着したエコーゼリーは必ず流水洗浄する
- 創部の処置を行う

図4　褥瘡および深部組織の超音波検査の進め方

Ⅲ 褥瘡発生後のケア

2 除圧の徹底

　当院の褥瘡回診は、医師、皮膚・排泄ケア認定看護師、リンクナース、管理栄養士、理学療法士、薬剤師、医事課スタッフで毎週行っている。さらに2009年からDTIの早期発見を目的として超音波検査士が加わり、介入初回時に超音波検査を実施している。

　これにより、「DTI疑い所見あり」の場合は理学療法士により局所圧を最小限にするポジショニング指導が行われている。また、ポジショニング方法の統一化のため、「気をつけたいポイント」を写真とともに記載しベッドサイドへ貼付している（図6）。

　個別的なポジショニングの注意点として、DTI疑い部位の圧迫を避けるのが基本である。しかし、多発褥瘡の場合は局所圧が32mmHg以下で可能な限り低く維持できるよう、簡易体圧測定器を使用して計測しながら決定している。さらに定期的に超音波検査を実施し、DTI疑い所見の変化を追うことで、実施したポジショニングが適切であったか否かを評価している。

　当院における2009～2013年の4年間の褥瘡回診における超音波検査の総回数は262回、うち「DTI疑い所見あり」件数は延べ203回（症例数38件）であった。しかし、実際に「DTI所見あり」症例でも実際に悪化したのは34％（症例数13件）と少なかった。このことからも、除圧の徹底はDTI悪化予防に効果的であると考える。

3 定期的な観察と評価

　急性期褥瘡は変化が著しいため、実施している除圧方法や局所ケアの効果を判断していく必要がある。

　褥瘡の経過評価ツールとしては日本褥瘡学会が推奨する『DESIGN-R®褥瘡経過評価用』がある。しかし、褥瘡の急性期やDTI疑い所見がある場合は、適用に限界がある。よって現時点では、「主観的な臨床所見」と「超音波画像による深部組織の経過」を評価していくことが唯一の指標となる。また、感染徴候および創拡大、創縁の境界の明確化などがみられた場合は、外科的デブリードマンを考慮する。

　図7に示すDTI所見改善例は、超音波検査での観察により、組織損傷が皮下で修復されていることがわかる。さらに、DTI疑い所見の変化を追うことで、看護ケアである除圧のコントロールが効果的であることも客観的に評価できる。

（掲示）

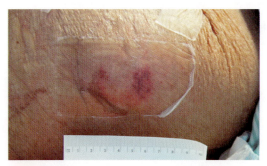

図5　DTI疑いに対するポリウレタンフィルムの貼付

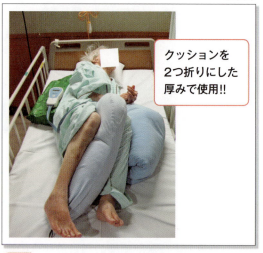

図6　ポジショニングの注意点の共有

3 「DTI」を疑う場合の対応、どうする？

①DTI疑い

症例	超音波画像	介入
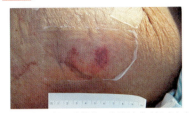 ●左大転子部に暗紫色の色調変化がみられた ●皮下硬結なし ●疼痛なし	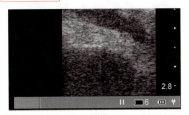 ●左大転子部の皮下組織に30×20×15mm大の低エコー所見あり ●DTI疑い	●観察と皮膚保護目的でポリウレタンフィルムを貼付 ●右膝関節痛にて左側臥位が多く、自力体位変換が困難なため、高機能式圧切り替え型エアマットレスを使用 ●ポジショニングを徹底した

②介入2週間後

症例	超音波画像	介入
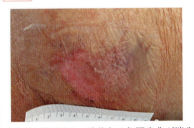 ●皮膚の表面上は、暗紫色の色調変化が消失した	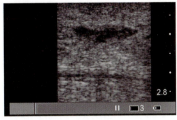 ●左大転子部の皮下組織に30×15×5mm大の低エコー所見あり ●DTI疑い所見が縮小傾向	●所見が縮小傾向であるものの、消失していないため、ポジショニングを見直した

③介入4週間後

症例	超音波画像
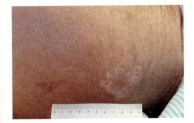 ●皮膚表面は瘢痕治癒となった	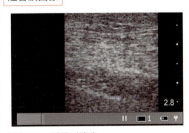 ●低エコー所見が消失 ●DTI疑い所見は、深部組織で再構築され、治癒となった

図7 DTI症例の改善例

〈引用文献〉
1. 日本褥瘡学会学術教育委員会ガイドライン改訂委員会 編：褥瘡予防・管理ガイドライン（第3版）．日本褥瘡学会誌 2012；14(2)：211-212．
2. EPUAP/ NPUAP：Pressure Ulcer Prevention&Treatment Quick Reference Guide；2009．(宮地良樹，真田弘美 監訳：褥瘡の予防＆治療 クイックリファレンスガイド．株式会社ケープ，神奈川，2009：8-9)．
3. 水原章浩，富田則明，浦田克美：褥瘡エコー診断入門．医学書院，東京，2012；15．
4. Gefen A.Bioengineering Research of Chronic Wounds．Berlin：Springer；2009：305．
5. 中條俊夫：褥瘡発生初期の皮下硬血の意義．日本褥瘡学会誌 2009；11(1)：9．
6. 東芝医療用品株式会社製品安全情報より．
7. 日本褥瘡学会 編：科学的根拠に基づく褥瘡局所治療ガイドライン．照林社，東京，2005：15．
8. 日本褥瘡学会学術教育委員会ガイドライン改訂委員会 編：褥瘡予防・管理ガイドライン（第3版）．日本褥瘡学会誌 2012；14(2)：184-185．

III 褥瘡発生後のケア

4 「創内」「創周囲皮膚」の洗浄、どのように行う？

加瀬昌子

ベーシック

【洗浄の根拠】

● 褥瘡の洗浄はどのように行えばよいか：

▶ 十分な量の生理食塩水または水道水を用いて洗浄する。(C1)[1]
  → 通常の洗浄の場合、洗浄液に生理食塩水と水道水のどちらを用いてもよい。

● 褥瘡部消毒はどのようにしたらよいか：

▶ 洗浄のみで十分であり通常は必要ないが、明らかな創部の感染を認め滲出液や膿苔が多いときには洗浄前に消毒を行ってもよい。(C1)[1]

● 褥瘡治癒促進のために、褥瘡周囲皮膚の洗浄は有効か：

▶ 弱酸性洗浄剤による洗浄を行ってもよい。(C1)[1]
  → 褥瘡周囲皮膚の洗浄において生理食塩水使用群と弱酸性洗浄剤使用群を比較したところ、弱酸性洗浄剤使用群の治癒期間が短縮した[2]。

〈褥瘡予防・管理ガイドライン（第3版）〉

● 海外合同ガイドラインでの推奨：

▶ 治癒過程にある汚染のない褥瘡は生理食塩水か飲用に適した水で洗浄する。(推奨度👍)[3]

▶ 壊死組織の付着、感染、感染疑い、高度な細菌定着が疑われる褥瘡には、界面活性剤や抗生剤の添加された洗浄液の使用を検討する。(推奨度👍)[3]

▶ 組織を損傷させず、細菌を創の中に入れない程度に十分な圧力をかけて褥瘡を洗浄する。(推奨度👍)[3]
  → 創底に外傷を生じずに有効に細菌等を除去する必要があるため、適切な洗浄圧が求められる。米国医療政策・研究機関(AHCPR)の褥瘡ガイドライン[4]では、適正な洗浄圧は4～15psi(pound/square inch、ポンド/平方インチ)と記載されている(参考：4.3psiは、30mLシリンジに18G注射針)。

▶ 使用済みの洗浄液は容器に入れて適正に処分し、相互汚染を低減する。(推奨度👍👍)[3]

〈NPUAP/EPUAP/PPPIA合同ガイドライン(2014)〉

ベーシック解説

1 洗浄液（生理食塩水、水道水）の選択

1）褥瘡（創内）

十分な生理食塩水または水道水（微温湯）を用いて行う。洗浄の目的は創表面に付着した細菌類の数を減らすことにある。

わが国の水道水は品質が高く、洗浄液は「微温湯」で十分であるとされる[5]。しかし、生理食塩水はナトリウム濃度や浸透圧が細胞外液に近く生理的であり、水道水は電解質を含まず浸透圧が低いため、組織や細胞を痛める可能性があることも知っておく必要がある[6]。

2）創周囲皮膚

創周囲皮膚については、洗浄液は生理食塩水と水道水どちらを用いてもよいとされている。

2 洗浄剤の選択

1）褥瘡（創内）

創内部は創周囲の健常皮膚とは異なり、pHが高く保たれている（pH7.4前後）。肉芽増生に関与する線維芽細胞はpH7.4より高い値で活発に増殖する[7]。したがって、弱酸性洗浄剤による創部の洗浄には科学的根拠はない。

2）創周囲皮膚

皮膚表面の「皮脂」「汗」などは酸性物質である。石けんの使用により一過性にアルカリに傾いたとしても、皮膚のpHはすみやかに回復する（皮膚の緩衝作用）。

しかし、高齢者の皮膚では生理的要因から皮脂が少なく、もともとアルカリ性に傾いているため、石けん洗浄した場合に弱酸性に戻りにくい。そのため、高齢者のバリア機能が低下した皮膚には弱酸性石けんを選択することが望ましい[5]。

なお、創部に感染がある場合は殺菌作用のある洗浄剤を用いたほうがより効果的である[7]。

3 適切な洗浄圧

適正な洗浄圧は4～15psi（pound/square inch）、約0.3～1.1kg/cm^{2}と示される[4]。各洗浄法における洗浄圧について示す（表2）[8]。

4psi以下では洗浄効果は期待できず、15psi以上では肉芽組織を損傷したり、細菌を組織に押し込んでしまうとされる[8]。

4 消毒の必要性

消毒薬や外用薬に含まれる抗菌物質は細菌ばかり

表2 洗浄器具の洗浄圧

洗浄器具	洗浄圧(psi)
30mLシリンジ単独	6.3
30mLシリンジ＋18G注射針	4.3
100mLプラスチックボトル生理食塩水＋18G注射針	2.4
500mLソフトバッグ生理食塩水＋18G注射針	0.8
100mLプラスチックボトル生理食塩水＋局所洗浄用ノズル	6.8
500mLソフトバッグ生理食塩水＋局所洗浄用ノズル	5.3
500mLノズル付き（開栓用）生理食塩水	0.85
500mLポリエチレン洗浄びん	1.3

（文献8より引用）

・適正な洗浄圧は4～15psiとされる[4]

・生理食塩水に18G注射針を刺して行う加圧洗浄では、洗浄圧が低く、効果的でないことに注意

III 褥瘡発生後のケア

でなく、われわれの体細胞においても非選択的毒性をもつ。

in vitro のデータから、ポビドンヨードが細胞毒性を有することは明らかであるが、ポビドンヨードで消毒した場合のほうが治療経過がよいという報告がある。基本的には洗浄のみで十分であるが、明らかな感染が認められるときには消毒を行ってもよい。ただし、消毒後は洗浄する[7]。

臨床の実際：こんなときどうする？ ❶

創内の汚染が強い場合の洗浄方法、どうする？

1 適度な圧をかけて通常と同じに洗浄する

汚染を除去するため、圧力をかけた洗浄を行うことが重要である。毎日の創処置において、人肌程度に温めた生理食塩水、または水道水（微温湯）で、ポケット内も含めてよく洗浄する。

汚染が強い場合、あるいは感染時であっても基本的に洗浄のみでよく、また通常より水圧を高める必要もない。

洗浄時の手技とポイントを図1、ポケット内が洗浄しにくい場合の方法を図2に示す。

2 創周囲に炎症が強い場合の対応

ただし、創周囲において炎症が強く感染徴候がみられる場合には、創内および創周囲の消毒を行ったあとに洗浄する。

4 「創内」「創周囲皮膚」の洗浄、どのように行う？

使用物品

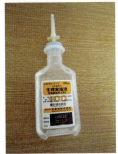

● 表2にある「100mLプラスチックボトル生理食塩水＋局所洗浄用ノズル」での洗浄において、洗浄圧は6.8psiとなり、効果的で適当な洗浄圧が得られると考えられる

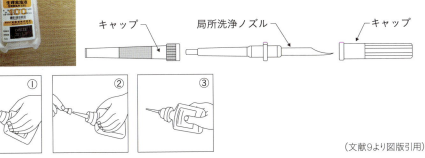

（文献9より図版引用）

洗浄の実際

①創周囲に外科用パッド等を置く
● 感染拡大を予防するため、洗浄した洗浄液が飛散することは避けなければならない

②創周囲皮膚を洗浄する
● 微温湯で皮膚の汚れを簡単に流し、その後、石けん（弱酸性石けんが望ましい）をガーゼに泡立て、擦らずに愛護的に洗う
● プラスチック手袋の指腹で、愛護的に、十分な微温湯でなでながら洗浄してもよい
● 洗浄液が創部内に入ってもよいかの是非は明確にされていないが、皮膚周囲の汚染を考え、創部内になるべく入らないようにすることが望ましい

③ポケットを洗浄する
● ポケット形成のある場合は、内部の浮遊物を流すために綿棒などを用いてもよい
● ポケットが深い場合の洗浄方法は図2を参照
● 洗浄とともに、褥瘡ポケット計測器・P-ライト（越屋メディカルケア株式会社）などを用いてポケットの計測を行う

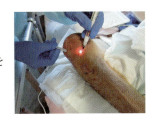

④創の洗浄を行う
● 創内を創部用の洗浄液（例：生理食塩水や微温湯）で洗浄する
● 「100mLプラスチックボトル生理食塩水＋局所洗浄用ノズル」の使用において、洗浄量のめやすは、褥瘡1cm^{2}あたり10mL
● 排液がきれいになるまで洗浄する

⑤全体的に洗い流す
● 創内の洗浄後、創周囲皮膚に付着した創洗浄液も軽く流す

⑥水分をガーゼで吸い取る
● 皮膚の湿潤が新たな褥瘡の原因になるため、洗浄後は、創部周囲の健常皮膚と創内の水分を乾いたガーゼ等で吸い取る

図1 汚染時の洗浄方法

Ⅲ 褥瘡発生後のケア

カテーテルを利用する方法
- ポケット内は吸引カテーテル等を利用することで容易に洗浄できる
- シリンジにカテーテルを接続し、カテーテルの先端をポケット内に入れて洗浄する

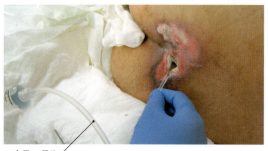

カテーテル

電動式生体用洗浄器を用いる方法
- 電動式生体用洗浄器 メディ・ウォッシュ®（株式会社ケープ）にストレートノズルを接続して用いる（①-a）
- シャワーノズルには感染防止のためノズルカバーをかけて使用する（①-b）
- 創表面の洗浄において、飛散防止のため跳ね返り防止カップも使用できる

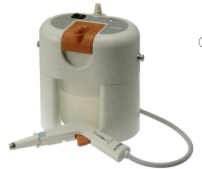 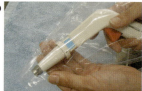

ストレートノズル

図2 ポケット内の洗浄が難しい場合の対応

臨床の実際：こんなときどうする？❷

創周囲皮膚が脆弱な場合の洗浄方法、どうする？

1 創周囲皮膚の脆弱性

褥瘡周囲の皮膚は、表面の汗や皮脂に加え、空気中の埃などが混ざりあい汚染されるうえ、創からの滲出液や細菌が接触している。

　滲出液は皮膚を湿潤させて、持続すると浸軟する。また、滲出液には蛋白質が含まれているため洗浄液

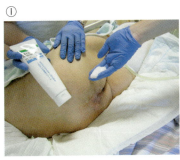 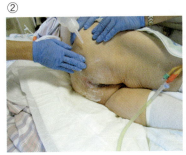 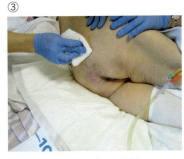

- リモイス®クレンズ(アルケア株式会社、①)の使用例。皮脂膜を残し、汚れだけを洗浄するクリームタイプの洗浄剤
- 脆弱皮膚の洗浄は、皮膚のバリア機能が低下しているため、皮膚が乾燥しやすくスキントラブルを起こす可能性がある。上記の洗浄剤は、皮膚の汚れを取り除き、同時に「保湿」が可能である
- 微温湯で洗い流しているが、拭き取りのみの使用も可能

図3 脆弱な皮膚の洗浄

を用いなければ皮膚に残存する。石けんは弱酸性洗浄剤を用いてもよいとされている[1]。

皮膚の生理機能を保つことが創周囲の上皮化を妨げないとするなら、弱酸性の洗浄剤、さらに皮膚保護成分配合の洗浄剤を選択することが望ましいと考えられる。

2 脆弱な皮膚に対する洗浄方法

皮膚が脆弱な場合は、下記のようなていねいな洗浄方法に留意する。
①微温湯で皮膚の汚れを簡単に流し、その後に石けん(弱酸性石けんが望ましい)で擦らずに愛護的に洗う
②洗浄液が創部内に入ってもよいかの是非は明確にされていないが、前述の創周囲皮膚の汚染を考えた場合、創部内になるべく入らないようにすることが望ましい
③創内を創部用の洗浄液(例:生理食塩水や微温湯)で洗浄する
④創内の洗浄のあとに、創周囲皮膚に付着した創洗浄液も軽く流す
⑤洗ったら水分を押し拭きで拭き取る。擦ると皮膚のバリア機能が低下するため注意が必要

脆弱皮膚に対する洗浄料を使用した洗浄の例を図3に示す。

〈引用文献〉
1. 日本褥瘡学会学術教育委員会ガイドライン改訂委員会 編:褥瘡予防・管理ガイドライン(第3版).日本褥瘡学会誌 2012;14(2):179-180,213-214.
2. 真田弘美,大西美千代,北山幸枝,他;褥瘡を有する高齢者の創周囲皮膚における石鹸洗浄の有効性の検討.日本褥瘡学会誌 2000;2(1):32-39.
3. NPUAP/EPUAP/PPPIA, Prevention and Treatment of Pressure Ulcers: Quick Reference Guide, 2nd ed, 2014;39.
4. Bergstrom N, Bemet M, Carlson C, Pressure ulcer treatment. Clinical practice guideline: Quick reference guide for clinicians. No. 15, Rockville, MD: U.S.Department of Health and Human Services. :Public Health Service, Agency for Health Care Policy and Research. AHCPR Pub. No. 95-0653, 1994.
5. 安部正敏:洗浄そして消毒.たった20項目で学べる褥瘡ケア,学研メディカル秀潤社,東京,2014:102-107.
6. 中村義徳:創の洗浄.特集 褥瘡もう一度知りたいキホン,エキスパートナース 2003;19(11):74.
7. 日本褥瘡学会 編:褥瘡ガイドブック.照林社,東京,2012:61.
8. 石川治 監修:褥瘡の洗浄―局所洗浄用ノズルを用いた褥瘡の洗浄―.大塚製薬株式会社資料(2008年9月改訂).
9. 局所洗浄用ノズル 添付文書,ニプロ株式会社,2005年6月3日改訂(第2版).

III 褥瘡発生後のケア

5 「汚染からの保護」、どのように行う?

渡辺光子

ベーシック

【汚染に関連するスキンケアの根拠】

● 尿・便失禁がある場合、褥瘡発生予防にどのようなスキンケアを行うとよいか：

▶ 洗浄剤による洗浄後に、肛門・外陰部から周囲皮膚へ皮膚保護のためのクリーム等の塗布を行ってもよい。(C1)[1]

➡ 洗浄後に褥瘡周囲皮膚への皮膚保護クリーム等の塗布を行うことで、褥瘡治癒促進の効果があるとされている。

〈褥瘡予防・管理ガイドライン(第3版)〉

▶ 尿・便失禁があり褥瘡を汚染する場合、排泄物の水分吸収がよいパッドまたはパッドへの吸収を促進するポリエステル繊維綿を用いる。(C1)[2]

➡ おむつ・パッドへの排泄物のスムーズな吸収を促すために、ポリエステル繊維綿や軟便対応用パッドを活用する方法がある。

〈在宅褥瘡予防・治療ガイドブック(第2版)〉

ベーシック解説

1 創周囲皮膚に皮膚保護クリーム等を用いる

排泄物が褥瘡を汚染することで、治癒を阻害する要因となりうる。また、排泄物の付着で創縁が浸軟すると上皮化の妨げとなる。褥瘡と創周囲皮膚に排泄物が接触することをできる限り回避する必要がある。

洗浄剤による洗浄のみの場合と比べて、洗浄後に創周囲皮膚への皮膚保護クリーム等の塗布を行うことで、褥瘡の治癒期間が短縮し、治癒率が有意に上昇したとの報告がある[3,4]。また撥水効果のある皮膚保護クリーム等(図1)を創周囲に用いることで、排泄物による汚染を回避し、皮膚の浸軟を予防する効果が期待できる。

また、褥瘡周囲に用いる皮膚保護クリーム等の種類は、その後にドレッシング材やテープ類を貼付する場合には、速乾性の皮膚被膜剤(図2)を選択すると使用しやすい。

2 おむつ・パッド類の選択

尿失禁用おむつおよびパッド類は、排尿パターンや排尿量に見合ったものを選択する。

3 「汚染からの保護」、どのように行う？

3M™ キャビロン™ スキンバリアクリーム（スリーエム ジャパン株式会社）	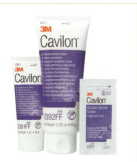
リモイス®バリア（アルケア株式会社）	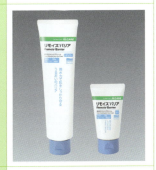
セキューラ®PO（スミス・アンド・ネフュー　ウンド マネジメント株式会社）	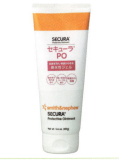

図1　撥水効果のある皮膚保護クリーム（例）

リモイス®コート（アルケア株式会社）	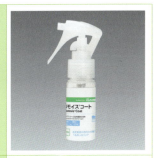
ブラバ 皮膚被膜剤スプレー ブラバ 皮膚被膜剤ワイプ（コロプラスト株式会社）	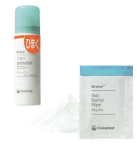
セキューラ®ノンアルコール被膜 スプレー（スミス・アンド・ネフュー　ウンド マネジメント株式会社）	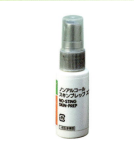
3M™ キャビロン™ 非アルコール性被膜（スリーエム ジャパン株式会社）	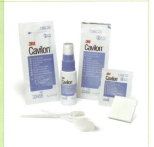
シレッセ™ 皮膚皮膜剤スプレー（シリコンベース）（コンバテックジャパン株式会社）	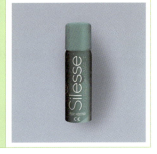

図2　速乾性皮膚被膜剤（例）

　下痢便の場合、尿用のパッドでは吸収が困難で脇漏れしやすいため、軟便対応パッド（図3）を選択したほうが、吸収がスムーズである。
　また、ポリエステル繊維綿（図4）を臀裂部に使用することで、排泄物が広がりすぎず、おむつにスポット吸収されやすくなるため、創部やドレッシング類の汚染回避につながる。

III 褥瘡発生後のケア

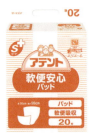

●アテント Sケア軟便安心パッド
（大王製紙株式会社）

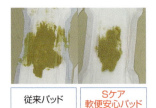

●擬似水様便による吸収実験

図3 軟便対応パッド

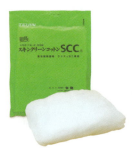

●スキンクリーンコットンSCC®
（株式会社帝健）

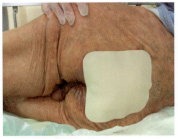

①臀裂部のしわを延ばし、皮膚に追従するようにドレッシング材を貼付する

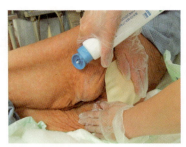

②撥水効果のあるクリーム等（図1参照）を、肛門周囲に塗布する

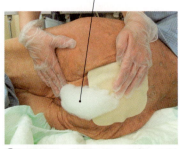

ポリエステル繊維綿（スキンクリーンコットンSCC®）

③肛門周囲〜臀裂に沿ってポリエステル繊維綿を当てることで、下痢便や尿が拡散せず、スムーズにおむつへ吸収されやすくなる

図4 ポリエステル繊維綿の使用例

5 「汚染からの保護」、どのように行う？

臨床の実際：こんなときどうする？ ❶

下痢がひどい場合の保護、どうする？

まず下痢の原因をアセスメントし、原因への対処や便性のコントロールを図ることを前提とする。他の工夫について以下に示す。

1 排泄物の侵入を防ぐ

下痢便の場合は、ポリウレタンフィルムやテープ等でドレッシング材の辺縁をカバーするなど、排泄物の侵入をさらに予防する工夫が必要となる。

特に臀裂部から便が侵入しやすい場合は、臀裂のくぼみにストーマ用皮膚保護材を堤防のように使用すると、便の侵入を防ぐ効果が期待できる（図5）。

また、臀裂部は下肢が動く際にフィルム材が浮き上がり、はがれやすくなることがある。これに対し、フィルム材を2枚用意して肛門部を挟んで山型に貼付することで追従性が高まり、剥がれにくくなる（図6）。ただし、テープかぶれ予防のために、フィ

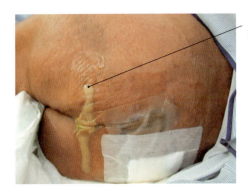

ドレッシング材と肛門の間にストーマ用皮膚保護材とポリウレタンフィルム材を使用して、臀裂部からの便・尿の侵入を防いだ

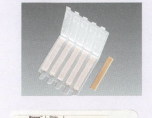

ストーマ用皮膚保護材の例

● プロケアー®ソフトウエハー・スティック（アルケア株式会社）

● ブラバ スティックペースト（コロプラスト株式会社）

図5 便の侵入を防ぐ工夫①：ストーマ用皮膚保護材による方法

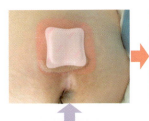

①ドレッシング材のパッド部分と肛門の間に、必要に応じてストーマ用皮膚保護材を併用する

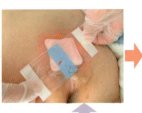

②ポリウレタンフィルム材は、肛門をはさんで2枚をクロス様に貼付すると、皮膚への追従性が高まる

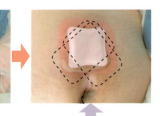

③ポリウレタンフィルム材の貼付範囲は必要最小限に留める

図6 便の侵入を防ぐ工夫②：ポリウレタンフィルム貼付の方法

Ⅲ 褥瘡発生後のケア

ルム材の貼付範囲は必要最小限にとどめる。
　これらの場合も、前述した速乾性皮膚被膜剤やポリエステル繊維綿を併用することが望ましい[5]。

2 下痢便用装具の活用

　前述のケアでは対処できないような、持続する下痢や、感染のリスクが高い場合には、便収集装具の使用を検討する。
　装具の種類には、肛門内にバルーンを留置して下痢便ドレナージを行う方法（便失禁管理システム等）や、肛門パウチを貼付する方法がある。

1）便失禁管理システム

　便失禁管理システムについて図7に、適用基準を図8[6,7]に示す。
　便失禁管理システムを使用する場合、少量の便漏れや肛門粘膜損傷が認められることがある。これらの対応策として、肛門とチューブの間にポリエステル繊維綿を軽く挟み込んでおくことで、粘膜損傷のリスクを低減できる。さらに、脇漏れによる便汚染やチューブの摩擦を回避するために、肛門部と周囲皮膚に撥水効果のある皮膚保護クリームを塗布することが望ましい[6]。

2）下痢便用装具（便パウチ）

　下痢便用装具を使用する場合（図9）は、いずれも適切な管理が行える環境下で安全に実施する必要があり、適応については考慮する。

使用方法
①先端のバルーン部に指をかけ、肛門から直腸内に挿入する
②その後、側管から固定水を注入し、バルーンを膨らませて固定する

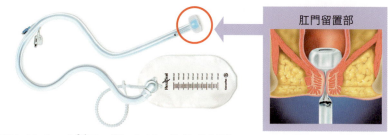

●フレキシ シール®（コンバテック ジャパン株式会社）

使用例
●水様便失禁の患者に使用し、褥瘡の汚染を回避した症例

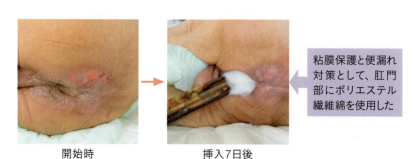

開始時　　　挿入7日後

粘膜保護と便漏れ対策として、肛門部にポリエステル繊維綿を使用した

図7 便失禁管理システム

適応	禁忌
●水様便〜泥状便 ●おむつ交換が5回以上/日で、今後2日以上の下痢が予測される ●ベッド上安静 ●宿便がない（除去できる） ●医師により肛門括約筋の緊張が確認できる	●素材にアレルギーの既往あり ●1年以内に下部大腸または直腸の手術を受けている ●直腸または肛門に傷、狭窄、腫瘍（の疑い）がある ●重度の痔核

強く推奨
- *clostridium difficile*、MRSA、緑膿菌など感染性の下痢
- 肛門周囲に手術創、外傷、熱傷、褥瘡がある
- 尿道カテーテル、鼠径部CVカテーテルを挿入中で汚染のリスクがある
- 下痢によるスキントラブルを起こしている

患者・家族への説明と同意を経て、実施へ

（文献6,7を参考に作成）

図8 便失禁管理システムの適用基準

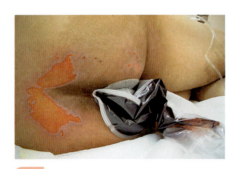

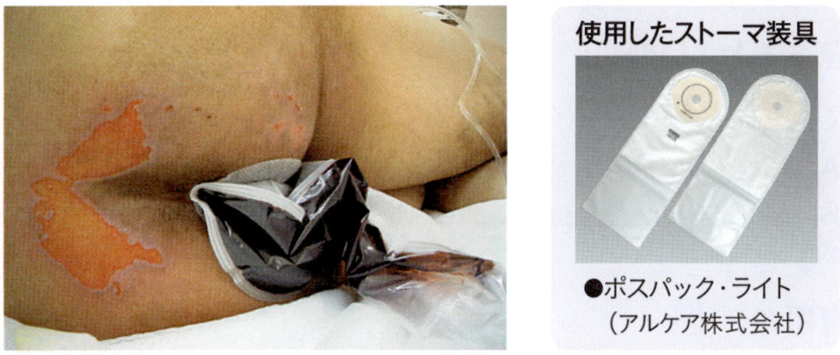

使用したストーマ装具
●ポスパック・ライト（アルケア株式会社）

図9 肛門部パウチングの実施例

〈引用文献〉
1. 日本褥瘡学会学術教育委員会ガイドライン改訂委員会 編：褥瘡予防・管理ガイドライン(第3版).日本褥瘡学会誌 2012；14(2)：212.
2. 日本褥瘡学会 編：在宅褥瘡予防・治療ガイドブック 第2版.照林社, 東京, 2012：74-76, 129-131.
3. Thompson P, Langemo D, Anderson J, et al.Skincare protocols for pressure ulcers and incontinence in long-term care：a quasi-experimental study. *Adv Skin Wound Care* 2005；18(8)：422-429.
4. Dealey C.Pressure sores and incontinence: a study evaluating the use of topical agents in skin care. *J Wound Care* 1995；4(3)：103-105.
5. 渡辺光子：失禁ケア. 田中秀子 監修, 褥瘡ケアステップアップワークブック, 日本看護協会出版会, 東京, 2014：68-71.
6. 横山千鶴, 倉本雅男, 渡辺光子：便失禁管理システムによる肛門粘膜損傷発症の現状と要因分析. 日本褥瘡学会誌 2010；12(3)：416.
7. コンバテック ジャパン株式会社：フレキシシール®便失禁管理システム使用・管理ハンドブック. 2008.

〈参考文献〉
1. 山崎早苗：便失禁管理システムの使用. 重症集中ケア 2009；8(2)：65-69.

III 褥瘡発生後のケア

6 「創の疼痛が強い場合」の褥瘡ケア、どのように行う?

祖父江正代

> **ベーシック**

【局所の痛みへのケアの根拠】

- どのような褥瘡に痛みの評価を行うとよいか:
  - ▶ すべてのステージの褥瘡において評価してもよい。(C1)[1]
    - ➡ 浅い褥瘡も深い褥瘡も痛みを感じるが[2]、創が深いほど痛みが強いと言われている[3]。

- 褥瘡の痛みの評価はいつ行うとよいか:
  - ▶ 処置時および処置以外の時に評価してもよい。(C1)[1]
    - ➡ 褥瘡の痛みは処置時だけでなく、安静時にも痛みが生じ、絶えず痛む場合もある[2]。

- 褥瘡の痛みは何を用いて評価するとよいか:
  - ▶ 疼痛評価スケールを用いて評価してもよい。(C1)[1]
    - ➡ 痛みの評価には、Visual Analog Scale (VAS)、Numerical Rating Scale (NRS)、Faces Pain Rating Scale (FRS)、McGill Pain Questionnaire (MPQ)などの主観的疼痛評価スケールが使用されている[3-5]。

- 疼痛を伴う場合に外用剤は有用か:
  - ▶ 疼痛改善に関して外用剤を用いることには根拠がない。(C2)[1]
    - ➡ 外用薬を用いて表面を保護する試みがなされているが、疼痛改善に対する有効性は明らかではない。

- 疼痛を伴う場合にドレッシング材は有用か:
  - ▶ ハイドロコロイド、ポリウレタンフォーム、ポリウレタンフォーム/ソフトシリコン、ハイドロファイバー®、キチン、ハイドロジェルを用いてもよい。(C1)[1]
    - ➡ ドレッシング材には創部の疼痛を除去する効果はないが、創面を適切な湿潤環境に保つことで疼痛を緩和できる[4]。

〈褥瘡予防・管理ガイドライン(第3版)〉

ベーシック解説

1 どのような褥瘡にも痛みがあるということを理解する

　皮膚の痛覚は、真皮（上層〜乳頭層）に多くみられる自由神経終末が司っている[6]。

　医療者のなかでは、壊死組織を伴う褥瘡の場合、痛みを感じる真皮も壊死しているために壊死組織を伴う褥瘡は痛くないのではないかと考えがちだが、どの深さの褥瘡にも何らかの痛みがある。

　例えば深い褥瘡の場合、創の辺縁部に触れると痛みが生じたり、周囲の炎症による痛みが生じることもある。また、褥瘡が深いほど痛みが強いことが明らかとなっている[3]。

2 処置時・体動時・安静時の痛みの原因を理解する

　褥瘡患者の87.5%がドレッシング交換時に痛みを感じ、84.4%が安静時に痛みを感じており、42%が絶え間なく強い痛みを感じていると報告されている[2]。そのため、処置時だけでなく、安静時も含めた処置以外のときにも痛みの有無を確認する必要がある。

　褥瘡患者に起こる痛みは、「処置時の痛み」「体動時の痛み」「安静時の痛み」に大別される（表1）[7]。

3 共通の痛みの評価ツールを使用して痛みのアセスメントを行う

1）アセスメントツール

　痛みをアセスメントする際には、「いつ」「どこが」「どの程度」「どのように」痛むのかをアセスメントする。

　痛みの程度を評価するスケールには、VAS、NRS、FRS[8]（図1）、MPQなどがある。患者の判断能力に応じてスケールを使い分け、スタッフ間で共通のスケールで評価する。

　個々によって数字の意味が異なるため、患者にとっての「5」、患者にとっての「3」はどのような状態を指しているのかを確認しておくことが必要である。ただし、スケールの数字にこだわらず、痛みによって日常生活にどのような支障をきたしているのかという患者のつらさに着目することが大切である。また、自分で表現できない患者の場合、眉間のしわや視線など顔の表情、筋の緊張などからも苦痛の有無を観察する。

2）痛みの表現（表2）

　痛みは「侵害受容性疼痛」と「神経障害性疼痛」に大別され、侵害受容性疼痛はさらに、体性痛と内臓痛に分けられる。

　体性痛は皮膚や骨、筋肉などの炎症や虚血などによって生じる痛みで「ズキズキする痛み」「疼くような痛み」などと表現される。

表1 褥瘡患者に起こる痛み

安静時の痛み	●創の炎症や感染などによる痛み ●骨突出部が圧迫を受ける痛み　など
体動時の痛み	●衣類やドレッシング材で創が摩擦刺激を受ける痛み ●体位変換による骨や筋肉の痛み　など
処置時の痛み	●ドレッシング材の除去や創部の洗浄による痛み ●外科的デブリードマンなど処置を行うときの機械的刺激による痛み ●処置を行う際の体位による骨や筋肉の痛み　など

（文献7より引用）

表2 疼痛の分類と表現

侵害受容性疼痛	体性痛 （炎症・虚血などによる）	●ズキズキする痛み ●疼くような痛み　など
	内臓痛 （内臓の炎症、閉塞、圧迫、けいれんによる痛み）	●ドーンとした痛み ●重たい痛み　など
神経障害性疼痛 （神経の損傷による）		●ビリビリした痛み ●電気が走るような痛み　など

Ⅲ 褥瘡発生後のケア

① Visual Analog Scale（VAS）
次の線は痛みの程度をおたずねするものです。左端が「痛みなし」、右端が「これまで経験した最も激しい痛み」として、現在の痛みの程度はどのあたりでしょうか。線の上でこのあたりと思われるところに×印を付けてください。

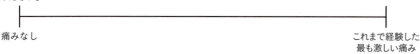

② Numerical Rating Scale（NRS）
現在、痛みがある部分で、今まで痛かったなかで最高にまたは最悪な痛みを10（また、これから経験する痛みで想像できる最悪な痛みを10）としたとき、現在の痛みはどれぐらいですか。数字で教えてください。

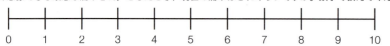

③ Faces Pain Rating Scale（FRS、フェイススケール）(文献8より引用)

図1 主観的疼痛スケール

　内臓痛は内臓の炎症や閉塞、圧迫などによる痛みで、「ドーンとした痛み」「重たい痛み」などと表現される。

　神経障害性疼痛は神経の損傷による痛みで「ビリビリした痛み」「電気が走るような痛み」などと表現される。

　痛み方によって使用する鎮痛薬が異なる。

4 必要に応じて痛みが緩和できるドレッシング材を使用する

　ドレッシング材には創部の痛みを除去する効果はないが、創面を適切な湿潤環境に保つことで痛みを緩和できる。

　痛みを緩和できる可能性のあるドレッシング材には、ハイドロコロイド、ポリウレタンフォーム、ポリウレタンフォーム/ソフトシリコン、ハイドロファイバー®、キチン、ハイドロジェルがある。一部を図2に示す。

　ポリウレタンフォームやポリウレタンフォーム/ソフトシリコン、ハイドロジェルはドレッシング材の剥離刺激も緩和でき、創周囲の痛みを予防するとされている[4]。

6 「創の疼痛が強い場合」の褥瘡ケア、どのように行う？

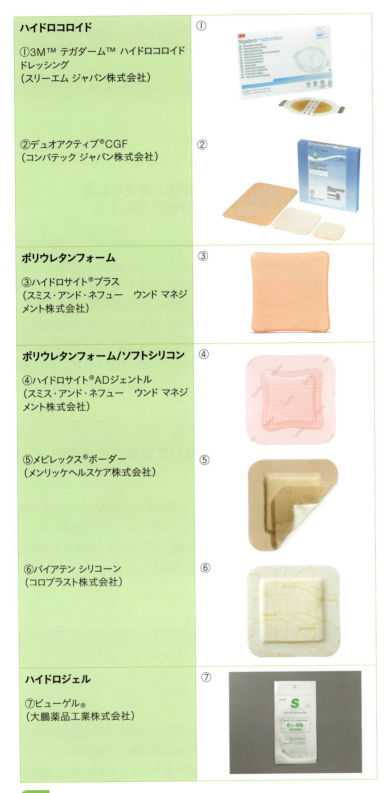

図2 痛みが緩和できるドレッシング材（例）

Ⅲ 褥瘡発生後のケア

臨床の実際：こんなときどうする？ ❶

ドレッシング材交換時の創の痛みが強い場合、どうする？

1 どのようなときにどの部位に痛みが起こるのかを確認する

1）どのようなときに？

ドレッシング材交換開始から終了までの間の、"何をどのようにしたときに痛みが起こるのか"を確認する必要がある。

処置を行う一連の工程の、どのときに痛みがあるのか確認する。一例を示す。
①処置ができるよう体位を整えるとき
②医療用粘着テープを剥がすとき
③創周囲に触れるとき
④ドレッシング材を剥離するとき
⑤創を洗浄するとき
⑥洗浄後の水分を拭き取るとき
⑦外科的デブリードマンを行ったとき
⑧新たな薬剤やドレッシング材を使用したとき

2）どの部位に？

あわせて、痛みの詳細な部位も確認する。
①創自体が痛むのか
②創周囲皮膚が痛むのか
③他の部位が痛むのか

2 痛みの原因と考えられる処置方法を再検討する

痛みがいつ起こるのかを確認すると、その原因も明確になる。原因と考えられることを見直していくことが痛みの緩和につながる（表3）。

患者の痛みに対処せず、処置を繰り返し行うと、患者は「また痛むのではないか」という恐怖感を抱き、痛みが増強することもあるので注意する。

また、複数箇所や広範囲に処置が必要な場合、最も痛みが起こりうる部位は最後に処置を行うようにする。

3 必要に応じて鎮痛薬の使用を検討する

DTIや感染創など炎症反応が強い創の処置や外科的デブリードマンを行う場合は、処置時の痛みがその後もしばらく続くこともある。鎮痛薬を予防的に使用することも考慮する。

臨床の実際：こんなときどうする？ ❷

全身的な痛みが影響している場合、どうする？

1 いつ・どこが・どのように痛むのかを確認する

表4のような場合は、「処置時」「体動時」「安静時」のいずれの場合にも痛みを伴う可能性がある。

体位変換の方法や向きによって痛みの程度も変化するため、"いつ""どこの"痛みが強くなり、"どのように"すると増強し、また和らぐのかを詳細に情

6 「創の疼痛が強い場合」の褥瘡ケア、どのように行う？

表3 ドレッシング材交換に伴い痛みが起こるときに考えられる原因とその対処

痛みの原因		痛みへの対処方法（例）
ドレッシング材がある場合 ドレッシング材を剥離するときに	ドレッシング材が創に固着している	●温湯で湿らせながら剥離する ●非固着性ドレッシング材や痛みを緩和できるドレッシング材など創の状況に合わせてドレッシング材を再選択する ●創に固着しないよう外用薬の使用量を増加する
	ドレッシング材が創に固着していない	●処置時以外にも痛みがないか再度確認する ●創周囲に触れるだけでも痛みがある場合（痛覚が過敏になっていたり、DTIや感染創で炎症反応が強かったりする場合）は、鎮痛薬の使用も検討する
創周囲皮膚の痛みがある場合 ドレッシング材やテープを剥離したときに	粘着性ドレッシング材や医療用粘着テープが引っ張られて貼付されている	●ドレッシング材やテープの貼付方法を見直す ●関節は屈曲した状態に合わせてドレッシング材を貼付する
	粘着性ドレッシング材や医療用粘着テープの剥離刺激がある	●ドレッシング材の剥離方法を見直す ●皮膚用リムーバーを使用する ●貼付時に皮膚被膜剤を使用しておく ●交換間隔に合わせた医療用粘着テープを選択する
創の消毒や洗浄時に 痛みがある場合	温湯や生理食塩水の温度が低い（高い）	●温湯や生理食塩水の温度を検討する ●水道水を使用している場合、生理食塩水に変更する
	創の洗浄後の水分拭き取り時に機械的刺激が加わっている	●不織布ガーゼなど機械的刺激が少ない衛生材料を用いて、皮膚を軽く押さえるようにして水分を拭き取る
	消毒時の化学的刺激がある	●消毒が必要か否かを再検討する
外科的処置による 痛みがある場合	痛みを伴う可能性が高い処置に対して予防的対処が行われていない	●鎮痛薬や麻酔薬を使用して、予防的な痛みの緩和に努める

表4 すべての場面で痛みを伴いやすい疾患（状態）

●大腿骨頸部骨折
●腰椎圧迫骨折
●慢性関節リウマチ
●そのほか骨・関節・筋肉の病変（がんの骨転移など）
●腹部の病変（がんの腹膜播種転移など）
●術後創（他の部位の創傷）　など

Ⅲ 褥瘡発生後のケア

報収集する。

「肩を持って体位を変えられると痛い」「膝を曲げたときに痛い」など、具体的にどの部位に痛みがあるのか確認する。

全身的な痛みの場合は鎮痛薬の使用が必要となるため、どのように痛むのかも把握し、「体性痛なのか」「内臓痛なのか」「神経障害性疼痛なのか」(表2参照)を検討する。

2 痛みの原因を画像・検査データで確認する

痛みの原因を把握するためには、CTやPET-CT、骨シンチグラフィ、X線などの画像や検査データが役立つ。

例えば画像として、がんが多発転移している場合(図3)、あらゆる部位に痛みが生じやすいことが予測できる。

検査値としては、WBCやCRPが高い場合は炎症性の痛み、ALP(アルカリフォスファダーゼ)＊やCRPが高い場合は骨転移や骨浸潤による痛みの可能性がある。

＊【ALP(アルカリフォスファダーゼ)】＝肝や骨、小腸などに多く含まれており、臓器の壊死や破壊に伴う修復の際に放出される酵素。

3 痛みが増強する行動を避ける

痛みが増強する行動を避けることが痛みの緩和につながるので、"どのように動くと""どこの痛みが増強するのか"といった情報をもとに対策を考える。

例えば、「肩を持って体位を変えられると痛い」という場合には、肩関節に負荷がかからないよう肩甲骨全体を支えて体位変換する。

あるいは、がんの脊椎転移の場合は「脊椎を回旋すると痛みが増す」ので、それが予防できるよう、このような場合に限ってはバスタオルを使用して体位変換する(図4)。

「下肢を動かすと痛みが強くなる」場合は、股関節が内転したり外転したりしないよう、クッションで股関節を固定して体位変換する。

4 痛みの種類に応じて適切な鎮痛薬を使用する

1)原因による鎮痛薬の選択

全身的な痛みの原因によって、使用する鎮痛薬は異なる。

骨や関節、筋肉の痛みや術後の創の痛みなどの

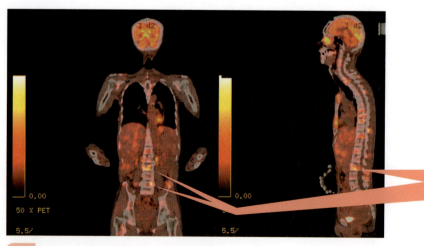

図3 骨転移を示す画像(PET-CT像)

脊椎や大腿部などに転移＝あらゆる部位の痛みが推察できる

6 「創の疼痛が強い場合」の褥瘡ケア、どのように行う?

①通常の体位変換方法:脊椎が回旋していることがわかる

- 通常の体位変換は膝関節、肩関節を持って行う
- 上半身と下半身を同時に可動させることができず、脊椎をひねってしまいがちである

②バスタオルを使用して行う体位変換方法:脊椎の回旋を予防できる

- バスタオルを体幹の下に敷き、上半身と下半身を同時に同じ角度でバスタオルを持ち上げることによって、脊椎の回旋を予防できる

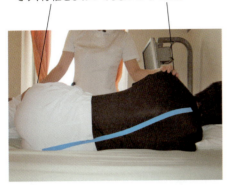
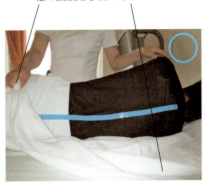

図4 体位変換の工夫の例(脊椎を回旋しない)

「体性痛」には、非ステロイド性抗炎症薬(non-steroidal anti-inflammatory drugs:NSAIDs)、アセトアミノフェンが特に有効で、オピオイドも効果がある。体動時の「突出痛」の場合はレスキューの使用が効果的である。

また、腫瘍増大による圧迫や周囲臓器への浸潤などの「内臓痛」の場合も、NSAIDs、アセトアミノフェン、オピオイドが有効である。

一方、坐骨神経痛やがんの脊椎転移など「神経障害性疼痛」の場合には、オピオイドの効果は乏しく、抗けいれん薬や抗うつ薬、抗不整脈薬などの鎮痛補助薬が有効である。

2)状況による鎮痛薬の選択

安静時に持続的あるいは間欠的に痛みがある場合には、定期的に鎮痛薬を使用するのが望ましい。

一方、突出した痛み(突出痛)がある場合には、予測される行動の前に、屯用の鎮痛薬を使用する。そのため、例えばドレッシング材交換時に痛みが増強すると予測される場合には、医師と相談して、処置前に鎮痛薬を使用しておくことも1つの方法である。

〈引用文献〉
1. 日本褥瘡学会学術教育委員会ガイドライン改訂委員会 編:褥瘡予防・管理ガイドライン(第3版).日本褥瘡学会誌 2012;14(2):177-178,225-226.
2. Szor JK, Bourguignon C. Description of pressure ulcer pain at rest and at dressing change. Wound Ostomy Continence Nurs 1999;26(3):115-120.
3. Dallam L, Smyth C, Jackson BS, et al. Pressure ulcer pain:assessment and quantification. J Wound Ostomy Continence Nurs 1995;22(5):211-218.
4. 日本褥瘡学会 編:褥瘡ガイドブック.照林社,東京,2012;130.
5. Günes UY. A descriptive study of pressure ulcer pain. Ostomy Wound Manage 2008;54(2):56-61.
6. 真鍋求:皮膚の構造と機能.小川秀興,新村眞人 編,TEXT皮膚科学,南山堂,東京,1998:1-14.
7. 祖父江正代:ドレッシング材交換時の痛みのマネジメント.エキスパートナース 2009;25(13):22-27.
8. Wong DL, Hockenberry-Eaton M, Wilson D, et al. Whaley & Wong's Nursing Care of Infants and Children. 6th ed. St Louis:Mosby;1999.

III 褥瘡発生後のケア

7 「外用薬の量」、何が適切?

稲田浩美

ベーシック

【外用薬の使用量の根拠】

●外用薬の適切な使用量:

▶多くの外用薬については、適量という記載がされている。

　➡外用薬の使用目的により、使用する量を検討する。例えば硬い壊死組織をやわらかくしたいのであれば、「乳剤性基剤を」「多めに」使用する場合がある。
　➡使用している外用薬が適切な量かどうかは、「創の面積」「壊死組織の除去が進んでいるか」「滲出液の量は増えていないか」「感染徴候はないか」「良性肉芽であるか」「創縁の皮膚が浸軟していないか」で判断する。

ベーシック解説

1 外用薬の使用量の基準

　薬剤使用量については、薬剤により製薬会社の資料で提示されているものと、されていないものがある。
　例えばフィブラスト®スプレーは「潰瘍の最大径が6cm以内の場合は、潰瘍面から約5cm離して5噴霧する」[1]とされる。カデックス®軟膏であれば「3mmの厚さに塗布する(直径4cmあたり3gを目安に塗布する)」[2]とある。
　しかし多くの外用薬は"適量"としか記載されていない。よって処置を行う医師や看護師により使用量に大きな違いが出てくることが考えられる。

2 「滲出液の量」「壊死組織の状態」から考える"適量"

　使用する外用薬の量は、外用薬の特性を理解したうえで調整する必要がある。
　外用薬は基剤によりその特徴が大きく変化する(表1)。
　例えば壊死組織の付着した褥瘡に対して"どの外用薬を選択するか"を考える際の判断基準として、「滲出液があるか」「壊死組織は硬いのかやわらかいのか」という視点がある。
　「壊死組織が硬く」「滲出液が少なく」「ドライになっている」場合は、壊死組織をやわらかくし、デブリードマンをしやすい環境をつくる必要がある。その際は乳剤性基剤(表1-③)で保水性に優れたゲーベン®クリームを選択する。
　逆に、「壊死組織がやわらかく」「滲出液が多い」褥瘡に対しては、滲出液をコントロールし、適度な湿潤環境にもっていくことを考え、水溶性基剤(表1-

表1　外用薬の基剤による分類

分類	滲出液	代表的な商品(例)	特徴
①水溶性基剤	多	●カデックス®軟膏 ●ユーパスタコーワ軟膏 ●アクトシン®軟膏 ●ブロメライン軟膏　など	●ビーズや白糖を組み合わせて吸水性をさらに高めている
②油脂性基剤	中	●亜鉛華軟膏 ●アズノール®軟膏 ●プロスタンディン®軟膏　など	●創面を適度な湿潤環境に保持し、保湿する ●創面を保護する
③乳剤性基剤	少	●ゲーベン®クリーム ●リフラップ®軟膏 ●オルセノン®軟膏　など	●保水性に優れ、乾燥した創に適応 ●水中油型(O/W型)と油中水型(W/O型)があり、特性が異なる

①)のユーパスタコーワ軟膏やカデックス®軟膏を選択する。

　これらの目的によって、使用する薬剤の量は異なってくる。つまり、より保水し壊死組織をやわらかくしたいのであればゲーベン®クリームを"多めに"使用し、フィルムドレッシングで固定する。また滲出液が多い場合は、"創の大きさに見合う"外用薬の量を使用する。

3　外用薬の量の評価

　外用薬の種類・量が適切であったかどうかは、処置時にガーゼや創面の状態を見て評価する。「創の面積」「壊死組織の除去が進んでいるか」「滲出液の量は増えていないか」「感染徴候はないか」「良性肉芽であるか」「創縁の皮膚が浸軟していないか」を以前の状態と比較して確認することにより、薬剤の変更、使用量の調整、カバードレッシング材の選択(「第Ⅲ章・項目8」参照)ができる。また、その際には褥瘡の経過を写真とともに記録に残すことにより、医師や薬剤師と共有する。

　なお、臨床でよく目にするのはガーゼに少量の外用薬を塗布し、舌圧子で薄く延ばして使用しているケースであるが、ルーチンでこの方法を用いるのではなく、これが創に適切な量かどうかをアセスメントする必要がある。よって、処置の場面ではどのように外用薬を使用しているかも確認したい。

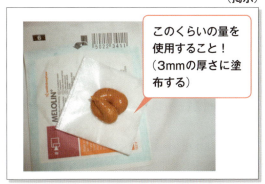

（掲示）

このくらいの量を使用すること！
（3mmの厚さに塗布する）

●上記のように表示して、量のイメージを共有する

図1　外用薬の使用量の共有

　実際に外用薬の使用量にばらつきがあるときには、使用量のめやすを写真で共有することにより(図1)、どの看護師でも同じ外用薬の量で処置ができるようにする。

4　外用薬の混合使用

　医師によっては、複数の外用薬を混合して処方する場合がある。基本的に外用薬は混合して使用するようには作られていない。しかしお互いの薬効を期待して混合する場合もあるため、安定性や効果について薬剤師に相談しながら使用することが望ましい。その際には、混合外用薬の使用期間や保存方法も確認する必要がある。

Ⅲ 褥瘡発生後のケア

臨床の実際：こんなときどうする？ ❶

頻繁に洗浄・交換を行う必要がある場合、外用薬をどうする？

外用薬を用いる機会が多いのは感染の場合であり、このとき、頻繁に洗浄・交換を行う必要がある。
そのような状況での、外用薬についての配慮点を示す。

1 感染が著しい（滲出液過多、排膿）の場合の外用薬

褥瘡が感染しているときは、滲出液も多く、排膿を認める。

滲出液が多いときには、より水分吸収効果のある水溶性基剤の外用薬（表1-①）、またはパウダータイプの外用薬（カデックス®外用散）への変更を検討する。

創面の清浄化を図るためにも、褥瘡の洗浄回数を増やす場合がある。多量の微温湯で洗い流すことが重要となり、創の大きさや感染の状態にもよるが、500～1,000mL程度の量を使用する。このとき、シャワーを用いて洗浄することが望ましいが、ベッド上で行うときにはシャワーボトルを使用し、ある程度の圧をかけて洗浄することが重要である。

2 頻繁な洗浄・交換への対策

1）洗浄・交換時の外用薬の扱い

失禁による褥瘡の汚染（図2）は、創面をそのままの状態にしておくことにより、褥瘡の感染を惹起し、また褥瘡の治癒遅延をもたらす。よって失禁時にはすぐに褥瘡の洗浄を行い、処置をしなおすことが必要であり、結果、洗浄・交換の回数が増える。

この場合、褥瘡内に入り込んだ排泄物と混じった外用薬は、残らないように洗浄し、新たに外用薬を塗りなおす。

外用薬の量は、ガーゼからはみ出すことで固定が剥がれやすくなり、再度排泄物がもぐりこむ原因となるため、ガーゼからはみ出さない量に調整する。

また、状況の改善策として、このとき、失禁量が少ない場合はおむつの選択を工夫したり、あるいはガーゼの固定方法を工夫することによって汚染を防止することに心がける。

2）創への影響の軽減

頻繁な処置は、創面が擦れたり、新生した組織を

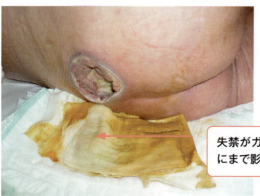

外用薬の量はガーゼからはみ出さない程度に用いる（量が多いと、固定が剥がれやすくなるため）

失禁がガーゼを伝わって創にまで影響している

図2 失禁による褥瘡の汚染と対応

剥がしてしまうことによる機械的な刺激を与え、創傷治癒に影響を与える。よって創面に固着しないドレッシング材や、剥離刺激の少ないドレッシング材・固定用テープを選択する。

また、滲出液の少ない創傷では、創面にガーゼが固着し、剥離時に組織の剥離や出血などの二次損傷を起こす危険性がある。そのときには油脂性基剤（表1-②）の外用薬の量を多めに使用することにより、ガーゼへの固着を予防できる。

高齢者や浮腫のある患者、皮膚が脆弱な患者は、テープの剥離刺激によりびらんを形成することがある。その際には予防的に皮膚被膜剤を使用したり、低刺激性のテープに変更する。また処置を行うスタッフへ愛護的にテープを剥がすことを啓蒙し、必要時には剥離剤を使用する。皮膚障害（びらん等）が発生したあともテープを貼らなければならない場合は、テープを貼る部位に皮膚保護剤またはドレッシング材を使用し、直接にテープの刺激が加わらないような工夫を行う（図3）。

3）投与量の確認

フィブラスト®スプレーを使用している場合、「5噴

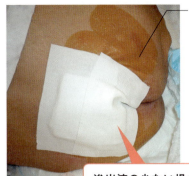

びらん等に対しては、ドレッシング材を貼付して土台とし、テープの刺激を軽減する

滲出液の少ない場合には、固着を防ぐため、油脂性基剤の外用薬を多めに用いることがある

図3 創への影響の軽減

霧で約30μg」[1]となり、「1日の投与量は1,000μgを超えないこと」[1]と添付文書に記載されている。

通常であれば超えることはないが、創傷が広範囲で、なおかつ頻回に創処置を行う場合にはこの量を超えないよう、注意が必要である。

臨床の実際：こんなときどうする？❷

創が深いために、以前の外用薬を洗浄・除去しにくいときはどうする？

褥瘡にポケットが形成されていたり、一部、瘻孔が形成されているときは、通常の洗浄では外用薬が洗い流せない場合がある。

外用薬の量が多い場合はポケット内に軟膏が残留することがあり、ポケットの治癒を阻害する要因となるため、ポケット内まで十分に洗浄する必要がある。以下に洗浄時のポイントを示す。

1 ポケット洗浄時の注意点

ポケットが深い場合には医師と相談のうえ、切開を行い、直接、観察をしながら洗浄することが望ましいが、切開ができないときには奥まで何らかの方法で洗浄する必要がある。

方法としては注射器のシリンジにネラトンカテーテルを適度な長さにカットし、カテーテルを創の奥まで挿入し洗浄する（**写真4-①**）、また留置針の外

Ⅲ 褥瘡発生後のケア

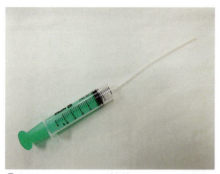
①ネラトンカテーテルの接続

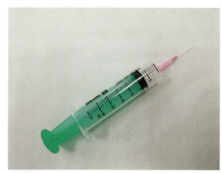
②留置針の外筒の接続

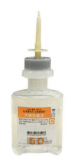
③洗浄ノズル

図4 ポケット洗浄時の方法

筒を使用して洗浄する、(**写真4-②**)、洗浄ノズルを使用する(**写真4-③**)などの方法がある。

洗浄時には多めの微温湯で適度な圧をかけながら行うと、外用薬の残りがなく洗浄できる。シャワー浴ができる人はシャワーの水圧で洗浄することにより、よりきれいに洗浄することができる。

また、油脂性基剤の外用薬を使用している場合には、洗浄だけでは外用薬がとりきれずに皮膚がべたつき、テープを固定する際に剥がれやすいことがある。よって洗浄を行うときには、周囲の皮膚を十分に泡立てた石けんで洗浄し、油分を除去することが必要である。

2 ポリマー製剤の場合の注意点

カデックス®軟膏はデキストリンポリマーが滲出液を吸収するが、洗浄が不十分でポリマーが創内に残ってしまうことがある。

特に見えない部分においては残っているかどうかが確認できないため、長期に残留することにより、創傷治癒を阻害する要因となるので注意が必要である。

〈引用文献〉
1. 科研製薬株式会社：フィブラスト®スプレー250/500添付文書.
2. スミス・アンド・ネフュー ウンド マネジメント株式会社：カデックス®軟膏0.9%添付文書.

〈参考文献〉
1. 日本褥瘡学会 編：褥瘡ガイドブック, 照林社, 東京, 2012：29-33.
2. 古田勝経：褥瘡局所治療における薬剤選択の考え方. 宮地良樹, 溝上祐子 編, 褥瘡治療・ケアトータルガイド, 照林社, 東京, 2009：124-129.
3. 河合修三：薬剤. 田中秀子 監修, すぐに活かせる！最新 創傷ケア用品の上手な選び方・使い方, 日本看護協会出版会, 東京, 2007：27-36.

III 褥瘡発生後のケア

8 「外用薬のカバードレッシング」、何が適切?

稲田浩美

ベーシック

【外用薬のカバードレッシングの根拠】

● 外用薬のカバードレッシングの種類：

▶外用薬を使用する際には**カバードレッシング**が必要である。
▶主に用いられているカバードレッシングには、**ガーゼ**、**吸収パッド**、**ポリウレタンフィルム**がある。
　➡ただし ガーゼでは、「創面が乾燥しやすい」「滲出液過多の場合は浸軟を招きやすい」という状況があり、滲出液の量に応じて使用の可否を決める必要がある。

ベーシック解説

　外用薬は単独では使用できず、創面を何らかの方法で被覆する必要がある。被覆のためのドレッシング材は「カバードレッシング（二次ドレッシング）」と呼ばれる。

　カバードレッシングには、止血効果、機械的刺激からの保護、汚染からの保護、保温、滲出液の管理、容貌と外観を整えるなどの役割がある。

　以下、「ガーゼ」「吸収パッド」「ポリウレタンフィルム」での外用薬のカバーについて示す。

1 ガーゼによるカバードレッシング

　ガーゼは古くから創傷管理で多く使われてきた。しかし開放性のドレッシングであるために、創面が乾燥しやすくなり、湿潤環境が保てず、創傷治癒が遅延する場合がある。また逆に滲出液の多い創にガーゼを使用し密閉して固定することにより、創および創周囲が必要以上の湿潤環境となり、創縁の浸軟をきたすこともある。

　以前には褥瘡の治療として、wet-to-dry法という、創面に生理食塩水等で濡らしたガーゼを置き、ガーゼが乾燥する過程で壊死組織を巻き込み、乾燥した状態でガーゼを剥がすことにより壊死組織を除去するという物理的な方法が用いられたこともあった。しかし疼痛を伴うこと、壊死組織の除去に適した方法が拡大したことから、現在はほとんど行われなくなった。

　また、壊死組織の除去だけではなく通常の処置の際にも、創面にガーゼが固着し剥がすときに疼痛や出血を伴うこともある。ガーゼは安価であり、すぐに手に入りやすいドレッシング材であるが、滲出液の量に応じて検討が必要である。

　また、滲出液が多い場合にガーゼを10枚以上重ねて貼付する場面を見かけるときがあるが、仙骨部などの圧迫の加わる部分に発生した褥瘡については、ガーゼの厚みが圧迫を助長することとなるため、

III 褥瘡発生後のケア

使用時には枚数にも注意が必要である。滲出液の量にもよるが5枚以下とし、それで対応できなければ他の材料への変更を検討する。

2 吸収パッドによるカバードレッシング

滲出液に対してガーゼより高い吸収力を持つ吸収パッドが、いくつかの会社から発売されている。

メロリン®（図1-①）やモイスキンパッド（図1-②）、デルマエイド®などは、創面に当たる部分に多孔性ポリエステルフィルムが用いられており、創に固着しないようになっている。またフィルムを通して吸収した滲出液が創面に戻らないように吸収体で保持され、適度な湿潤環境を維持できるようになっている。

よって、創が感染し、滲出液が多い場合に、水溶性基剤（滲出液を吸収する役割がある）のカデックス®軟膏やユーパスタ軟膏とともに吸収パッドを使用することにより、処置の回数を減らしたり、滲出液をコントロールし、健常皮膚の浸軟を予防できる。

3 ポリウレタンフィルムによるカバードレッシング

ポリウレタンフィルム材を外用薬の固定として使用するには、以下の2つの用途がある。

1）カバードレッシングとして直接使用

カバードレッシングとして使用する。創面の乾燥が著しい場合は、乳剤性基剤（「第Ⅲ章・項目7」参照）の外用薬を塗布したあとに、カバードレッシングとして直接、フィルム材で覆うことにより、湿潤環境を維持できる。

あるいは硬い壊死組織の場合には、水溶性軟膏、例えばゲーベン®クリームを塗布したのち、直接ポリウレタンフィルムで被覆することにより、硬い壊死組織が浸軟し、デブリードマンが容易となる。

2）カバードレッシングの固定として使用

外用薬を使用する場合、簡単にテープで固定すると外用薬が漏れ出てくることがあるため、フィルム材で保護することが多い。また、排泄物による汚染を防ぐときにも使用する。

ただし、滲出液が多い場合はフィルム材で密閉することにより、フィルム内で滲出液が貯留し、過度の湿潤環境となるため、固定方法の工夫が必要である。例えば少量の失禁であれば臀裂側の半分をフィルム材で保護し、残り半分をテープで簡単に固定し、過剰な滲出液はおむつに吸収させるなどである。

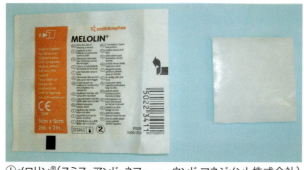

①メロリン®（スミス・アンド・ネフュー　ウンド マネジメント株式会社）

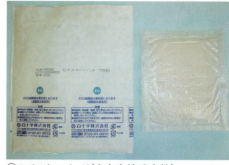

②モイスキンパッド（白十字株式会社）

●滲出液のコントロールを目的として、水溶性基剤の外用薬とともに使用する

図1 吸収パッド（例）

臨床の実際：こんなときどうする？ ❶

外用薬のカバードレッシング、「ガーゼ」「吸収パッド」「ポリウレタンフィルム」の使い分けはどうする？

1 カバードレッシングの使い分けのポイント

1）滲出液が多い褥瘡の場合

滲出液の多い状態のまま同じ処置を続けることにより、肉芽の浮腫を悪化させたり創周囲の浸軟を引き起こすことが考えられる。

このときは、滲出液を吸収するため水溶性基剤の外用薬を用いるとともに、ガーゼでは滲出液の吸収が追いつかないためカバードレッシングを吸収パッドに変更し、滲出液のコントロールを行う。症例を図2に示す。

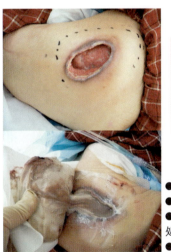

外用薬：水溶性基剤（ユーパスタ軟膏）に変更
カバードレッシング：吸収パッド（モイスキンパッド）に変更
処置：1日2回の洗浄とドレッシング材交換を継続

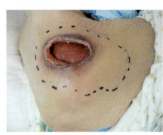

● 1週間後の状態
● 肉芽の色は良好になり、肉芽の浮腫も改善した

● ポケットを有する大転子部の褥瘡
● 壊死組織が除去されたばかりであり、肉芽もやや浮腫状で、不良肉芽の状態
● ゲーベン®クリーム（乳剤性基剤の外用薬）とガーゼドレッシングを使用して処置をしていた
● 滲出液が多いため、処置時には創周囲皮膚に浸軟を認めた

図2 「滲出液が多い」ときのカバードレッシング

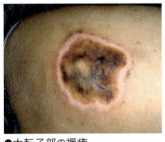

外用薬：乳剤性基剤（例としてゲーベン®クリーム＋ポリウレタンフィルム、またはゲーベン®クリーム＋モイスキンパッド＋ポリウレタンフィルム）あるいは油脂性基剤により浸軟させる
カバードレッシング：ポリウレタンフィルムにより湿潤を維持する

→ 壊死組織のデブリードマンへ

● 大転子部の褥瘡
● 乾燥した壊死組織に覆われている

図3 「創面が乾燥している」ときのカバードレッシング

Ⅲ 褥瘡発生後のケア

2）創面が乾燥している褥瘡の場合

壊死組織が乾燥している場合（図3）、そのままでは壊疽組織が除去できず創傷治癒が進まないため、壊死組織を浸軟させてデブリードマンを進める必要がある。乳剤性基剤または油脂性基剤の外用薬を創面に塗布し、カバードレッシングとして直接ポリウレタンフィルム材で密閉することにより、壊死組織を浸軟させることができる。

3）真菌感染を合併している褥瘡の場合

失禁が持続して真菌感染を起こすことがある（図4）。このような場合には褥瘡治療薬だけでなく、抗真菌薬を使用して治療することが必要である。

このとき、失禁からの汚染を予防するためにフィルムドレッシング材で閉鎖環境にすると真菌感染を悪化させることがあるため、カバードレッシングとしてはガーゼを使用し、密閉しないようにガーゼを固定する。また、失禁のコントロールを行い皮膚の汚染を防ぐことが重要である。

2 固定方法にも注意

剥がれやすい部位のカバードレッシングの固定時には、固定方法にも配慮が必要である。頻繁に動く部位と対応として、表1を示す。

いずれの場合にも、次回の処置時には固定方法の効果があるのかを評価し、必要時には再度、固定方法を検討する必要がある。

〈参考文献〉
1. 外用剤の概要. 日本褥瘡学会：褥瘡ガイドブック. 照林社, 東京, 2012：29-33.
2. 古田勝経：褥瘡局所治療における薬剤選択の考え方. 宮地良樹, 溝上祐子 編, 褥瘡治療・ケアトータルガイド, 照林社, 東京, 2009：124-129.
3. 河合修三：薬剤. 田中秀子, 創傷ケア用品の上手な選び方使い方, 日本看護協会出版会、東京, 2007：27-36.

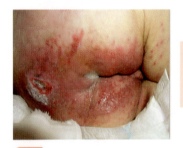

外用薬：医師の診察をもとに、抗真菌薬を使用する必要がある
カバードレッシング：密閉して感染を悪化させないために、ガーゼを用いる

→ 真菌感染の治療が重要

図4 「真菌感染を合併している」ときのカバードレッシング

表1 外用薬カバードレッシング時の固定のポイント

部位	剥がれやすさ	固定のポイント	使用する製品（例）
関節部	●動かす場所のため、伸展や屈曲によりテープが剥がれやすい	●関節可動域においては、軽く曲げた状態でゆとりを持たせて貼る ●伸縮性のあるテープを使用する	●ゴム・アクリル系 ●3M™ マルチポア（スリーエムジャパン株式会社）
臀部	●体位変換やおむつ交換により臀裂部が剥がれやすい	●臀裂部にテープがかかるときは、陰部からの排泄物や粘液によりテープが浮かないように工夫する（「第Ⅲ章・項目9」参照） ●排泄物からの汚染を防ぐために防水性のテープを使用する	●ポリウレタンフィルム（ロール） ●オプサイト™フレキシフィックス（スミス・アンド・ネフュー ウンドマネジメント株式会社）
踵部	●足を頻繁に動かす患者にとっては、シーツとずれることによりテープが剥がれやすい	●1枚をそのまま貼ると必ずしわになり、テープが浮いたところから剥がれやすくなるため、テープに切り込みを入れるか、2枚のテープを使用する（「第Ⅲ章・項目9」参照）	●ゴム・アクリル系 ●3M™ マルチポア（スリーエムジャパン株式会社）

III 褥瘡発生後のケア

9 ドレッシング材の「貼り方」、どうするのが適切?

竹之内美樹

ベーシック

【ドレッシング材の貼り方】

- **使用方法（各社ドレッシング材の添付文書より記載）：**
  - ▶ 使用前に**除毛**する。
  - ▶ **創部を洗浄し、洗浄後は創周囲皮膚の余分な水分をよく取り除く。**
  - ▶ **周囲の健常皮膚も十分に被覆できる**適切なサイズを選択する。
  - ▶ 端が皺にならないようにドレッシング材を**密着**させる。
    - ➡ 創の状態に合わせたドレッシング材を選択するとともに、貼付方法については創縁より2～3cm大きいサイズのドレッシング材を選択するとよい。
    - ➡ 貼付中もドレッシング材のずれ、めくれ・剥がれ、滲出液の漏れ等を観察して対応する。

ベーシック解説

1 ドレッシング材のサイズ

創周囲より表皮が遊走して治癒に至るため、創縁より2～3cm大きいサイズのドレッシング材を選択するとよい。その際は、滲出液の量によってドレッシング材の種類を検討する必要がある。

なお、滲出液が多い場合は大きく貼るのではなく、ドレッシング材の吸収能を見直す必要がある。

2 ドレッシング材の状態を観察する

創を評価すると同時に、剥がしたドレッシング材を観察することが大切である。

1）ドレッシング材がずれていないか

剥がす前に、ドレッシング材が前回貼付した状態と同じかどうか観察する。ずれていればどちらの方向かを見ていく。

2）ドレッシング材の端がめくれたり、剥がれたりしていないか

踵部の場合、端がめくれてすぐに剥がれてしまうことがある。仙骨部や尾骨の場合、臀裂部が浮いてしまい、排泄物が入ってしまうこともある。そうなると創部を汚染してしまうことになりかねない。

3）ドレッシング材から滲出液が漏れていないか

どんなドレッシング材でも、滲出液が漏れる前に交換する必要がある。

滲出液に合ったドレッシング材を正しく選択できているか、逆に創が乾燥してドレッシング材に固着していないかを観察する。

Ⅲ 褥瘡発生後のケア

臨床の実際：こんなときどうする？ ❶

滲出液が多い場合のドレッシング材、どうする？

1 吸収能の評価をもとにドレッシング材を変更する

　滲出液が多く、1日や2日で交換しなければならないような状況であれば、現在使用しているドレッシング材の吸収能を見直す必要がある（**表1**）。

　例えばハイドロコロイドを使用している場合であれば、より吸収能力の高いアルギン酸塩や、あるいはいちばん吸収能力の高いポリウレタンフォームに変更して評価していく。

　逆に滲出液が減ってきた場合、吸収能力の高いドレッシング材では創が乾燥してしまうため、ハイドロコロイドを選択する。

2 ドレッシング材の交換間隔を短くする

　ドレッシング材は最長7日間の連続使用が可能である。しかし、適切な交換間隔は、滲出液の量によって判断されるべきである。例えば3～4日で辺縁1.5cmまで溶解または吸収が進んでいるようであれば、交換の時期であると判断することが必要である。滲出液があふれるまで使用していると、創周囲の健常皮膚が浸軟し、創傷治癒遅延につながることになる。

3 外用薬に切り替える

　ポリウレタンフォームを使用中であっても、1～2日で交換が必要となるほど滲出液が多い場合は、感染の可能性も考え、吸収能力の高い外用薬（カデキソマー・ヨウ素、ポビドンヨード・シュガーなど）に一時的に切り替える。

表1 ドレッシング材の滲出液吸収能

ドレッシング材の種類	製品名	吸収能（自重の倍数）
ハイドロコロイド	デュオアクティブ®ET デュオアクティブ®CGF レプリケア®ET	約2倍
ハイドロポリマー	ティエール®	8倍
ポリウレタンフォーム/ ソフトシリコン	メピレックス®ボーダー	10倍
アルギン酸塩	カルトスタット® ソーブサン	15倍 20倍
アルギン酸フォーム	クラビオ®FG	18倍
ハイドロファイバー® 銀含有ハイドロファイバー®	アクアセル® アクアセル®Ag	25倍
ポリウレタンフォーム/ ハイドロファイバー®	アクアセル®フォーム アクアセル®Agフォーム	25倍
ポリウレタンフォーム	ハイドロサイト®プラス ハイドロサイト®ADジェントル	35倍

より吸収能が高い ↓

臨床の実際：こんなときどうする？ ❷

ドレッシング材が「ずれる」「丸まる」「剥がれる」場合はどうする？

1 ドレッシング材を固定する

　摩擦やずれが生じやすい部分は、ドレッシング材の辺縁四方を医療用テープやポリウレタンフィルムで固定し、ドレッシング材がずれたり、しわが寄ったりしないようにする（図1）。

　ただしその際、カバードレッシングが不要なドレッシング材の全面をさらにフィルムドレッシングで覆うことは、通気性が悪くなりスキントラブルや創傷治癒の妨げになるため、辺縁のみを固定する。

2 貼り方を工夫する

1）踵部

　カバードレッシングは、足底からアキレス腱まで覆えるよう、広く貼付する（図2）。このことでドレッシング材の端がベッドなどの摩擦で触れない位置にくるため、剥がれにくくなる。

　この方法でうまく貼付できない場合は、カバードレッシング材を2枚使用し、"足底部分へ1枚""足首部分へ1枚"貼付することで、切り込みを入れなくても貼付可能である（図3）。

2）仙骨部・尾骨部

　臀裂部は、ドレッシング材がうまく密着できないと隙間から排泄物が入り、悪化する要因となる。平面が得られないため、ドレッシング材が浮きやすい。さらに皮膚とテープの間に張力がかかり、緊張性水疱などの皮膚障害が発生する恐れがある（図4）。

　臀裂からドレッシング材を貼付することで、隙間ができなくなり、密着しやすくなる。さらにドレッシング材の辺縁をテープで補強することも必要である（図5）。

3）その他ずれやすい部位

　ドレッシング材を選択する場合、"全面粘着材"にすることで、多少ずれにくくなる。

4）関節部位

　関節などの可動域が広い部分は、切り込みを入れ

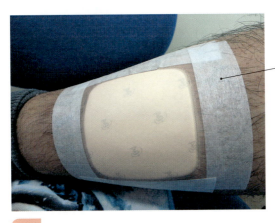

- 脛部でドレッシング材がずれやすい
- ドレッシング材のテープ部を、さらに医療用テープで固定している

図1 ドレッシング材の辺縁四方を固定

Ⅲ 褥瘡発生後のケア

て膝や肘など"皮膚が一番伸びた状態"で貼付する。そうすることで緊張性水疱を予防することができる。

ドレッシング材は中央から両端に向かって貼ることで剥がれにくくなる。

3 ポジショニングを見直す

ドレッシング材は「貼付した状態のままでついているか」、ずれている場合（図6）は「ずれの方向」や「ずれの形」を観察することが大切である。

例えば、仙骨部でドレッシング材が左にずれていた場合、そのまま「左の方向にずれがある」とアセスメントできる。あるいは、下から上方向にずれていた場合は、頭側挙上時のずれが発生していることになる。

この状態ではドレッシング材を変更しても、ずれて剥がれてしまう。このようなずれがある場合、体位変換やポジショニングの検討を行う必要がある。

〈参考文献〉
1. 日本褥瘡学会学術教育委員会ガイドライン改訂委員会 編：褥瘡予防・管理ガイドライン（第3版）.日本褥瘡学会誌 2012；14(2)：187-188.

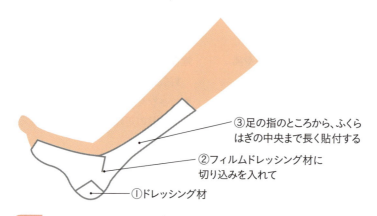

③足の指のところから、ふくらはぎの中央まで長く貼付する
②フィルムドレッシング材に切り込みを入れて
①ドレッシング材

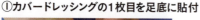

図2 踵部へのドレッシング材貼付の工夫①

①カバードレッシングの1枚目を足底に貼付　　②2枚目を足首に重ねて貼付

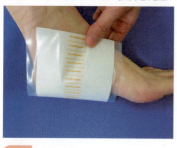 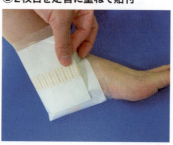

図3 踵部へのドレッシング材貼付の工夫②

9 ドレッシング材の「貼り方」、どうするのが適切?

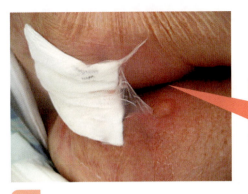

臀裂部から"ドレッシング材を密着させて"貼り始めるとよい

図4 臀裂部が浮いている（さらにずれにより緊張性水疱が発生）

①ドレッシング材を山型にカットする

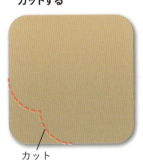

カット

②臀部から先に貼付する

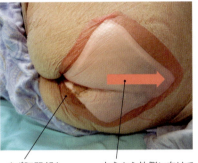

まず肛門部をおさえる　中心から外側に向けて貼付していく

③剥がれそうな場合はさらにテープで補強する

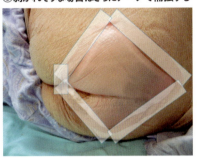

図5 臀裂部へのドレッシング材貼付の工夫

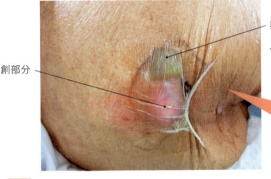

創部分

非固着性のドレッシング材（創以外のところに移動している）

ずれの方向からポジショニングを検討する

図6 ずれの様子

Ⅲ 褥瘡発生後のケア

10 ドレッシング材の「交換間隔」をどう判断する？

竹之内美樹

ベーシック

【交換間隔の根拠】
- ドレッシング材の交換間隔はどうするか？（各社ドレッシング材の添付文書より記載）：
  ▶ <mark>使用開始時</mark>は頻繁に観察を行う。
  ▶ ドレッシング材の種類にもよるが、滲出液の吸収状態を観察し、<mark>ドレッシング材の端から約1〜1.5cmをめやすに交換</mark>する。
  ▶ 滲出液の吸収状態にかかわらず、<mark>7日間を限度</mark>として交換する。
    ➡ 創周囲の皮膚の浸軟を避けるため、ドレッシング材を貼付したまま観察できるものは、ドレッシング材の端1〜1.5cmまで到達したときをめやすに交換する。

ベーシック解説

1 ドレッシング材交換間隔の注意点

ドレッシング材から滲出液がどの程度付着しているか観察する。ドレッシング材から滲出液が漏れている場合は、健常皮膚が浸軟してしまい、治癒遅延につながる（図1）。

通常は、ドレッシング材の端1〜1.5cmまで到達したときをめやすに交換する（図2）。ドレッシング材の種類による適切な交換時期を表1に示す。

2 観察のポイント

ドレッシング材交換時の観察点を図3に示す。
滲出液を吸収しゲル化したハイドロコロイド材

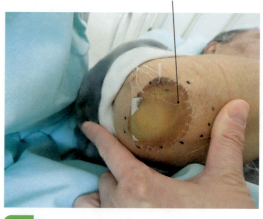

図1 滲出液の漏れ

（ドレッシング材の範囲を超えて滲出液が漏れている）

や、自己融解した壊死組織を、「膿」と間違えやすいため、創を洗浄してから評価することが望ましい（図4）。

10 ドレッシング材の「交換間隔」をどう判断する？

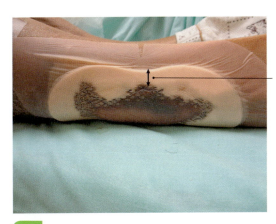

滲出液はドレッシング材の辺縁1〜1.5cm程度までが交換のめやす

図2　滲出液の適切な範囲

表1　ドレッシング材の種類と適切な交換時期

ドレッシング材の種類	適切な交換時期
ハイドロコロイド	●滲出液の漏れが起こる前 ●滲出液がドレッシング材の端から1cm以内（ドレッシング材の上から観察できるもの） ●連続7日までの使用
アルギン酸塩 アルギン酸Ag アルギン酸フォーム	●滲出液がドレッシング材の端から1cm以内（ドレッシング材の上から観察できるもの） ●連続7日までの使用 ●出血がある場合は適宜交換
ハイドロファイバー® 銀含有ハイドロファイバー®	●滲出液の漏れが起こる前 ●滲出液が創よりも大きく拡がったとき ●連続7日までの使用
ポリウレタンフォーム/ ソフトシリコン	●滲出液がドレッシング材の端から1.5cm以内（ドレッシング材の上から観察できるもの） ●連続7日までの使用
ハイドロポリマー	●滲出液がドレッシング材の端から1cm以内（ドレッシング材の上から観察できるもの） ●連続7日までの使用
ハイドロジェル	●壊死組織がある場合は毎日交換 ●連続3日までの使用

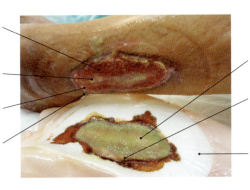

①創の滲出液の量
②創の肉芽の色調、壊死組織の有無
③創の乾燥の有無
④創周囲皮膚が浸軟していないか
⑤滲出液の色や臭い（ドレッシング材から漏れ出ていないか）
⑥臀部に近い創の場合は、ドレッシング材の内部が排泄物で汚染されていないか
⑦ドレッシング材がめくれたり、剥がれていたりしないか

図3　ドレッシング材を剥がしたときの観察

Ⅲ 褥瘡発生後のケア

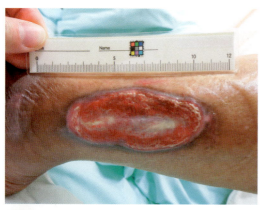

- 創を洗浄してから観察する
- ゲル化したハイドロコロイド材や自己融解した壊死組織を、膿と判断しないように注意する

図4　洗浄後の創

臨床の実際：こんなときどうする？❶

病態とあわせて、交換間隔の決定・変更・評価をどう行う？

1　ドレッシング材の初回使用時の観察

　患者に初めてドレッシング材を使用する場合は、たとえ連続貼付7日間可能なものであっても、2～3日以内で一度、創をみて評価したほうがよい。その評価で滲出液や、創の感染徴候がないことを確認して、最長7日以内の交換を行っていく。

2　終末期患者へのドレッシング材の適用

　緩和ケア対象患者、あるいは予後の限られた患者では、創を小さくしたり治癒を目的としたりする治療ではなく、患者にとっていかに苦痛がないケアとするかが目的となる（「第Ⅲ章・項目6」参照）。

　そのためケアが簡便で、なおかつケアによる苦痛を避けるため、7日程度貼付可能なドレッシング材を選択していく必要がある。

臨床の実際：こんなときどうする？ ❷

脆弱な皮膚の
ドレッシング交換をどうする？

　脆弱な皮膚は、角質バリア機能や組織耐久性が低下している。そのため、軽微な外力により容易に損傷してしまう。

　脆弱皮膚としては加齢、疾患や抗がん剤の影響、浮腫などさまざまである。そのような患者のドレッシング交換にはさらに注意が必要である。

1 剥離刺激の少ないドレッシング材を選択する

　全面粘着材のドレッシング材は、剥離刺激が強いため、ソフトシリコン、あるいは粘着剤の使用されていないタイプを選択する。

2 剥離剤を使用して交換する

　全面粘着材タイプを使用する際は、滲出液の量を見て頻回に交換することは避ける。

　剥離時も愛護的に行う必要があるため、ストーマケアで使用する粘着剥離剤の使用を推奨する（図5）。

3 ドレッシング交換時に保湿を行う

　ドライスキンは角質水分量が減少しており、角質層のバリア機能が破綻し、皮膚の結びつきがルーズな状態であり、角質の隙間から微生物やアレルゲンが侵入しやすい状態である。皮膚落屑も多く、ドレッシング材を貼付してもすぐに剥がれてしまうことがある。その際は全身の保湿を行うことが重要である。保湿により、皮膚表面が皮脂膜に覆われ、皮膚を整えることができ、新たな皮膚の損傷を防ぐことにもつながる。

　ドレッシング材を貼付する部位には油性の外用薬や油脂性基剤の保湿クリームは適さない。保護保湿効果があり、ドレッシング材などの粘着を妨げない保湿ローションである、セキューラ®ML（スミス・アンド・ネフュー ウンド マネジメント株式会社）やベーテル™保湿ローション（越屋メディカルケア株式会社）などを使用していく。

4 ドレッシング材の固定方法

　カバードレッシングを必要とするような非固着性ドレッシング材を貼付する場合、粘着力の高いフィルムドレッシング材を併用しない。

　粘着剤を使用しておらず剥離時の痛みがないシリコーン粘着剤、3M™ やさしくはがせる シリコーンテープ（スリーエム ジャパン株式会社）や、オプサイト®ジェントルロール（スミス・アンド・ネフュー ウンド マネジメント株式会社）などで固定する。

〈参考文献〉
1. 真田弘美, 須釜淳子 編：改訂版 実践に基づく 最新褥瘡看護技術, 照林社, 東京, 2009.
2. 溝上祐子 編著：カラー写真とイラストで見てわかる！ 創傷管理, メディカ出版, 大阪, 2006.

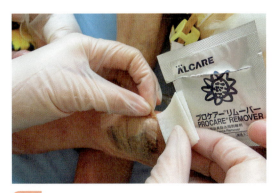

図5 剥離剤の使用

III 褥瘡発生後のケア

11 ドレッシング材交換時の「滲出液が多い・少ない」の判断、どのように行う？

清藤友里絵

ベーシック

【滲出液評価のための観察】

● 滲出液を評価するためのポイントは何か：

▶統合された滲出液の評価：滲出液生成に影響のある項目をステージごとに検討・特定する[1]。
  1. 患者の評価（合併疾患：創傷および滲出液の原因、医薬品、治療への協力、心理社会的事項、栄養状態）
  2. 創傷部位の評価（局所の疾患：静脈性疾患、その他の皮膚疾患等、創傷部位）
  3. 使用ドレッシング材の評価（<mark>貼付時</mark>と<mark>除去後</mark>、<mark>滲出液の量の目安としての使用量</mark>）
  4. 滲出液評価（<mark>色</mark>、<mark>粘稠度</mark>、<mark>臭い</mark>）
  5. 創底と創縁の評価（創傷歴、大きさ、治癒段階、感染／炎症、瘻孔／洞）
  6. 創周囲皮膚の評価（浸軟／皮膚剥離―発赤、退色、浮腫、びらん）
    ➡滲出液は、性状（色・粘稠度・臭い）と量（ドレッシング交換の回数と付着する滲出液の範囲）を評価する。

ベーシック解説

1 滲出液の役割

　褥瘡における創傷治癒の促進には、滲出液の管理が必要不可欠である。

　滲出液には、「水分」「電解質」「栄養素」「成長因子」「蛋白分解酵素」「種々のサイトカイン」が含まれている。そして、創面を湿潤に保つことで細胞に必要な成分を運搬し、壊死組織の自己融解や感染防御、肉芽組織や新生上皮の増殖など創の修復に関与している。その役割を最大限に発揮するためには、滲出液の性状と量をコントロールすることが重要である。

2 滲出液の正常・異常

　正常な滲出液は、一般的に透明または薄い琥珀色で、漿液性（粘稠度が低い）で、不快な臭いがない状態である。滲出液に異常がないかを判断し、異常があれば（表1）[1]、その問題を早期に解決しなければならない。

表1 滲出液の色、粘稠度、臭い

色調の意義*	
特徴	考えられる要因
透明・琥珀	●漿液性滲出液。「正常」とみなされることが多いが、線維素溶解酵素産生菌（黄色ブドウ球菌等）による感染のほか、尿瘻またはリンパ瘻が原因である可能性がある
混濁、乳白色、クリーム状	●フィブリン網あり（炎症反応のひとつである線維性滲出液）または感染（白血球と細菌を含む化膿性滲出液）である可能性がある
ピンクまたは赤	●赤血球が存在するためで、毛細血管が損傷している可能性がある（血液性または出血性滲出液）
緑	●細菌感染を示す可能性がある（緑膿菌等）
黄または茶	●スラフや腸瘻・尿瘻による物質が原因である可能性がある
灰または青	●銀含有ドレッシング材使用時に発生する場合がある
粘稠度の意義	
粘性が高い（高粘度で時に粘着性あり）	●タンパク含有が多い。理由： 　―感染 　―炎症 ●壊死性物質 ●腸瘻 ●一部のドレッシング材または外用薬の残留物
粘性が低い（低粘度で流れやすい）	●タンパク含有が少ない。理由： 　―静脈性またはうっ血性心疾患 　―栄養不良 ●尿瘻、リンパ漏または関節腔瘻
臭いの定義**	
不快	●細菌増殖または感染 ●壊死組織 ●洞／腸瘻または尿瘻

＊注：薬剤が尿を変色させる場合がある。滲出液の変色については、可能性のある原因がすべて除外された場合に、初めて薬剤の可能性を考慮すること
＊＊注：ドレッシング材によっては独特の臭いが生じる（ハイドロコロイド等）

（文献1より引用、一部改変）

3 滲出液の量の判断

滲出液の量は、"ドレッシング交換の回数"で判断する。

しかし臨床の場では、ドレッシング材の交換は滲出液の量だけでなくドレッシング材のずれや失禁などによる汚染で行う場合も多い。よって、ドレッシング交換の回数に加え、ドレッシング材に付着する滲出液の範囲で判断する（表2）[2]。

褥瘡状態判定スケール・DESIGN-R®重症度分類では、「E6（多量）」を重度、「e3（中等量）」以下を軽度と判断し、重度を軽度に導くための局所管理が求められている。

III 褥瘡発生後のケア

表2 滲出液量の評価方法

DESIGN-R®評価	e0	e1	e3	E6
		軽度		重度
滲出液の量	なし	少量	中等量	多量
交換回数		毎日は不要	1日1回	1日2回以上
付着する滲出液の範囲		1/4以下程度	3/4程度未満	3/4程度以上
ドレッシング材の状態(例)				

(文献2を参考に作成)

臨床の実際：こんなときどうする？ ❶

ドレッシング材交換が頻回な場合、どうする？

1 滲出液量をアセスメントする

滲出液量は、以下で評価する(**図1**)。
①剥がす前のドレッシング材の状態
②ドレッシング材の吸収面
③創面および創周囲の皮膚の状態

1) 滲出液が少ない状態

創面が乾燥している状態である。ドレッシング材を除去する際、創に固着してしまい、無理に剥がすと出血することもある。

あるいは壊死組織が乾燥し、痂皮化している場合も、滲出液が少ないことが予測される。

2) 滲出液が多い状態

DESIGN-R®褥瘡評価スケールで、「E6」(1日2回以上のドレッシング交換を要する)の状態である。

また、創周囲の皮膚が浸軟している状態は、過剰な湿潤状態であることを示すサインとなる。

2 ドレッシング交換が頻回となる原因をアセスメントする

ドレッシング交換の回数は、多くの場合、滲出液の量により左右されるが、量だけでなくその性状にも着目する。

急に滲出液量が増えたり、粘稠度が高くなった場合は感染が疑われる。感染徴候(創周囲の発赤、腫脹、熱感、疼痛、悪臭)の有無についても観察する。

粘稠度が高い場合、使用するドレッシング材の種類によっては吸収できずに漏れ出してしまうことがある(**図2**)。交換間隔を短くしたり、粘稠性の滲出液を吸収できるドレッシング材に変更する必要がある。

一方、滲出液に汗が含まれていたり、尾骨部の褥瘡などでは、尿の流入、ウォシュレットや陰部洗浄時の洗浄水の浸入により、一見、滲出液量が増えたように見えることもある。

11 ドレッシング材交換時の「滲出液が多い・少ない」の判断、どのように行う？

状態		ドレッシング材の状態・吸収面	創面および創周囲皮膚の状態
少ない	乾燥	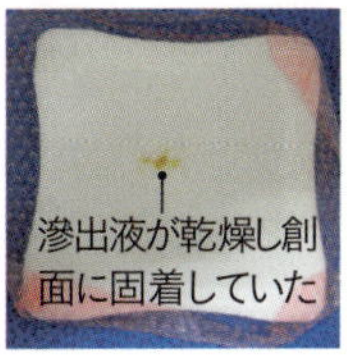 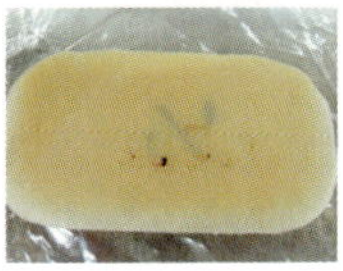 ●ドレッシング材に汚染がない ●または滲出液が乾燥している。創面に固着していることもある ●局所処置の再検討が必要である （滲出液が乾燥し創面に固着していた）	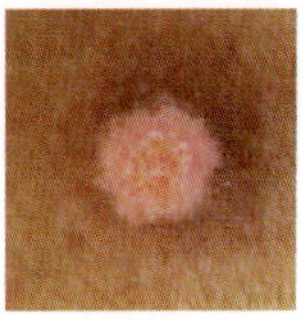 ●創底は乾燥し、目に見える湿り気がない ●血流障害のある創に生じやすい
適切	湿った状態	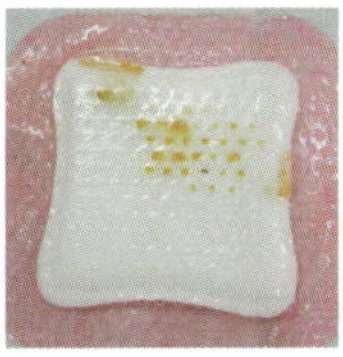 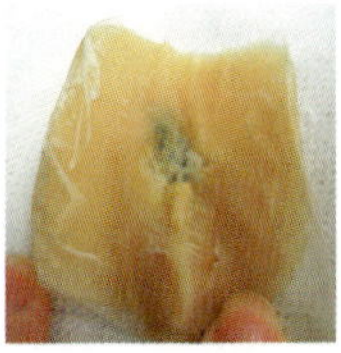 ●ドレッシング材は少し汚染している ●ドレッシング材の種類に適した交換頻度となる	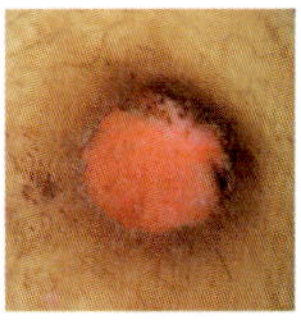 ●創底は湿っているが周囲の皮膚は浸軟していない
適切	湿潤状態	●ドレッシング材はかなり汚れているが、滲出液は漏れていない ●ドレッシング材の種類に適した交換頻度となる	●創底は湿っているが周囲の皮膚は浸軟していない
多い	飽和状態	滲出液が漏れている ●ドレッシング材から滲出液が漏れている ●通常より頻繁にドレッシング交換が必要である ●局所処置の再検討が必要である	皮膚が浸軟 ●創底は湿っている。さらに周囲の皮膚が浸軟している可能性がある
多い	漏出	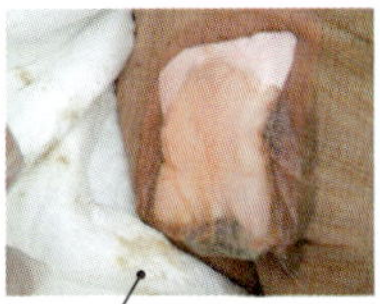 紙おむつが汚染している ●ドレッシング材から滲出液が漏れ、おむつや衣服が汚染している ●通常より頻繁にドレッシング交換が必要である ●局所処置の再検討が必要である	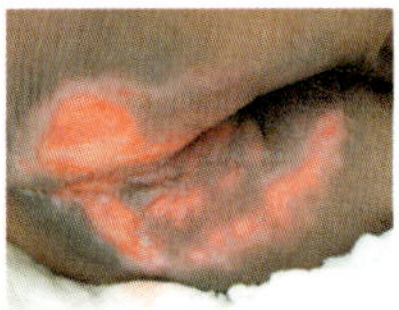 ●創底は湿っている。さらに周囲の皮膚が浸軟している可能性がある

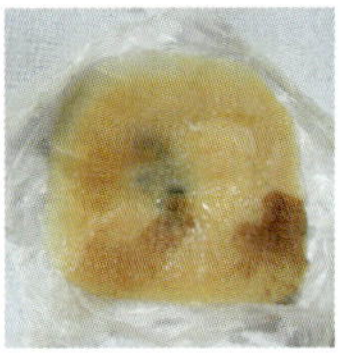

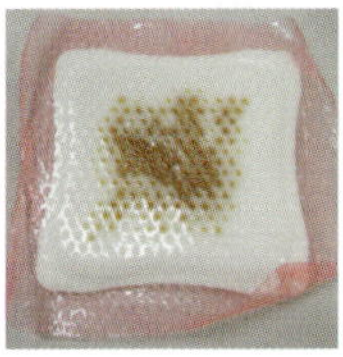

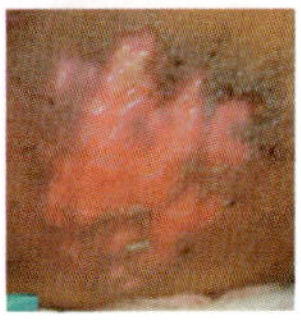

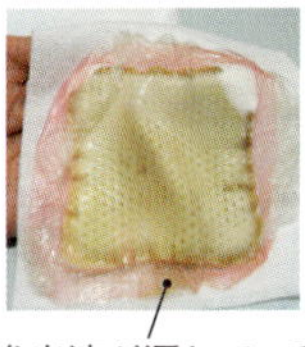

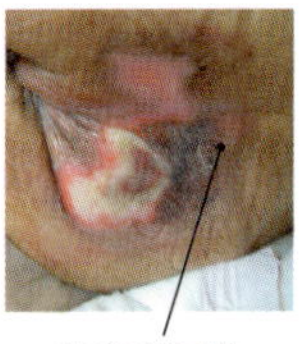

図1 ドレッシング材と滲出液の相互作用の評価

（「状態」や指標は文献1を参考に作成）

Ⅲ 褥瘡発生後のケア

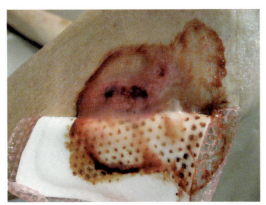

●滲出液の粘稠度が高く、ドレッシング材に吸収されずに漏れ出している

図2 滲出液のドレッシング材からの漏れ

また、ドレッシング材がめくれたり、失禁による汚染などにより、ドレッシング交換が頻回となる場合がある。

このように、創状態の変化に伴い滲出液量が増加したのか、管理方法に問題があるのかをアセスメントする必要がある。

3 適切な外用薬、ドレッシング材を選択する

創の状態や滲出液の性状と量をアセスメントし、適切な外用薬やドレッシング材を選択する(「第Ⅱ章・項目13」参照)。

なお、滲出液量の多い創に外用薬を使用する場合は、滲出液の付着により創周囲に皮膚障害が生じることがあるため、皮膚被膜剤などで皮膚を保護するとよい。

4 外的因子から保護する

ドレッシング材がめくれやすい尾骨や踵部などは、形状に合わせたドレッシング材を選択し、貼付方法を工夫するとともに(「第Ⅲ章・項目9」参照)、身体のずれや摩擦を最小限にするようなポジショニングを行う。

また、尿や便失禁による汚染対策や陰部洗浄時の工夫など(「第Ⅲ章・項目5」参照)、適切な貼付期間を維持することも創傷管理において重要な要素の1つである。

臨床の実際：こんなときどうする？❷

滲出液の多い・少ない場合の「全身的な」アセスメントとしては何が必要？

創傷治癒促進には、適切な湿潤環境を維持することが重要であり、滲出液は多すぎても少なすぎても創傷治癒を妨げる。

創傷治癒が遷延する場合は、その原因を多角的に捉えてアプローチする必要がある。以下に各要素[1]に基づき示す。

1 創傷治癒過程

肉芽の構成組織である新生血管は、肉芽形成が急速に進むときに滲出液を多く生産する。逆に、上皮化が進み肉芽形成が抑制されると滲出液は減少する。このように正常な創傷治癒過程でも滲出液量は変化する。

一方で、炎症期の遷延や壊死組織の自己融解により滲出液は増加し、壊死組織が痂皮化すると減少する。創傷治癒は壊死組織の影響を受けるため、早期に壊死組織を除去することがポイントとなる。

2 局所的要因

ここで着目すべきは「感染」「浮腫」「血流障害」である。

感染は、細菌由来の毒素が血管浸透性を亢進させる。また、炎症期が遷延し肉芽増殖や上皮化を阻害する状況となるため、感染創の滲出液は増加する。

浮腫のメカニズムと滲出液生成のメカニズムは類似している。血管透過性の亢進や血管内圧の上昇により浮腫が生じ、滲出液は増加する。

血流障害のある組織は、滲出液の成分となる血液が乏しいため滲出液はほとんど生成されない。「感染」「浮腫」「血流障害」をコントロールすることがポイントとなる。

3 全身的要因

局所的要因で着目した「感染」「浮腫」「血流障害」を引き起こす全身状態を見過ごしてはいけない。その因子は1つではなく、複数存在することもある。

例えば、糖尿病の患者は、易感染状態にあるため感染を起こすと滲出液が増加しやすい。一方で細小血管の閉塞による血流障害を合併すると滲出液は減少する。

また、がん患者は免疫力が低下し易感染状態にあり、さらに全身性や局所性の浮腫を伴うと滲出液は増加する。抗がん剤や放射線療法などの治療も創治癒を抑制するため滲出液の増加につながる。滲出液が増加すると脱水症や低蛋白血症が助長されるなど悪循環が生じることもある。よって、創傷治癒過程に影響を与える疾患や全身状態、治療について把握する必要がある。

4 物理的要因

外用薬・ドレッシング材の選択や交換間隔が不適な場合に滲出液は増加したり、減少したりする。

また、創部に圧迫やずれなどの外力が加わることで創傷治癒は遅延し、滲出液が増加することがある。

よって、適切な局所管理が行えているかをアセスメントする必要がある。

＊

褥瘡の状態や全身状態は日々変化する。その変化に対しタイムリーに再評価し、適切な湿潤環境を維持することが重要である。

〈引用文献〉
1. World Union of Wound Healing Society(WUWHS)：Principles of best practice：Wound exudate and the role of dressing- A consensus document, London, MEP Ltd, 2007.
（日本語版・真田弘美 監修：ベストプラクティス・創傷滲出液およびドレッシング材の役割）http://www.woundsinternational.com/media/issues/457/files/content_9910.pdf(2015.6.20アクセス)
2. 北川敦子, 真田弘美：DESIGNの具体的なつけ方. 大浦武彦 監修：褥瘡状態評価法 DESIGNのつけ方、使い方, 照林社, 東京, 2003：28.

〈参考文献〉
1. 小浦場祥夫：滲出液を管理する. 市岡滋, 須釜淳子 編, 治りにくい創傷の治療とケア. 照林社, 東京, 2011：35-43.
2. 日本褥瘡学会学術教育委員会ガイドライン改訂委員会 編：褥瘡予防・管理ガイドライン(第3版). 日本褥瘡学会誌 2012；14(2)：165-226.

Ⅲ 褥瘡発生後のケア

12 「ポケットが拡大している」の判断、どのように行う?

内藤亜由美

ベーシック

【ポケットの評価の根拠】
- DESIGN-R®での計測方法:
  ▶ポケットの広さの計測は、**褥瘡潰瘍面とポケットを含めた外径**を描き、その長径と短径(長径と直交する最大径)を測定し(cm)、おのおのを掛け合わせた数値から**「褥瘡の大きさで測定した数値」を差し引く**[1]。
  ➡DESIGN-R®に基づく評価を行い、経時的に観察していく。

ベーシック解説

褥瘡の評価ツールとして、2008年にDESIGN-R®が発表され、その後、予測妥当性のある褥瘡状態判定スケールとして国内で広く使用されている[2]。

DESIGN-R®におけるポケットの評価方法は、上記の通りである。この計測結果を5段階に分類されている点数で経時的に評価を行う(**表1**)[3]。

なお、ポケットの計測は毎回同じ体位で行う。

表1 DESIGN-R® 褥瘡経過評価用における「ポケット(p、P)」の評価

Pocket ポケット		毎回同じ体位で、ポケット全周(潰瘍面も含め)[長径(cm)×短径*1(cm)]から潰瘍の大きさを差し引いたもの			
p	0	ポケットなし	P	6	4未満
				9	4以上16未満
				12	16以上36未満
				24	36以上

(文献3より引用)©日本褥瘡学会／2013

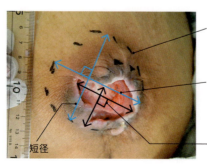

ポケットを含めた外径
長径
短径
S(大きさ)で測定した褥瘡の数値

臨床の実際：こんなときどうする？ ❶

ポケットの計測方法、具体的にはどのように行う？

1 ポケット計測器具を使用する方法

肉芽組織を損傷せずにポケットの範囲を計測する機器がある（図1）。

図2のように太い鑷子で計測を行ってしまうと肉芽の損傷や出血を伴うことがあるが、図1のような専用の器具を用いると、愛護的に計測が可能となる。

注意点として、ポケット上の皮下組織が1.5cm以上ある場合は光が見えにくくなるため、より暗い環境下で使用するか、別の方法で計測を行う。

2 エコー検査を使用して計測する方法

褥瘡と周囲皮膚を超音波検査（エコー）で観察することにより、皮膚の内部構造を観察することができる。

ポケットのエコー画像の特徴は、「境界が明瞭で、左右非対称あるいは三角状の形状を呈した低輝度領域」である。図3[5,6]に示す褥瘡のエコーによる鑑別の流れに沿って評価を行う。

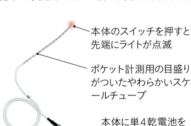

- 本体のスイッチを押すと先端にライトが点滅
- ポケット計測用の目盛りがついたやわらかいスケールチューブ
- 本体に単4乾電池を2本使用

● P-ライト（越屋メディカルケア株式会社）

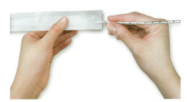

● スケールチューブに透明なディスポーザブルのカバーをつけて、ゆっくりポケット内へ侵入する

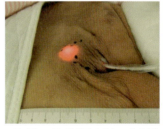

● ライトのガイド下でポケットを計測する

（症例は文献4より許可を得て転載）

図1　褥瘡ポケット計測器

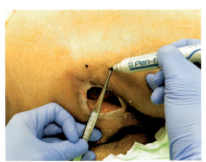

● 肉芽の損傷や出血を伴いやすいため極力行わない

図2　鑷子によるポケット計測

Ⅲ 褥瘡発生後のケア

3 計測器具やエコーが使えない場合の方法

1) やわらかいチューブを用いる方法

柔軟性がある8Fr（フレンチ）程度のネラトンカテーテルを、ゆっくり慎重にポケット内に進め入れて計測することもできる（図4）。

2) 綿棒を用いる方法

ポケットの走行が平面であれば、細い綿棒をゆっくり慎重にポケット内に進め入れて計測することもできる（図5）。

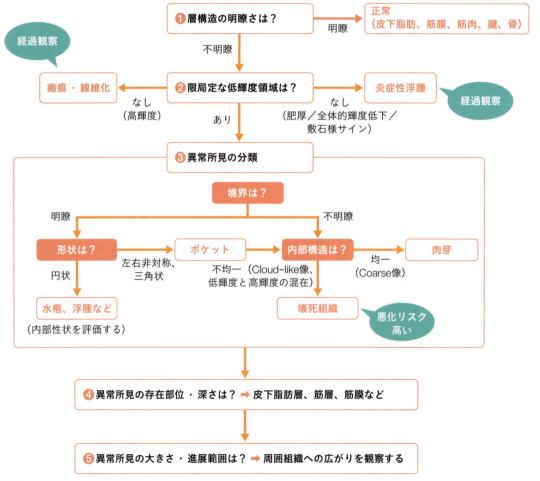

（文献5,6より引用）

図3 褥瘡部の超音波検査による観察フローチャート

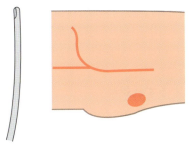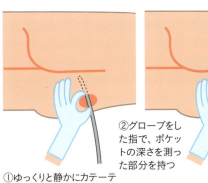

図4 やわらかいチューブを用いたポケット計測

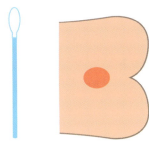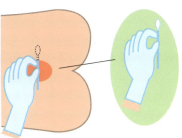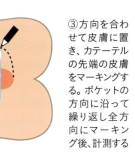

図5 綿棒を用いたポケット計測

臨床の実際：こんなときどうする？❷

「ポケットが拡大している」場合のアセスメントどのように行う？

1 感染を起こしていないかを確認する

　特に、潰瘍面は縮小しているのにもかかわらず、ポケットの大きさが"不変"、あるいは"拡大している"ときには、感染についてアセスメントが必要である。

　潰瘍面が小さいためポケット内を十分に洗浄できず、ドレナージされない滲出液がポケット内に留まってしまっていることが考えられる。

　このような場合は滲出液が混濁や悪臭を認めるため、臭いや滲出液の性状を観察する。また、シリンジや先細の洗浄びんを用いてポケット内を十分に洗浄し、感染を予防する。

Ⅲ 褥瘡発生後のケア

それでも潰瘍面だけ縮小しポケットが縮小しない場合は、観察できなくなっているポケット内部に壊死組織や不良肉芽が存在している場合があるため(図6)、創傷を専門とする診療科に相談する。

2 局所にずれが加わっていないかを確認する

背上げや側臥位によって局所にずれが加わり、ポケットの大きさが"不変"あるいは"拡大している"場合もある。

また、大転子部の深い褥瘡の場合は、股関節の動きによってポケットが拡大する場合がある。以下のように対策を行う。

1) 背上げによるずれ対策

背上げの時間、角度、ポケットの部位をアセスメントする。

仙骨部の頭側方向にポケットができた場合は、背上げによるずれ(図7-①)が仙骨部に加わっている可能性があるため、背上げ時のずれ対策を徹底する。

背上げ時のずれ対策として、背抜き動作を加える(図7-②)。

背上げ角度は30度未満で行う。経腸栄養により背上げ時間が延長している場合は半固形化栄養剤短時間注入法(表2)[7]について医師と検討する。半固形化栄養剤短時間注入法には適応・禁忌があるため、必ず主治医に相談し、医師の指示のもと実施する。

2) 側臥位によるずれ対策

殿筋が萎縮している場合、30度側臥位(図8)をとることにより仙骨辺縁部にポケットが生じる場合がある。

創処置の後、おむつをあてる前に、30度側臥位になった場合、仙骨部辺縁部がマットレスにどのように接するかを観察する。

ポケット部位が30度側臥位でマットレスと接する場合は、側臥位で上側になる下肢を、下側になる下肢よりも前方になるようにポジショニングピローを用いて体位を整える。

3) 大転子部のポケット

関節の動きでポケットができやすい部位である。理学療法士や形成外科医師などと相談しながらリハビリテーションや局所治療を進めていく。

大転子部に深い褥瘡がある場合(図9)、看護師は股関節の動きによりポケットが拡大するリスクを熟知し、リハビリテーションが開始前から早期に理学療法士と情報交換を行い、動きに関するアドバイスを受け、チームで悪化予防・早期治癒に取り組む。

救急搬送された褥瘡症例

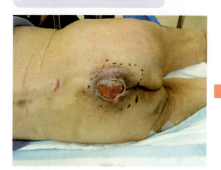

①綿棒で計測できるポケット範囲はこのように示された

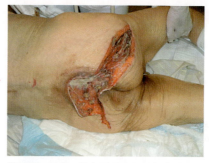

②排膿、発熱、検査所見より敗血症が疑われ、初療室で緊急ポケット切開を行うと、さらに範囲の広いポケットが明らかになった

図6 症例:感染によるポケットの拡大

12 「ポケットが拡大している」の判断、どのように行う？

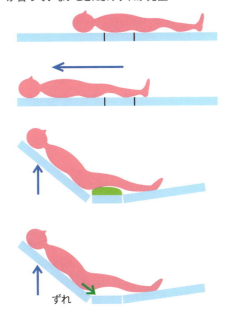
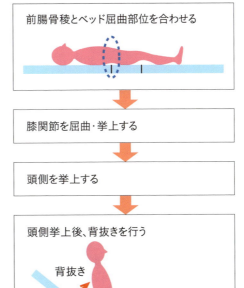

図7 「背上げ」によるずれと「背抜き」

表2 半固形化栄養剤短時間注入法の適応、禁忌

適応
正常な胃の機能をもち、消化管運動消化吸収能をもつ患者が適応である
・特に有用な適応
①リハビリテーションの時間確保のため注入時間を短縮したい患者
②誤嚥や嘔吐を繰り返す患者
③吸収障害を伴わない下痢を繰り返す患者
④瘻孔への漏れがある患者
⑤頭頸部領域がんなどによる閉塞のために胃瘻となった患者
⑥安静が保てず注入時間を短くしたい患者

適応外であるもの
①器質的に胃に異常のある患者（高度の食道裂孔ヘルニアのある患者、幽門側胃切除後の患者など）
②機能的に胃に異常がある患者（機能性Dyspepsia〈デスペプシア〉）
③消化吸収障害のある患者

禁忌
①食道切除後の胃管に造設した胃瘻（代用食道であり胃の貯留、排出の機能がないばかりでなく、噴門機能もないため禁忌である。瘻管チューブを併用し液体栄養剤を緩徐に注入すべきである）
②胃全摘出後の腸瘻および腸瘻の患者（胃の貯留能がないため禁忌である。腸瘻では液体栄養剤を緩徐に注入すべきである）

（文献7より引用）

Ⅲ 褥瘡発生後のケア

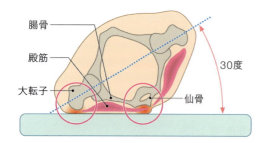

●殿筋で十分に支えきれない場合は、仙骨部、大転子部にポケットができやすくなる

図8 30度側臥位によるポケット

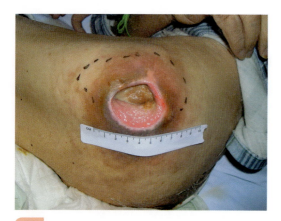

図9 大転子部のポケット

〈引用文献〉
1. 森口隆彦, 宮地良樹, 真田弘美, 他：「DESIGN」－褥瘡の新しい重症度分類と経過評価のツール－. 日本褥瘡学会誌 2002；4(1)：4
2. 日本褥瘡学会学術教育委員会ガイドライン改訂委員会 編：褥瘡予防・管理ガイドライン(第3版). 日本褥瘡学会誌 2012；14(2)：168.
3. 日本褥瘡学会：DESIGN®. http://www.jspu.org/jpn/info/design.html（2015.7.20アクセス）
4. 宇野光子, 大江真琴, 真田弘美：創部から何を観る. 真田弘美, 須釜淳子 編, 改訂版 実践に基づく 最新褥瘡看護技術, 照林社, 東京, 2009：98.
5. 藪中幸一, 飯坂真司：超音波検査を用いた評価方法：褥瘡. 真田弘美, 大浦紀彦, 溝上祐子, 市岡滋 編, ナースのためのアドバンスド創傷ケア, 照林社, 東京, 2012：194-200.
6. 飯坂真司, 藪中幸一：褥瘡のエコーによる鑑別の流れ. 真田弘美, 藪中幸一, 西村元一 編, 看護に役立つ! エコーの読み方活かし方, 照林社, 東京, 2013：54-61.
7. 合田文則 編著：胃ろう(PEG)ケアのすべて 見てわかるDVD付. 医歯薬出版, 東京, 2011：69-71.

Ⅲ 褥瘡発生後のケア

13 「クリティカルコロナイゼーション（臨界的定着）」の判断、どのように行う？

志村知子

ベーシック

【クリティカルコロナイゼーション判断の根拠】

● 創傷と細菌の関係：

▶ 創傷と細菌の関係は、概念的に、①汚染（wound contamination）、②定着（wound colonization）、③臨界的定着（critical colonization）、④感染（wound infection）の4段階に分けられる（表1）[1]。

　➡ 臨界的定着（クリティカルコロナイゼーション）は2001年ごろから一般化された概念で、定着（コロナイゼーション）と感染（インフェクション）の中間段階を示す[2]。

　➡ クリティカルコロナイゼーションにある創傷は、臨床的な感染徴候を示さないにもかかわらず、創傷治癒が遅延するという特徴がある。そのためクリティカルコロナイゼーションを臨床徴候から判断するのは困難であるが、2008年に創傷の表層感染と深部感染を判断する臨床指標としてNERDS and STONEESという徴候が提唱された[3]。

▶ 褥瘡をはじめとする慢性創傷では、約60％の割合で、増殖した細菌によるバイオフィルムが形成されている[4]。

　➡ クリティカルコロナイゼーションは、創に定着した細菌が一定のレベルを超えて増殖し、バイオフィルムを形成して、潜在的な感染を引き起こしている状態と捉えられる[5]。

　➡ 創洗浄やデブリードマンによる創の清浄化、抗菌薬の使用による創面の細菌数の低減などが重要である。なかでもクリティカルコロナイゼーションにある創傷に対する、銀含有ドレッシング材の有用性が報告されている[6]。

表1　創傷に対する細菌のかかわり方の分類

①wound contamination（汚染）	●分裂増殖しない細菌が、創傷にいるだけの状態 ●細菌が存在はしているが、生体が排除しようとする力のほうが強く、増殖まではできない
②wound colonization（定着）	●増殖能をもつ細菌が創に付着しているが、創（宿主）に害を及ぼさない状態 ●「宿主が細菌を排除する力」と「細菌の強さ」の関係が釣り合っている
③critical colonization（臨界的定着）	●細菌数が多くなり、創傷治癒に障害を及ぼしはじめる状態 ●colonizationの状態から細菌の力が勝りはじめinfectionに移行しそうな状態
④wound infection（感染）	●細菌の勢力が拡大して、創傷の内部・深部に侵入して増殖し、創（宿主）に実害・症状（創傷治癒阻害）を及ぼす状況

（文献1より引用）

III 褥瘡発生後のケア

ベーシック解説

1 創傷と細菌の関係

慢性創傷である褥瘡の創面は、常に外部の細菌にさらされているため、まったく無菌であることはありえない。しかし、常に創面に細菌が存在しているからといって臨床的な問題に直結するわけではない。

「汚染（**表1-①**）」や「定着（**表1-②**）」の状態は、"創面に細菌が存在するだけ"、あるいは"創面に増殖能をもつ細菌が存在していても、これが組織内部に侵入して害を及ぼすまでには至らない"状態である。したがって創傷治癒過程は阻害されず、問題にはならない。

創傷と細菌の関係において問題となるのは、「クリティカルコロナイゼーション（**表1-③**）」と「感染（**表1-④**）」の状態である。通常、細菌病原力と宿主免疫能のバランスの均衡がとれている状態では褥瘡感染を引き起こすことはない。しかし、高齢や全身状態の衰弱による宿主免疫能の低下や血流不全をはじめとする内的要因、失禁による創傷汚染などの外的要因によって宿主免疫能と細菌病原力のバランスの均衡が崩れると、褥瘡は感染の段階に移行する。

2 クリティカルコロナイゼーションの問題点

通常は創傷感染を生じると、「発赤」「腫脹」「熱感」「疼痛」といった炎症徴候が生じ、より重症化すると膿の排出や全身状態への影響を認める。

しかしながらクリティカルコロナイゼーションという段階は、細菌が創傷治癒過程を阻害しているにもかかわらず、これらの定型的な徴候を認めないといった特徴がある。つまりクリティカルコロナイゼーションとは、"臨床的に感染徴候（発赤・腫脹などの炎症所見）を伴わないにもかかわらず、細菌の潜在的感染が持続するために、創治癒が遅延する状態"といえる[7]。

つまりクリティカルコロナイゼーションとは、創傷が治りにくくなっていることに気づいて初めて疑われる病態である。適切な治療やケア介入が遅れ、感染の段階に移行するリスクが高まることが問題となる。

臨床の実際：こんなときどうする？ ❶

クリティカルコロナイゼーションと局所感染、どのように「判断」する？

1 同定方法はあるか？

先述したように、褥瘡の創面は常に外部の細菌にさらされているため、まったく無菌であることはありえない。そのためクリティカルコロナイゼーションや感染の状態を、創部の細菌培養によって診断することは難しい。

以下を認めた場合は感染を疑うが、クリティカルコロナイゼーションは臨床的に感染徴候を伴わないため、いずれも確定診断としては不十分である。

・創傷における感染徴候（「発赤」「腫脹」「熱感」「疼痛」などの炎症所見）
・膿汁や膿性滲出液の排出
・血液生化学検査による炎症所見を示すデータ（WBC、CRPなど）の上昇
・発熱などの身体徴候

ただし創の細菌培養は、クリティカルコロナイゼ

ーションや感染に対する診断的意義はないものの、全身状態の管理に伴う薬剤感受性の確認や、薬剤耐性菌を生じさせないために行われる計画的薬剤投与の視点に基づいた検査としては重要な意義がある。

2 クリティカルコロナイゼーションの見分け方

現在のところ、クリティカルコロナイゼーションの唯一の徴候は、定型的な感染徴候を認めず創傷治癒が遅延することのみである。

最適な治療やケアを行っているにもかかわらず1～2週間以上創傷の改善がみられない場合は、クリティカルコロナイゼーションを疑う。

定期的にDESIGN-R®スコアをモニタリングし、創の治癒経過を追っていくことで、創の状態を客観的に判断することができる。

3 NERDS and STONEES

2006年、Sibbaldらの報告により、創傷の表層感染と深部感染を判断する臨床指標としてNERDS and STONESという徴候が示された（現在はEの内容を2つに分け、NERDS and STONEESとされている）[3]。

これによると、いわゆるクリティカルコロナイゼーションに相当するような浅い軽度の感染の場合は、徴候の頭文字をとって「NERDS」と呼ばれる徴候を呈し（表2-①）[3,8]、同様に、本格的な感染が成立している場合には「STONES」と呼ばれる徴候が生じるとされている（表2-②）[3,8]。

NERDSでは、めやすとして表2-①に示す徴候のうち、2～3個以上の症状があるとクリティカルコロナイゼーションである妥当性が高いとされている。

NERDSによりクリティカルコロナイゼーションと判断される創傷を図1に示す。

表2 NERDS and STONES

①NERDS

N	Nonhealing wound	治癒しない創
E	Exudative wound	滲出の多い創
R	Red and bleeding wound	赤く出血しやすい創
D	Debris in the wound	創の汚れ
S	Smell from the wound	創からの悪臭

②STONES

S	Size is bigger	サイズの拡大
T	Temperature increased	温度の上昇
O	Os：probes or exposed bone	骨瘻孔・骨露出
N	New areas of breakdown	新たな損傷部位の出現
E	Exudate, erythema, edema	滲出液・紅斑・浮腫
S	Smell	悪臭

（文献3,8より引用）

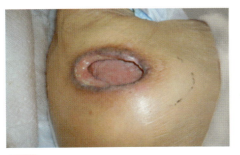

● 定型的な炎症徴候は認めていないが、滲出液が多く創がぬめっており、不良肉芽の形成により治癒が進行しない褥瘡

図1 クリティカルコロナイゼーションと判断される創傷

III 褥瘡発生後のケア

臨床の実際：こんなときどうする？ ❷

クリティカルコロナイゼーションが疑われる場合の「創の清浄化」をどうする？

1 クリティカルコロナイゼーションとバイオフィルムとの関係

クリティカルコロナイゼーションは、バイオフィルム（細菌が産生する菌体外多糖によって覆われた細菌の塊）と密接な関係がある。

バイオフィルムには内部の細菌を保護する保護膜としての効果があるため、バイオフィルム内の細菌には、白血球やマクロファージなどの免疫細胞や抗菌薬の作用がはたらきにくい。

さらに、バイオフィルムは創傷の慢性的な炎症状態を生じさせるため、適切な治療を行わないと、炎症が組織内部に及んで感染を引き起こす恐れがある。

2 創洗浄とデブリードマンによる創の清浄化

クリティカルコロナイゼーションは、明確な感染徴候を示さないものの、細菌を原因とする創傷治癒遅延が生じている状態である。そのため、基本的治療は感染創治療に準じて行われる。つまり、感染の原因となる壊死組織や不活化組織を除去し創面の細菌数を減らすことが最も重要で、具体的には創洗浄とデブリードマンによってバイオフィルムを除去し、必要に応じて抗菌薬を使用する。

バイオフィルムは抗菌薬や消毒薬に耐性があるため、物理的に除去する方法が最も望ましい。なお、感染創では壊死組織が明確にわかることが多いが、クリティカルコロナイゼーションでは壊死組織が明確にわからないことが多い。そこで、歯ブラシを用いて創面を擦過したり、剪刃・鋭匙などを使って軽く搔把する方法を用いる（図2）。創面を擦過あるいは搔把することにより、微細な壊死組織や創面に付着しているバイオフィルムを物理的に除去することができる。

このとき、創傷治癒を進めるうえで、壊死組織だけでなく不良肉芽などの不活化組織やフィブリン様組織があればこれらも除去することが重要である[9]。デブリードマンにより、慢性化している褥瘡を急性

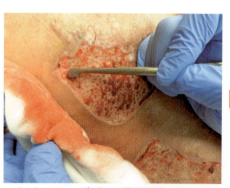

● バイオフィルムに包まれた壊死組織に対し、鋭匙を用いたデブリードマンを行う

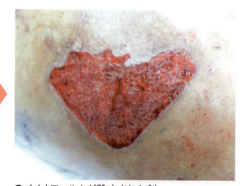

● バイオフィルムが除去された創

図2 感染制御のためのデブリードマン

創傷に転化させることで、遅滞している創傷治癒過程を稼働させる効果が期待できる。

3 抗菌性ドレッシング材や外用薬の使用

デブリードマンから24〜48時間の間に、バイオフィルムは再形成され、創表面の細菌数が再び増加する[10]。そのため、増殖した細菌により創が再びクリティカルコロナイゼーションの状態になったら、再デブリードマンするか、あるいは抗菌性ドレッシングを使用して創傷治癒が進む段階まで創面の細菌数を減少させる必要がある。

デブリードマンによりバイオフィルムを破壊すると、細菌は数が減るだけでなく抗菌薬の影響を受けやすくなるため、この段階で抗菌性ドレッシング材や外用薬を使用すると細菌数をさらに減らすことができる。

近年、クリティカルコロナイゼーションに対する銀含有ドレッシング材の使用による創傷治癒促進効果や[5]、デブリードマン直後の創に対する銀含有アルギン酸塩カルシウムドレッシング材の使用による細菌量抑制効果[6]などが報告されている。さらに、これらのドレッシング材が含有する銀イオンは抗菌作用を有し、抗菌スペクトラムが広範で、メチシリン耐性黄色ブドウ球菌（MRSA：methicillin-resistant *staphylococcus aureus*）やバンコマイシン耐性腸球菌（VRE：vancomycin-resistant *Enterococcus*）などの薬剤耐性菌にも効果がある[11]。また銀イオンは抗生物質に比較して薬剤耐性菌の出現が起こりにくいとされており[12]、その有用性が注目されている。

具体的には、抗菌性を有する銀含有ハイドロファイバー®（アクアセル®Ag）や銀含有アルギン酸塩ドレッシング材（アルジサイト銀）、殺菌消毒作用のあるカデキソマー・ヨウ素（カデックス®外用散・カデックス®軟膏）、ポビドンヨード・シュガー（ユーパスタコーワ軟膏など）を使用するとよい（図3）。

創がクリティカルコロナイゼーションの状態を脱し、創傷治癒過程が進み始める、あるいは良好な肉芽形成や創収縮が始まれば、これらの使用を中止し、創の状態に合ったドレッシング材や外用薬への変更を考慮する。

アクアセル®Ag
（コンバテック ジャパン株式会社）

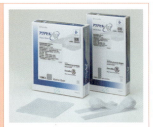

アルジサイト銀
（スミス・アンド・ネフュー ウンド マネジメント株式会社）

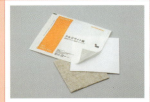

カデックス®外用散0.9%
カデックス®軟膏0.9%
（スミス・アンド・ネフュー ウンド マネジメント株式会社）

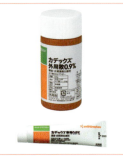

ユーパスタコーワ軟膏
（興和創薬株式会社）

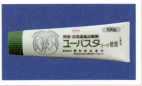

図3 感染制御を目的としたドレッシング材・外用薬（例）

Ⅲ 褥瘡発生後のケア

〈引用文献〉
1. 市岡滋:感染とはどういう状態? Critical colonizationって知ってる?. エキスパートナース 2008;24(2):36-39.
2. 長瀬敬, 杉本はるみ:炎症と感染の制御に関する新知見. 特集 創傷管理の新知見(2), 形成外科 2007;50:627-635.
3. Sibbald RG, Woo K, Ayello EA. Increased bacterial burden and infection: the story of NERDS and STONES. *Adv Skin Wound Care* 2006;19(8):447-461.
4. James GA, Swoggre E, Wolcott R, et al. Biofilms in chronic wounds. *Wound Repair Regen* 2008;16(1):37-44.
5. Sibbald RG, Browne AC, Coutts P, et al. Screening evaluation of an ionized nanocrystalline silver dressing in chronic wound care. *Ostomy Wound Manage* 2001;47(10):38-43.
6. 佐藤智也, 石川昌一, 寺部雄太, 他:外科的デブリードマン直後の創に対する銀含有アルギン酸カルシウムドレッシングの細菌制御効果. 日本褥瘡学会誌 2013;15(2):105-110.
7. 市岡滋:最新EEEに基づく創傷治療・ケアの戦略(Evidence・Experience・Expert)―慢性創傷・難治性潰瘍へのアプローチ 細菌の制御・感染対策. Home Care Medicine 2004;5(11):35-37.
8. 長瀬敬:慢性創傷のクリティカルコロナイゼーション. 真田弘美 編, ナースが知りたい褥瘡・ストーマ・失禁ケアの最新トピックス, エキスパートナース11月臨時増刊号 2010;26(14):40.
9. Cardinal M, Eisenbud DE, Armstrong DG, et al. Serial surgical debridement: a retrospective study on clinical outcomes in chronic lower extremity wounds. *Wound Repair Regen* 2009;17(3):306-311.
10. Wolcott RD, Kennedy JP, Dowd SE. Regular debridement is the main tool for maintaining a healthy wound bed in most chronic wounds. *J Wound Care* 2009;18(2):54-56.
11. Percival SL, Bowler PG, Dolman J. Antimicrobial activity of silver-containing dressings on wound microorganisms using an in vitro biofilm model. *Int Wound J* 2007;4(2):186-191.
12. 舘正弘, 林殿聡:慢性創傷における細菌感染の考え方 3.治療. 日本下肢救済・足病学会誌 2011;3(3):65-70.

〈参考文献〉
1. 宮地良樹, 溝上祐子 編:褥瘡治療・ケアトータルガイド. 照林社, 東京, 2009.
2. 仲上豪二朗, 峰松健夫, 赤瀬智子, 他:創傷領域の最新トピックス(2) クリティカルコロナイゼーションの病態と対応. 特集 これからの皮膚・排泄ケア, ナーシング・トゥデイ 2009;24(14):39-42.
3. 仲上豪二朗, 真田弘美:特殊病態患者の管理 褥瘡患者. 医療関連感染をめぐる最近のトピックス, 診断と治療 2014;102(6):122-127.

Ⅲ 褥瘡発生後のケア

14 ドレッシング材の「評価・切り替えのタイミング」「中止」をどう判断する?

杉本はるみ

ベーシック

【ドレッシング材の使用中断の根拠（トラブル・合併症）】

- 褥瘡に感染・炎症を伴う場合、どのようなドレッシング材を用いたらよいか：
  - ▶ 感染抑制作用を有する外用剤の使用を推奨する。もしくは、銀含有ハイドロファイバー®、アルギン酸Agを用いてもよい。（C1）[1]
    - ➡ 感染・炎症を伴う場合、多量の滲出液を伴うため、吸水性のあるヨウ素製剤に切り替えることが効果的である。
    - ➡ 外用薬としては、「感染抑制作用を有するカデキソマー・ヨウ素、スルファジアジン銀、ポビドンヨード・シュガー」が推奨されている。（B）[1]

- 肉芽形成が不十分で臨界的定着が疑われる場合、どのようなドレッシング材を用いたらよいか：
  - ▶ 銀含有ハイドロファイバー®、アルギン酸Agを用いてもよい。（C1）[1]

- 壊死組織がある場合、どのようなドレッシング材を用いたらよいか：
  - ▶ 外科的デブリードマン、壊死組織除去作用を有する外用剤の使用が難しい場合には、皮下組織に至る創傷用ドレッシング材のハイドロジェルを用いてもよい。（C1）[1]

- ポケットを有する場合、どのようなドレッシング材を用いたらよいか：
  - ▶ ポケット内に壊死組織が残存する場合は、まず創面の清浄化を図る。滲出液が多い場合はアルギン酸塩、ハイドロファイバー®（銀含有製材を含む）、アルギン酸Agを用いてもよい。（C1）[1]
    - ➡ 壊死組織が残存する場合は、デブリードマンなどのポケット内を清浄化する処置を優先する。

〈褥瘡予防・管理ガイドライン（第3版）〉

Ⅲ 褥瘡発生後のケア

ベーシック解説

1 感染・クリティカルコロナイゼーションが認められる場合はドレッシング材の使用を中断・確認する

　ドレッシング材は、創傷治癒を促進させるために粘着性のドレッシング材が創周囲の皮膚に密着し、創面を閉鎖することで創面に湿潤環境を形成するものである。

　ドレッシング材の使用を中断する要因としては、『褥瘡予防・管理ガイドライン（第3版）』[1]にも示されているように、褥瘡に"感染・炎症が認められる"場合などが挙げられる。感染を伴う褥瘡にドレッシング材を使用して創面を閉鎖環境にすることは、閉鎖環境内で細菌の繁殖が起こり、感染を増長させる可能性がある。

　褥瘡のような慢性創傷の創面には細菌が存在し、細菌による汚染の障害程度は、細菌の種類・数と、生体側の抵抗力のバランスにより、以下に分類される（「第Ⅲ章・項目13」参照）。

①汚染（wound contamination）
②定着（wound colonization）
③臨界的定着（critical colonization）
④感染（wound infection）

　うち「①汚染（wound contamination）」「②定着（wound colonization）」については、創面に細菌が存在していても創には影響を及ぼしていない状態であるため、ドレッシング材の使用を変更・中止する必要はない。

　しかし、「③臨界的定着（critical colonization）」「④感染（wound infection）」は、創面に付着した細菌数が多くなり"細菌感染"を起こしている可能性がある。褥瘡が"感染状態にある"のか否かを見きわめ、ドレッシング材の使用を中断し、感染徴候を確認することが必要である。

表1 褥瘡感染発見のための臨床徴候

	項目	観察ポイント	判断指標
①創面	細菌培養	●スワブ法 ●組織片を用いた生検法	感染の起炎菌の種類と量
	蜂窩織炎	●蜂窩織炎の徴候	感染と確定
	膿	●膿の排出 ●組織片を用いた生検法	感染と確定
	壊死組織	●壊死組織の有無 ●壊死組織の量の変化	感染のリスク
	肉芽組織がもろく出血しやすい	●肉芽の状態 ●外力の除去	感染と確定
	滲出液	●色（濃い黄色・黄緑色・青緑色） ●粘稠度（高い） ●緑膿菌感染の臭い：やや甘い、魚が腐った臭い ●プロテウス感染の臭い：アンモニア臭	感染の確定
②創周囲皮膚	炎症徴候	●発赤の拡大 ●腫脹 ●創周囲組織の熱感 ●疼痛の強度・性質	炎症の程度
	創周囲皮膚の触診	●捻髪音（皮下のガスの貯留と重度の腫脹）	感染のリスク

（文献2を参考に作成）

2 創面・創周囲皮膚の感染徴候に注意

感染に伴う炎症徴候が続いている限り、褥瘡の治癒は望めない。

2005年に欧州創傷管理学会（European Wound Management Association、EWMA）において提唱された「褥瘡感染を疑うべき臨床徴候・症状（クライテリア）」に基づきながら、褥瘡感染の発見に必要な臨床徴候を「創面」と「創周囲」に分けて記載した（表1）[2]。

「創面」では、細菌培養、蜂窩織炎の有無、排膿、壊死組織の量の増加、肉芽組織がもろく出血しやすくなった状態、滲出液の性状の変化などの場合に感染と判断する。

「創周囲皮膚」では、発赤・腫脹・熱感・疼痛などの炎症徴候や、創周囲の皮膚の触診が認められる場合に感染と判断する（図1）。

3 感染が認められる場合のドレッシング材の使用と褥瘡ケアのポイント

1）創の清浄化

褥瘡に「感染」「クリティカルコロナイゼーション」が認められる場合は、壊死組織の除去やドレナージ、創周囲皮膚の洗浄などにより、創の清浄化を図る。

2）外用薬の使用

滲出液や膿苔が多い場合、洗浄前の消毒や抗菌薬を含む外用薬を使用することで、感染の制御を行う。

3）ドレッシング材の使用

『褥瘡予防・管理ガイドライン（第3版）』では、感染・炎症を伴う褥瘡へのドレッシング材の使用を、「感染抑制作用を有する外用薬の使用を推奨する。もしくは、銀含有ハイドロファイバー®、アルギン酸Agを用いてもよい」と記載している[1]。

しかし感染創、壊死組織があるときにドレッシング材を貼付して創面を密閉すると、細菌が繁殖しやすい環境となる。また、ドレッシング材の上から創を観察することができなくなるため、感染の発見が遅れる可能性がある。

感染創、壊死組織が付着しているような炎症期の創では、ドレッシング材は毎日交換し、創の状態を十分に観察しながら、慎重に使用する必要がある（図2）。

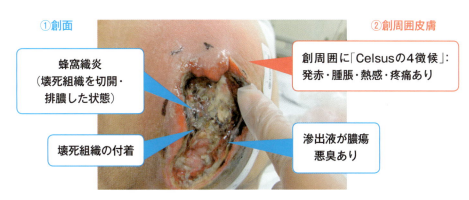

図1 褥瘡が感染した状態

Ⅲ 褥瘡発生後のケア

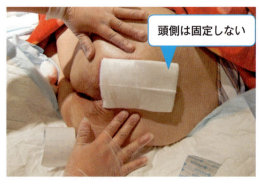

- 壊死組織を除去後、創面・創周囲皮膚の洗浄を行い、抗菌薬を含む外用薬を塗布したガーゼを貼付する

壊死組織の下に膿が貯留している

頭側は固定しない

- 感染のリスクが高い場合、肛門側は二次ドレッシングのフィルムを貼付するが、細菌の繁殖を考慮、頭側は固定しない(ドレナージを図る)

図2 感染が認められる褥瘡のケア

臨床の実際：こんなときどうする？ ❶

病態とあわせて、どのようなときに局所治療の変更・中止が判断される？

1 ドレッシング材は「創の深さ」「滲出液の量」を確認しながら使用する

ドレッシング材を使用する場合、重要となるのは「創の深さ」と「滲出液の量」である。

創の深さによって傷の治療過程は異なるため、「浅い褥瘡」か「深い褥瘡」を見きわめる必要がある。「浅い褥瘡」の場合、褥瘡の深さは真皮までにとどまるため、創面の保護と適切な湿潤環境の保持が重要となる。

しかし、真皮を超えて深部組織にまで及ぶ「深い褥瘡」の場合、治療経過とともに局所病態は大きく変化するため、「壊死組織の除去」「肉芽形成の促進」「創の縮小」の順に褥瘡治療を行い、創の状態を確認しながらドレッシング材を選択する。

なお、「滲出液過多」「炎症・感染」「ポケット形成」がある場合、創傷治癒に影響を及ぼすことから、ドレッシング材の使用は中断し、これらの制御を行うケアを優先的に行う。

1)「浅い褥瘡」におけるドレッシング材の選択とポイント(表2)[2,3]

「浅い褥瘡」とは、創底の深さが真皮までに留まる褥瘡を指し、"発赤・紫斑""水疱""びらん""浅い潰瘍"に分類される。

創底が浅い褥瘡は、創面の保護と適切な湿潤環境を保持することで治癒が促進されるため、ドレッシング材を使用することが多いが、感染やクリティカルコロナイゼーション(臨界的定着)が疑われる場合は、外用薬に変更する。

2)「深い褥瘡」におけるドレッシング材の選択とポイント(表3)

「深い褥瘡」とは、創底が皮下組織を超える褥瘡であり、黒色痂皮や黄色壊死組織が取り除かれた創面に肉芽組織が盛り上がり、それが瘢痕化することで治癒に至る。

「深い褥瘡」の場合、滲出液の量、感染・炎症の有無、肉芽形成の状態、壊死組織の有無、創傷の大きさ、

表2 「浅い褥瘡」におけるドレッシング材の選択基準

創の状態	対応	使用するドレッシング材
発赤	●創面の保護と観察 ●除圧	■創面の観察が可能なドレッシング材の選択 ・ポリウレタンフィルム ・ハイドロコロイド
水疱	●創面の保護と観察 ●原則として水疱蓋を破らない ●穿刺による内容液の除去 ●除圧	■創面の観察が可能なドレッシング材の選択 ・ポリウレタンフィルム ・ハイドロコロイド ・ポリウレタンフォーム ・ハイドロジェル(シートタイプ)
びらん・浅い潰瘍	●十分な洗浄 ●創面の観察 ●除圧	■創の深さに応じた皮膚欠損用創傷被覆材の選択 ・ハイドロコロイド ・ハイドロポリマー ・ハイドロジェル ・ポリウレタンフォーム ・アルギン酸フォーム ・キチン ・アルギン酸塩 ・ポリウレタンフォーム/ソフトシリコン

(文献2,3を参考に作成)

表3 「深い褥瘡」におけるドレッシング材の選択基準

創の状態	対応	使用するドレッシング材
壊死組織	●壊死組織の除去 ●創洗浄	■吸水性が高いドレッシング材の選択 ・ポリウレタンフォーム ・銀含有ハイドロファイバー®
黒く乾燥した壊死組織、あるいは壊死組織の減少後	●滲出液の減少に対応する ●創面への水分の供給	■軟化させ自己融解を促すドレッシング材の選択 ・ハイドロジェル

ポケットの有無、創縁の状態などの観察を行い、ドレッシング材を選択する。

感染創、感染はコントロールされていても壊死組織が残存しており、その融解が進んでいる時期、あるいは大きなポケットを有する場合には、滲出液も多量に認められる。

ドレッシング材は、壊死組織の除去と創洗浄による創の清浄化を図り、吸水性が高く、吸収した液体を戻さないポリウレタンフォーム、銀含有ハイドロファイバー®を使用する。また、壊死組織の自己融解が始まる前の表面が黒く乾燥した時期、壊死組織が減少し肉芽が増生する時期は、滲出液が減少しているため、外科的デブリードマンとともに壊死組織に水分を供給し、軟化させ自己融解を促すドレッシング材(ハイドロジェル)を選択し、早めに交換する。

しかし、『褥瘡予防・管理ガイドライン(第3版)』にも示されているように、創傷治癒を妨げる要因があればドレッシング材の使用は中断し、「感染・炎症の制御」「滲出液の制御」「ポケットの解消」などのケアを優先的に行う。

ドレッシング材の保険適用期間は2週間(限度は3

III 褥瘡発生後のケア

表4 ドレッシング材の観察とケア方法の検討

ドレッシング材の状態	判断	ケア方法の変更
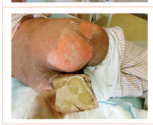**飽和** ●ハイドロコロイドドレッシング材の滲出液を吸収した部分が溶解し、ゲル化して飽和した状態 ●創周囲皮膚に浸軟が起きている	●一次ドレッシング材が濡れ、滲出(strikethrough)が起きている ●この場合、ドレッシング材は通常より頻繁に交換が必要である ●創周囲の皮膚に浸軟が起きている可能性がある	●吸水性の高いドレッシング材に変更する ●交換回数を増やす
漏出 ●ドレッシング材(ポリウレタンフォーム/ソフトシリコン)が飽和状態 ●滲出液が漏れ出している	●ドレッシング材は飽和状態で、一次および二次ドレッシング材から滲出液が漏れ、衣服などに流出している ●このドレッシング材は、通常よりかなり頻繁に交換が必要である	●吸水性の高いドレッシング材に変更する ●交換回数を増やす ●吸水性の高い二次ドレッシングを追加、または使用する

週間)までである。多くの慢性創傷の場合、3週間の保険適用期間内での治癒は困難である。保険適用を考慮しながら、褥瘡の状態に応じたケア方法を検討する必要がある。

2 ドレッシング材除去の際の観察ポイント

ドレッシング材を除去したときは、剥がしたドレッシング材の汚染状況を確認する。

具体的には、滲出液の性状・量、創と創周囲の皮膚の状態、ドレッシング材の粘着力、除去時の痛みの有無、交換頻度、固定方法などを観察しながら、ドレッシング材の選択や使用方法などを検討する(表4)。

臨床の実際:こんなときどうする? ❷

「よくなっているか」「悪くなっているか」の判断、どうする?

1 DESIGN-R®に基づいて褥瘡を評価する

慢性期褥瘡は、創底が真皮までにとどまる「浅い褥瘡」か、真皮を超えて深部組織にまで及ぶ「深い褥瘡」であるかにより、治癒過程は異なる。

ドレッシング材は、創底がどの状態にあるのかを見きわめたうえで、DESIGN-R®に基づいて観察し、アセスメントを行いながら選択する。

DESIGN-R®は、以下の7項目で評価し、「深さ」以外の6項目の合計点が高いほど重症と判断する。
①深さ(Depth)

②滲出液（Exudate）
③大きさ（Size）
④炎症／感染（Inflammation/Infection）
⑤肉芽組織（Granulation）
⑥壊死組織（Necrotic tissue）
⑦ポケット（Pocket）

　DESIGN-R®は、褥瘡の治癒過程のみでなく重症度も判定できるため、治癒が遷延または悪化している場合、その要因を早期に見きわめ除去することによって、正常な創傷治癒過程へと導くことができる。
　DESIGN-R®の点数が"減少傾向"であれば、褥瘡は治癒に向かっていると評価する。しかし、点数が"横ばい"、もしくは"増加傾向"であれば、治癒に向けて何らかの障害があると判断し、「深さ」以外の6項目の中で大文字の項目に着目し、小文字に変えていくような治療を行う。

2 褥瘡の改善が認められない場合はクリティカルコロナイゼーションを疑う

　褥瘡に有効と考えられる治療を行っていても、2週間以上の創の改善が認められない場合は、クリティカルコロナイゼーション（臨界的定着）を疑う。
　クリティカルコロナイゼーションとは、明らかな感染徴候はないが、抗菌薬を使用すると治癒速度が向上するなど、臨床的改善が得られる状態[2]と言われており、臨床徴候は創傷治癒遅延のみである（「第Ⅲ章・項目13」参照）。

　この場合は定期的にDESIGN-R®に基づいた創傷評価を行い、"褥瘡は治癒に向かうのか""褥瘡の状態は変わらないのか""褥瘡は悪化するのか"などを観察し、ガイドライン類と照らし合わせながら治療計画を立てることが重要である。

3 褥瘡の発生要因と治癒を妨げる要因をアセスメントする

　褥瘡治療の目標は"褥瘡の早期治癒""再発予防"であり、褥瘡の発生要因と治癒を妨げる要因をアセスメントし、その要因を除去することが重要である。褥瘡治癒を妨げる要因として、局所的要因と全身的要因がある（表5）[4]。
　全身的要因がある場合、適切な局所管理を行っていても、褥瘡の悪化や治癒が遷延する可能性がある。全身状態の観察とアセスメントを行いながら、褥瘡の局所治療を進めていく必要がある。

〈引用文献〉
1. 日本褥瘡学会学術教育委員会ガイドライン改訂委員会 編：褥瘡予防・管理ガイドライン（第3版）．日本褥瘡学会誌 2012；14（2）：186, 188-189, 191-192.
2. 仲上豪二朗：感染褥瘡、クリティカルコロナイゼーション．改訂版 実践に基づく 最新褥瘡看護技術．照林社，東京，2009：194-205.
3. 安部正敏：慢性期褥瘡の治療 浅い褥瘡（d）のとき．宮地良樹，溝上祐子 編，褥瘡治療・ケアトータルガイド．照林社，東京，2009：135-137.
4. 宇野光子：褥瘡治癒の見通しと治療・ケアのポイント．宮地良樹，溝上祐子 編，褥瘡治療・ケアトータルガイド．照林社，東京，2009：36-40.

〈参考文献〉
1. 日本褥瘡学会 編：褥瘡ガイドブック．照林社，東京，2012：60-79.
2. 大浦紀彦："見てわかる"選択基準：ドレッシング材 3つのタイプと選択．エキスパートナース 2013；29（4）：88-95.

表5 褥瘡の治癒を妨げる全身的・局所的要因

局所的な要因	全身的な要因
●感染・クリティカルコロナイゼーション ●ポケットの存在 ●滲出液過多 ●壊死組織の存在 ●局所への圧迫 ●創周囲皮膚への浸軟や肥厚	●栄養状態の低下 ●高齢者 ●がん終末期 ●化学療法 ●ステロイド、免疫抑制剤による治療 ●糖尿病 ●虚血肢 ●脊髄損傷

（文献4より引用、一部改変）

III 褥瘡発生後のケア

15 「治癒した」とどのように判断する？ どう対応する？

杉本はるみ

ベーシック

【完治評価の根拠】

- 褥瘡発生、再発を予防するために患者やその家族（介護者）へ指導・教育をどのように行えばよいか：
  - ▶ 体位変換方法、予防具の種類や使用方法に関する指導・教育を行ってもよい。(C1)[1]
  - ▶ 医療者による定期的な電話コンサルテーションや遠隔操作での画像を介しての皮膚アセスメントを行ってもよい。(C1)[1]
  - ▶ 医療者からのeラーニングによる教育を行ってもよい。(C1)[1]
  - ▶ 褥瘡の病態、危険因子、褥瘡評価、創傷治癒の原則、栄養管理方法、スキンケアと皮膚観察方法、排泄管理方法に関する内容の指導・教育を行ってもよい。(C1)[1]
    ➡ 完治すなわち治療終了ではなく、継続的な再発予防のための褥瘡ケアに留意する必要がある。

- 褥瘡がすでに発生している場合は、患者やその家族（介護者）にケア指導・教育をどのように行えばよいか：
  - ▶ 褥瘡が悪化した際、医療者への連絡方法に関する情報提供を行ってもよい。(C1)[1]
    ➡ 在宅ケアでの褥瘡ケアの継続を実現するために、褥瘡治療・ケアの利点と限界を十分に説明し、夜間や緊急時の連絡先（相談窓口）と対処方法を明確にしておく。

〈褥瘡予防・管理ガイドライン（第3版）〉

ベーシック解説

1 DESIGN-R®を用いた創傷評価

日本褥瘡学会では、「DESIGN-R®」を用いることで、褥瘡の重症度診断と治癒過程の数量化ができ、項目ごとの治療への介入と創面の変化をモニタリングできることから、DESIGN-R®に基づいた褥瘡治療の重要性を述べている。

DESIGN-R®は各項目に褥瘡の重症度に対する影響度を重み（滲出液：6、大きさ：15、炎症/感染：9、肉芽組織：6、壊死組織：6、ポケット：24）として

点数付加しており、合計点は0～66点である。
　点数が減少傾向であれば、褥瘡は治癒に向かっていると評価し、褥瘡が完治するとDESIGN-R®も0点となる。

した。
　なお、褥瘡の深さによって治癒過程は異なってくる。「浅い褥瘡」は、表皮細胞の再生によって治癒する（図1）が、「深い褥瘡」は、壊死組織が取り除かれた創面に肉芽組織が盛り上がり、それが瘢痕化することで治癒に至る（図2）。瘢痕組織は外的刺激に脆弱であり、わずかな外力で治癒後もびらんとなることがあるため、完治したあとの褥瘡の皮膚の状況の観察と再発予防のケアは重要となる。

2 褥瘡が完治した皮膚の状態とは

褥瘡が完治した状態のDESIGN-R®を表1に記載

表1 DESIGN-R®に示す褥瘡が完治した状態

DESIGN-R®項目	褥瘡が治癒したと思われる状態
深さ（Depth） 「d0」	●褥瘡が上皮化（もしくは瘢痕治癒）した状態 ●色調の変化、創周囲組織の硬結や腫脹、熱感がない状態
滲出液（Exudate） 「e0」	●滲出液がみられない状態
大きさ（Size） 「s0」	●真皮より浅い褥瘡：表皮細胞の増殖により創が小さくなり閉鎖した状態 ●皮下組織に達する褥瘡：肉芽組織の形成後、創収縮と表皮形成が起こることで創が小さくなり閉鎖した状態
炎症/感染（Inflammation/infection） 「i0」	●局所の炎症徴候を認めない状態
肉芽組織（Granulation） 「g0」	●治癒（褥瘡が上皮化、もしくは瘢痕治癒）しているため、肉芽形成の評価はできない
壊死組織（Necrotic tissue） 「n0」	●壊死組織がまったくない状態
ポケット（Pocket） 「p0」	●ポケットなし

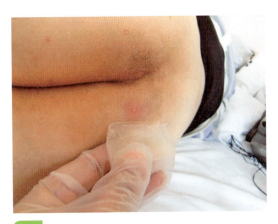

図1 「浅い褥瘡」が上皮化した状態

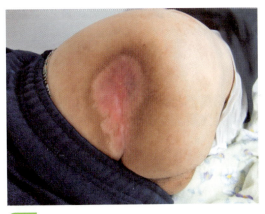

図2 「深い褥瘡」が瘢痕治癒した状態

III 褥瘡発生後のケア

3 完治後の褥瘡ケアのポイント

褥瘡が治癒したからといってすぐに治療を終了するのではなく、治癒した褥瘡部とその周囲の皮膚の状況を観察しながら、再発予防としての褥瘡ケアを行うことが重要である。

患者の自力体位変換能力、皮膚の脆弱性、筋萎縮、関節拘縮をアセスメントし、体圧分散マットレス・クッションの選択、体位変換、ポジショニング(シーティング)、スキンケア、患者教育、運動療法・物理療法を、患者の状況に応じて継続的に行うことが必要である。

臨床の実際:こんなときどうする？ ❶

同じ部位に繰り返し再発する場合、どうする？

1 褥瘡発生と関連のある疾患を知る

褥瘡発生の危険因子として注意すべき疾患に、骨盤骨折、糖尿病、脳血管疾患、脊髄損傷などが挙げられる。

特に慢性期脊髄損傷者の場合、国内のデータで、褥瘡は14年以内にすべて再発する[2]との報告もあり、繰り返し発生する褥瘡が敗血症や死亡原因となる可能性もあるため、再発予防に注意する必要がある。

褥瘡治癒を遷延させる疾患としては、悪性腫瘍、心血管疾患などが『褥瘡予防・管理ガイドライン(第3版)』においても報告されている(**表2**)[3]。褥瘡の局所治療のみでなく、基礎疾患と全身管理も含めた治療を行うことが重要である。

2 褥瘡部と褥瘡周囲皮膚より発生要因をアセスメントする

褥瘡部と褥瘡周囲皮膚を観察し、発生要因をアセスメントすることは重要である。

骨突出部や褥瘡発生のリスクが高い部位に「瘢痕」「色素沈着」がある場合は、過去に褥瘡が発生した可能性が高い。

表2 褥瘡の発生と関連のある疾患

褥瘡発生の危険因子として特に注意すべき疾患	●骨盤骨折 ●糖尿病 ●脳血管疾患 ●脊髄損傷
褥瘡発生の危険因子として考慮すべき疾患	●悪性腫瘍 ●アルツハイマー病 ●うっ血性心不全 ●関節リウマチ ●骨粗鬆症 ●深部静脈血栓症 ●パーキンソン病 ●慢性閉塞性肺疾患 ●末梢血管疾患 ●尿路感染症

(文献3より引用)

瘢痕は、皮膚全層欠損創が治癒したあとに観察される皮膚の変化であり、色素沈着は、繰り返される摩擦・刺激などの外力で、皮膚の炎症が生じたのちに発生する。褥瘡部や瘢痕・色素沈着部位より"座位姿勢が長い""右側臥位しかとれない"など、患者が日ごろどのような姿勢で過ごしていたのか推測することができる。

また、褥瘡の辺縁が整形であり、骨突出部に一致している場合(**図3**)は圧迫により発生した褥瘡、辺縁が不整形(**図4**)の場合は摩擦・剪断力により発生

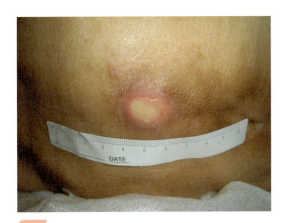

図3 褥瘡の辺縁が整形

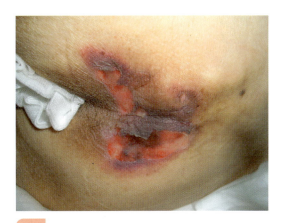

図4 褥瘡の辺縁が不整形

した褥瘡とアセスメントすることができる。

褥瘡部と褥瘡周囲皮膚より発生要因をアセスメントし、体圧分散マットレス・クッションの選択、ポジショニング、シーティング、スキンケアなど、再発予防を考慮した褥瘡ケアにつなげていくことが必要である。

3 再発させないための褥瘡ケアのポイント：患者・家族への指導

褥瘡が同じ箇所に繰り返し発生する場合、患者・家族に褥瘡の発生要因と褥瘡予防や褥瘡悪化を防ぐための知識・方法を指導することは重要である。

患者・家族と褥瘡が発生したときの経験を振り返りながら、自己管理に結びつけていくことができるように支援する。また、早期より接触圧測定器を用いたポジショニング・シーティングなどの指導や、視覚的に理解できるように画像を用いたパンフレットなどを作成し、多職種によるチームで指導を行うと効果的である。

在宅での褥瘡ケアを継続するためには、患者・家族に在宅での褥瘡治療・ケアの利点と限界を十分に説明し、医療者への連絡方法を明確にすることが必要である。

便汚染などで褥瘡ケアがうまくいかないとき、発熱や褥瘡部の炎症・感染徴候（発赤・腫脹・熱感・疼痛）が疑われるとき、壊死組織・不良肉芽などでデブリードマンが必要なときには、医師の診察や褥瘡ケアの変更が必要となる。

夜間や緊急時の医療者への連絡先（相談窓口）と対処方法などを指導し、患者・家族が安心して在宅で過ごすことができるように支援する。

Ⅲ 褥瘡発生後のケア

臨床の実際：こんなときどうする？❷

「退院後」「転院後」の継続的な再発予防のためには何が必要？

1 退院後・転院後の褥瘡発生のリスク（発生要因）を確認する

褥瘡は治癒しても、退院後や転院後に褥瘡が再発する可能性はある。

特に「深い褥瘡」の場合、瘢痕組織は外的刺激に脆弱であり、わずかな外力で治癒後もびらんとなることがあるため、再発予防を考慮した褥瘡ケアが必須である。

病院施設と在宅とでは、**表3**[4]に示すように、患者・家族を取り巻く環境に違いが認められる。そのため、褥瘡部位の観察とともに、リスクアセスメントスケール（ブレーデンスケール、K式スケール、OHスケール、在宅版褥瘡発生リスクアセスメントスケールなど）を活用し、再発予防を考慮した褥瘡ケアを行う必要がある。

2 患者を取り囲む環境を確認・調整する

退院・転院後の患者を取り囲む環境の確認・調整を行う。

1）在宅ケアプランへの移行

病院では医師・看護師が常駐し、多職種と連携を図りながら褥瘡対策を行うが、在宅ではケアマネジャーが患者・家族、多職種からの情報と介護力などを確認しながらケアプランを作成する（**表4**）。これらにスムーズに移行できるよう、入院中にも介護保険の申請状況を確認することが必要である。

表3 病院と在宅の環境とシステムの違い

	病院	在宅
医師	●側にいる	●往診が必要
看護師	●側にいる	●訪問看護が必要 ●医師の指示書が必要
多職種との連携 （栄養士・理学療法士など）	●側にいる ●必要であればケアの依頼可能	●医師の指示書が必要 ●すべての患者が受けることはできない
コントロール	●褥瘡対策委員会 ●皮膚・排泄ケア認定看護師	●ケアマネジャー （個人の力量に左右される可能性）
看護師の創処置	●医師の指示を確認しながら、ほぼ自由に施行	●制限あり・医師の指示が必要
看護師の薬剤選択	●医師・薬剤師と相談をしながら局所ケア（薬剤選択）を施行	●不可能・医師の処方薬のみ使用
ドレッシング材	●医師・薬剤師と相談をしながら局所ケア（ドレッシング材）を施行	●ほぼ使用不可能に近い（使用件数は少ない）、医師の往診時のみ使用可
体圧分散マットレス	●すぐに導入可能	●すぐに導入可能
褥瘡ケアの質	●ケアの均一化が難しい	●家族の協力によって質の高いケア

（文献4より引用、一部改変）

表4 在宅褥瘡管理にかかわる職種

- 医師
- 歯科医師
- 看護師
- ケアマネジャー
- 薬剤師
- 理学療法士・作業療法士
- 管理栄養士
- 訪問介護員（ヘルパー）
- 歯科衛生士
- 言語聴覚士
- ソーシャルワーカー
- 医療機器メーカー
- 訪問入浴サービス事業者

2）介護力のアセスメント

在宅の場合、患者の動きのみを見るのではなく、介護力のアセスメント（例として、体位変換が可能であるか、ベッド・車椅子への移乗・移動が可能であるか）を行い、体圧分散マットレスやクッションの導入を検討する。

3）サービスの選択

また、患者の心身の状態、介護力、在宅の環境を確認しながら、各種サービス（訪問入浴、デイサービス、デイケアサービスでの入浴、訪問介護、訪問看護による入浴、清拭などの清潔ケア）を選択する。

4）スキンケア

皮膚の状況を観察し、ドライスキンや浸軟を予防する目的で、保湿剤、撥水性クリームなどを用いたスキンケアの実施を指導・共有する。

3 在宅、転院先への情報提供

入院期間の短縮化により、在宅、地域医療機関での褥瘡ケアが必須となってきている。

褥瘡発生・再発を予防するためには、在宅や転院先である地域医療機関への情報提供は重要である。

情報提供として必要な内容には、主に以下が挙げられる。

・褥瘡の病態
・危険因子
・褥瘡評価とアセスメント
・創傷治癒の原則
・栄養管理方法
・スキンケアと皮膚観察の方法
・排泄管理方法

患者・家族、また関連する医療者が繰り返し確認できるように、画像を用いたパンフレットなどを作成すると効果的である。

ケアマネジャーと訪問看護師の退院前訪問や合同カンファレンスなどを活用しながら、情報の共有を図る。

〈引用文献〉
1. 日本褥瘡学会学術教育委員会ガイドライン改訂委員会 編：褥瘡予防・管理ガイドライン（第3版）.日本褥瘡学会誌 2012；14(2)：221-222.
2. 廣瀬秀行, 新妻淳子, 岩崎洋, 他：脊髄損傷者に対する褥瘡再発予防アプローチの紹介とその結果. 日本褥瘡学会誌 2010；12(2)：118-125.
3. 日本褥瘡学会 編：褥瘡ガイドブック. 照林社, 東京, 2012：142-143.
4. 塚田邦夫：在宅褥瘡管理の特性と対応. 宮地良樹, 溝上祐子 編, 褥瘡治療・ケアトータルガイド, 照林社, 東京, 2009：292-294.

〈参考文献〉
1. 日本褥瘡学会 編：褥瘡ガイドブック. 照林社, 東京, 2012：142-143.
2. 大桑麻由美：皮膚から何を観る. 真田弘美, 須釜淳子 編, 改訂版 実践に基づく 最新褥瘡看護技術, 照林社, 東京, 2009：64-69.

索引

(製品名索引は別掲)

和文

あ
- 亜鉛 …………………………… 69, 70, 71
- 悪臭 ………………………………… 94, 95
- 悪性腫瘍 ………………………………… 246
- 握雪感 …………………………………… 131
- 浅い褥瘡 …… 141, 142, 144, 158, 240, 241, 245
- 足関節上腕血圧比（ABI）………… 38, 111
- アスコルビン酸（ビタミンC）………… 69
- アズレン ………………………………… 158
- アセトアミノフェン …………………… 199
- 圧再分配 …………………………………… 2
- 圧抜き ……………………………… 27, 28
- 圧迫 ……………………… 176, 178, 246
- アライメント ………………………… 33, 34
- アルカリ性 ……………………………… 181
- アルギニン ………………………………… 69
- アルギン酸Ag ……… 121, 142, 215, 239
- アルギン酸塩 …… 117, 118, 119, 121, 142, 143, 158, 210, 215, 241
- アルギン酸カルシウム ………………… 90
- アルギン酸ドレッシング ……………… 134
- アルギン酸フォーム …… 158, 210, 215, 241
- アルプロスタジルアルファデクス ………………………………… 142, 151
- アルミニウムクロロヒドロキシアラントイネート ……………… 142, 151
- 安静時エネルギー消費量（REE）…… 66

い
- 胃食道逆流 ……………………………… 51
- 痛み ……………… 94, 193, 196, 197, 198
- 医用材料 …………………………… 85, 86
- 医療関連機器圧迫創傷（MDRPU）………………… 79, 80, 82, 86, 169

う
- ウイルス ………………………………… 130
- ウレタンフォームマットレス …… 8, 13, 21

え
- エアマットレス ………………… 8, 13, 21
- 栄養 ……………………………………… 65
- 栄養介入 ………………………………… 70
- 栄養サポートチーム（NST）…………… 60
- 栄養状態 ……………………… 60, 64, 149
- 栄養評価 ………………………………… 62
- 栄養負荷 ………………………………… 68
- 壊死 ……………………………… 113, 116
- 壊死性筋膜炎 ……… 128, 129, 130, 131
- 壊死組織 …… 101, 104, 105, 109, 114, 115, 116, 117, 118, 200, 238, 241
- 壊死物質 ………………………………… 124
- エネルギー総量 ………………………… 64
- 塩基性線維芽細胞増殖因子（bFGF）…………………………………… 164
- 円座 ………………………… 43, 55, 112
- 炎症 ……………………………………… 193
- 炎症／感染 ……………………………… 137
- 炎症期 …………………………… 153, 159
- 炎症所見 ………………………………… 176
- 炎症性サイトカイン ………………… 89, 95
- 炎症徴候 ……… 128, 174, 232, 238, 239
- 炎症反応 ………………………………… 129

お
- 欧州創傷管理学会（EWMA）………… 239
- 大きさ（size）………………………… 155
- 汚染（wound contamination）… 135, 141, 183, 186, 202, 206, 222, 232, 238
- 汚染創（contamination）…………… 134
- オピオイド ……………………………… 199
- おむつ …………………………………… 186

か
- 外旋（位）…………………………… 40, 41
- 潰瘍 ……………………………………… 91
- 外用薬 … 98, 101, 114, 116, 117, 118, 120, 122, 133, 134, 137, 138, 140, 142, 143, 144, 145, 147, 148, 151, 153, 156, 157, 200, 201, 202, 205, 210, 235
- 外力 ……………………………………… 19
- 化学的デブリードマン …………… 100, 105
- 角質細胞間脂質（セラミド）… 72, 73, 75, 77, 78
- 角質水分量 ……………………………… 74
- 拡大感染創（spreading infection）…………………………… 134, 138, 139
- 下肢 ……………………………………… 37
- ガス壊疽 …………………… 128, 129, 130, 131
- ガーゼ ………………… 122, 168, 172, 173, 205, 207
- 下腿部 …………………………………… 40
- 活動係数 ………………………………… 66
- カデキソマー …………………………… 118
- カデキソマー・ヨウ素 …… 95, 96, 101, 121, 134, 148, 149, 151, 210
- カテーテル ………… 184, 204, 226, 227
- カバードレッシング …… 151, 201, 205, 206, 207, 208, 211
- 痂皮 …………………………………… 92, 95
- ガラス板圧診法 ………………… 167, 168
- 簡易体圧測定器 ……… 18, 19, 21, 22, 178
- 肝機能障害 …………………………… 130
- 関節 …………………………………… 211
- 汗腺 ……………………………… 160, 161
- 感染（wound infection）…… 93, 94, 128, 129, 130, 134, 135, 137, 139, 202, 227, 228, 232, 233, 238, 239, 240, 241
- 感染制御 …… 101, 102, 115, 122, 134, 135, 235
- 感染徴候 …………………………… 95, 216
- 乾燥 ………………………… 95, 116, 207, 208
- 乾燥した壊死組織 ……………… 114, 115
- 完治 ……………………………… 245, 246

き
- 起炎菌 …………………… 129, 131, 132
- 機械的デブリードマン …………… 100, 105
- 気管カニューレ ………………………… 80
- 基礎エネルギー消費量（BEE）……… 66
- キチン ……………………… 158, 194, 241
- 喫食率 …………………………………… 60

客
- 客観的栄養データ評価（ODA）……… 61
- 吸収パッド ………………… 173, 205, 206, 207
- 急性期褥瘡 ……………………………… 176
- 急性創傷 ……………………………… 161
- 局所陰圧閉鎖療法（NPWT）… 90, 91, 116, 122, 123, 143, 144, 146
- 局所感染（創）（localized infection）…………… 128, 134, 135, 138
- 切り替え …………………… 116, 210, 237
- 銀含有アルギン酸塩 ………………… 235
- 銀含有アルギン酸塩カルシウムドレッシング材 ……………… 235
- 銀含有ドレッシング（材）…… 95, 96, 102, 121, 134, 135, 138, 235
- 銀含有ハイドロファイバー® …… 142, 215, 235, 239, 241
- 菌血症 ………………………… 129, 134
- 筋線維芽細胞 ………………………… 164
- 筋肉 ……………………………………… 63
- 筋膜 …………………………………… 107

く
- クッション ………… 45, 48, 55, 56, 57, 249
- グラム染色 …………………………… 131
- クリティカルコロナイゼーション（臨界的定着）…… 100, 231, 232, 233, 234, 235, 239, 243
- 車椅子 ………………………………… 56, 57
- 車椅子座位 …………… 44, 45, 54, 56, 58

け
- ケアマネジャー ……………………… 249
- 形質転換増殖因子（TGF-b1）……… 164
- 経皮水分蒸散量（TEWL）……… 74, 75, 77
- 外科的デブリードマン …… 105, 129, 154, 178
- 血液凝固期 …………………… 153, 159
- 血液培養 ……………………………… 132
- 血行再建（術）………………… 111, 113
- 血小板由来増殖因子（PDGF）……… 161
- 血清アルブミン（値）（Alb）… 60, 61, 62, 64, 68
- 血清総蛋白（TP）………………… 60, 61
- 血疱 …………………………… 170, 171, 173
- 血流障害 ……………………………… 223
- 血流評価 …………………………… 37, 38
- 下痢 ……………………………… 189, 191
- ケロイド ……………………………… 160
- 腱 ………………………………………… 107

こ
- 抗うつ薬 ……………………………… 199
- 交換間隔 ……………………… 214, 216
- 抗菌薬 ……… 95, 129, 130, 131, 138, 149, 234
- 抗菌薬（含有の外用薬）…… 133, 134, 135, 136, 138
- 抗けいれん薬 ………………………… 199
- 硬結 …………………………… 168, 169, 174
- 膠原線維 ……………………… 160, 162
- 拘縮 ………………… 33, 34, 39, 42, 45, 47
- 高信号域 ……………………………… 131

こ

- 高すべり性ドレッシング材……………86
- 抗生物質……………139
- 好中球（数）……………129, 138
- 好発部位……………18, 19, 20, 22, 29
- 紅斑……………168, 169
- 抗不整脈薬……………199
- 肛門パウチ……………190, 191
- 誤嚥性肺炎……………51
- 呼吸困難……………53
- 骨格筋指数（SMI）……………64
- 骨シンチグラフィ……………198
- 骨髄炎……………129, 131
- 骨突出（部、部位）…18, 20, 29, 31, 36, 41, 168
- 骨盤骨折……………246
- 固定……………208
- コラーゲン……………89
- コロニー形成……………136, 137
- コロニー形成創（colonization）……………134

さ

- 細菌性感染症……………128
- 細菌培養……………238
- 再建術……………122, 127, 163
- 在宅……………248, 249
- サイトカイン……………129, 148, 218
- 再発……………246, 247, 248
- 再瘢痕化……………163, 164
- 細胞外基質……………162
- 細胞外マトリックス……………90, 91
- （細胞）増殖期……………153, 159
- サプリメント……………69, 71
- サルコペニア……………64
- 酸化亜鉛……………158, 170, 172
- 酸素マスク……………80, 81

し

- 色素沈着……………246
- 色調……………219
- 死腔……………119
- 自己管理……………247
- 自己融解……………114
- 自己融解デブリードマン……………105
- 姿勢修正……………45
- 脂腺……………160
- 持続する発赤……………167, 168, 169
- 失禁……………202, 208
- 膝高（KH）……………68, 69, 70
- 湿潤環境（保持）(moist wound healing)……………88, 89, 92, 154, 206
- 湿潤療法……………119
- 自動体位変換機能……………28
- 紫斑……………168, 169
- ジメチルイソプロピルアズレン…144, 151, 167, 172
- 弱酸性……………181
- 弱酸性洗浄剤……………181, 185
- 重症下肢虚血（CLI）……………109, 110, 111, 112, 113
- 自由神経終末……………193
- 終末期……………216
- 主観的包括的評価（SGA）……………60
- 腫脹……………128, 174, 232
- 循環障害……………38, 39, 41, 82
- 循環動態……………40
- 除圧……………16, 178
- 障害老人日常生活自立度……………70
- 消毒……………101, 181, 182, 197
- 消毒薬……………181, 234
- 上皮……………117
- 上皮化……………115, 116, 153, 154, 155, 156, 157, 161, 163
- 上皮増殖因子（EGF）……………153
- 踵部……………37, 38, 39, 42, 112, 113, 211, 212
- 上腕周囲長（AC）……………68, 69
- 上腕三頭筋部皮下脂肪厚（TSF）…68, 69
- 褥瘡…40, 42, 66, 109, 110, 112, 113, 117, 154, 167, 177, 181, 193, 243, 245, 246
- 褥瘡のハイリスク項目……………12, 13
- 褥瘡ハイリスク（患者）……………39
- 褥瘡発生のメカニズム……………16, 17
- 褥瘡発生リスク……………7, 22
- 褥瘡予防・管理ガイドライン（第3版）……11, 23, 31, 32, 43, 67, 69, 141, 142, 148, 156, 158, 163, 174, 238, 239, 241, 246
- 植皮（術）……………123, 131, 136
- 除脂肪体重（LBM）……………62, 63, 64
- シリコーンゲル……………81, 102
- シリコンジェルシート……………85, 86
- シリコーン製粘着剤テープ……………172
- シリコーン製粘着剤フィルム…168, 171, 172
- 侵害受容性疼痛……………193
- 腎機能障害……………64
- 真菌感染……………208
- 神経障害性疼痛……………193, 194, 199
- 滲出液…91, 95, 100, 117, 122, 134, 147, 148, 200, 202, 203, 207, 209, 214, 215, 218, 219, 220, 221, 222, 238
- 滲出液（が多い）……………149, 151, 152, 207, 220
- 滲出液（が少ない）……………148, 149, 150, 203, 220
- 親水性（基剤）……………100, 151
- 身体計測……………68, 69
- 身長……………70
- 浸軟……………95, 186, 207, 214
- 真皮……………89
- 深部静脈血栓症（DVT）……………39, 82
- 深部組織……………177
- 深部損傷褥瘡（DTI）……………168, 169, 174

す

- 水道水……………134, 135, 181, 182
- 水疱……………112, 158, 170, 171, 172, 173, 211, 212, 241
- 水溶性（基剤）……………151, 200, 201
- スキンケア…29, 72, 75, 76, 77, 85, 135, 160, 249

- ストーマ用皮膚保護材……………189
- ストレス係数……………66, 67
- スモールチェンジ法……………26, 27, 35
- スラフ……………114, 115, 117
- スルファジアジン銀……………118, 151, 172
- ずれ（力）…44, 45, 49, 50, 171, 176, 213, 228

せ

- 背上げ……………44, 228, 229
- 整形……………246, 247
- 脆弱……………91, 92, 184, 185, 203, 217
- 成熟期（再構築期）…153, 159, 160, 161, 164
- 清浄化…121, 124, 125, 127, 135, 202, 234, 239
- 成長因子……………89
- 生物学的デブリードマン……………105
- 生理食塩水……………134, 135, 181, 182, 183, 205
- 脊髄損傷……………246
- 背下げ……………44
- 切開……………105, 126, 127
- 石けん……………77, 181, 204
- 切除……………125, 163
- 接触圧……………55
- 接触圧測定機器……………17
- 背抜き……………44, 45, 46, 229
- セラミド……………77
- 線維芽細胞……………89, 93, 160, 181
- 線維芽細胞増殖因子（FGF）…116, 153, 161
- 仙骨座り……………55
- 仙骨部……………211
- 洗浄圧……………181, 183
- 洗浄クリーム……………85
- 洗浄剤……………185
- 洗浄ノズル……………183, 204
- 全身感染（症）（systemic infection）……………128, 130, 134, 135, 138, 139
- 剪断力……………246

そ

- 総エネルギー量（TEE）……………66, 68
- 創縁……………156
- 挿管チューブ……………80
- 総コレステロール（T-cho）……………61
- 創周囲皮膚……………91, 180, 181, 183, 184, 185, 196, 238, 239
- 創収縮……………158, 161
- 創傷……………63
- 創傷治癒……………63, 222
- 創傷治癒過程……………98, 100, 109, 153, 161, 222
- 創傷治癒環境……………172
- 創傷治癒機転……………163
- 創傷治癒のダイアグラム……………162
- 創傷用シリコーンゲルドレッシング…85, 86
- 増殖因子……………154, 161, 162
- 洗浄…121, 126, 172, 182, 183, 197, 203, 207, 216, 234
- 創内……………180, 183
- 培養検査……………132
- 創辺縁……………161

創面の色分類……………………156
創面の保護………………………158
疎水性（基剤）……………100, 151

た
体圧………………………16, 18, 20
体圧測定…………………17, 19, 20
体圧値……………………18, 19, 21, 22
体圧分散……………………33, 36
体圧分散寝具選択基準………14, 15, 19, 22
体圧分散マットレス……2, 7, 8, 10, 11, 12, 13, 14, 19, 20, 21, 22, 27, 29, 39, 51, 249
体圧分散用具………11, 12, 16, 19, 22, 110
体位変換…………………8, 23, 24, 25, 26, 29, 31, 44, 198, 199
体位変換間隔………………8, 23, 26, 29, 30
体位変換スケジュール……………24, 25
体位変換能力………………11, 13, 19
体重…………………………60, 70
体性痛………………………193, 199
大転子部……………………228, 230
多剤耐性菌…………………132
弾性ストッキング………80, 81, 82, 83, 169
丹毒…………………………128, 129
蛋白質投与量………………67, 68
蛋白分解酵素………………154, 218
蛋白分解酵素阻害剤………100

ち
窒素死………………………62
治癒…………………………244
超音波画像…………………175, 179
超音波検査（エコー）……106, 175, 176, 177, 178, 225, 226
超音波診断装置……………177
鎮痛補助薬…………………199
鎮痛薬………………………196, 198, 199

つ
痛覚…………………………193

て
低栄養………………………130
低エコー所見………………175
低吸収………………………131
低信号域……………………131
定着（wound colonization）……231, 238
ティルト機能………………58
DESIGN-R®……98, 141, 142, 148, 155, 158, 220, 224, 233, 242, 243, 244, 245
DESIGN-R®重症度分類……………219
DESIGN-R®褥瘡経過評価用……99, 178, 255
DESIGN®分類………………122
デブリードマン…92, 105, 106, 107, 110, 115, 125, 131, 144, 145, 154, 207, 234
転院…………………………249
電動式生体用洗浄器………184
天然保湿因子（NMF）…72, 73, 75, 77, 78
転落予防……………………8
臀裂部………………………213

と
銅……………………………69
動静脈ライン………………80
頭側挙上……………………49, 50, 51, 52
疼痛……………105, 128, 168, 169, 173, 174, 176, 192, 193, 194, 232
糖尿病………………………223, 246
突出痛………………………199
ドップラー…………………113
ドライスキン…71, 72, 73, 75, 77, 78, 217
トラフェルミン……………121, 142
トラフェルミンスプレー…………164
トランスフェリン（Tf）…………61, 62
トレチノイントコフェリル………121, 151
ドレッシング材……89, 90, 91, 95, 98, 102, 114, 116, 117, 118, 119, 120, 133, 134, 137, 138, 140, 141, 147, 148, 195, 197, 209, 210, 211, 212, 213, 214, 215, 218, 221, 222, 235, 237, 240, 242
ドレナージ…………105, 106, 114, 121, 149

な
内臓痛………………………193, 194, 199
内皮細胞……………………89
軟化した壊死組織…………109, 114, 115
難治性創傷…………………122
軟便対応パッド……………187, 188

に
臭い…………………………219, 227
肉芽…91, 92, 93, 94, 95, 97, 98, 99, 103, 136, 145, 153, 161, 181
肉芽組織……………115, 116, 137, 155, 225, 238
二重発赤……………………168
乳剤性………………………151
乳剤性（基剤）……………200, 201
入浴…………………………77
尿素製剤……………………78

ね
熱感……………………128, 174, 232
粘着剤つきパッド……………41, 42
粘稠度………………………219

の
膿………………………114, 115, 238
脳血管疾患…………………246
囊胞切除……………………125
膿瘍…………………………94

は
バイオフィルム……93, 96, 97, 138, 234
敗血症…………………129, 132, 134
配合変化……………………158
排泄物………………186, 189, 202, 206, 211
ハイドロコロイド………102, 117, 118, 142, 148, 149, 158, 194, 195, 210, 215, 241
ハイドロコロイドドレッシング……90, 92
ハイドロジェル……………158, 173, 194, 195, 215, 241
ハイドロファイバー®……90, 102, 117, 119, 121, 134, 143, 194, 210, 215
ハイドロポリマー…134, 158, 210, 215, 241
排膿…………………………105, 106
白色ワセリン………………172
剥離剤………………………217
剥離刺激……………………203, 217
白血球（数）………129, 130, 132, 134, 234
パッド………………………186
発熱…………………………105
バリア機能…………72, 73, 75, 76, 160, 181, 185, 217
パルスオキシメータープローブ……80, 81
半固形化栄養剤……………51, 52, 228, 229
バンコマイシン耐性腸球菌……………235
瘢痕……………125, 159, 161, 163, 246
瘢痕治癒……………………159, 160, 161
反応性充血…………………167

ひ
ヒアルロン酸………………159
微温湯………………134, 135, 172, 182, 185, 202
皮下硬結……………………176
皮下組織に至る創傷用……………173
鼻腔カニューレ……………80, 81
肥厚性瘢痕…………159, 160, 161, 164
非固着性ガーゼ……………151, 173
腓骨部…………………40, 41, 42, 113
尾骨部………………………211
非ステロイド性抗炎症薬（NSAIDs）………199
非蛋白・カロリー窒素比（NPC/N比）………67, 68
必須脂肪酸…………………71
必要蛋白質量推算法………67
非必須脂肪酸………………71
皮膚温………………………174
皮膚灌流圧（SPP）………111
皮膚欠損……………………141
皮膚欠損用創傷被覆材……143
皮膚・軟部組織感染症…128, 129, 130, 132
皮膚被膜剤…………168, 186, 187, 190, 203
皮膚保護クリーム…………186, 187, 190
皮弁……………………122, 125, 136
病院…………………………248
標準マットレス……………2, 7
表皮…………………………89
表皮角化細胞………75, 153, 154, 158
表皮細胞……………………89
表皮剥離……………………142
びらん…………91, 142, 172, 203, 241, 245
微量元素……………………69

ふ
フィブリン（膜）（様）……89, 96, 97, 234
フィブロネクチン…………159
フィルム材…………………90
フォーム材………………90, 117, 119
深い褥瘡…141, 142, 145, 146, 160, 240, 241, 245, 248
負荷係数……………………66

ブクラデシンナトリウム … 142, 151, 158, 172
腐骨除去 … 131
浮腫 … 91, 92, 93, 95, 173, 203, 223
不整形 … 169, 246, 247
プッシュアップ … 55, 58, 59
フットサポート … 48, 56
浮遊感 … 169, 174, 176
不良肉芽 … 93, 97, 100, 153, 234
プレアルブミン（トランスサイレチン、TTR）… 61, 62, 64
ブレーデンスケール … 2, 4, 13
プロスタグランジンE₁ … 172
プロテオグリカン … 159
プロテアーゼ（活性）… 89, 95, 109, 115
プローブ … 177

へ
ベッド下肢挙上基点 … 46
ベッド上座位 … 49
ベッド頭側挙上基点 … 46, 50
ヘパリン類似物質 … 78
辺縁（部）… 193, 211, 215, 246
便失禁管理システム … 190, 191
便収集装具 … 190
変色 … 94, 95

ほ
蜂窩織炎 … 128, 129, 238
ポケット … 49, 92, 94, 117, 120, 121, 122, 123, 124, 154, 183, 184, 203, 224, 225, 227, 228, 230
ポケット計測器具 … 225
ポケット切開 … 121, 124, 125, 126, 127
（ポケット内部への）表皮化 … 154
保護剤 … 77
ポジショニング … 8, 26, 34, 39, 47, 48, 51, 110, 111, 178, 212
ポジショニング専用グローブ … 8, 41, 45, 47, 50
ポジショニングピロー … 26, 27, 33, 34, 35, 39, 41
保湿 … 75, 76, 217
保湿クリーム … 76, 78
保湿剤 … 77
保湿能 … 75, 76
保湿ローション … 217
発赤 … 128, 158, 166, 168, 169, 174, 232, 241
ポビドンヨード … 182
ポビドンヨード・シュガー … 101, 121, 134, 142, 144, 145, 146, 148, 149, 151, 210
ポリウレタンフィルム … 86, 122, 171, 172, 176, 189, 205, 206, 207, 211, 241
ポリウレタンフォーム … 41, 86, 90, 102, 134, 148, 149, 158, 168, 172, 173, 194, 195, 210, 241
ポリウレタンフォーム/ソフトシリコン … 158, 194, 195, 210, 215, 241
ポリウレタンフォーム/ハイドロファイバ®… 210
ポリエステル繊維綿 … 187, 188, 190
ポリエチレンジェルシート … 85, 86

ま
マイクロシフト … 55, 58, 59
マクロファージ … 89, 109, 138, 234
摩擦 … 49, 168, 246
末梢血総リンパ球数（TLC）… 60, 61
末梢動脈疾患（PAD）… 38, 82, 111
マトリックス … 96
慢性創傷 … 89, 91, 93, 96, 98, 100, 128, 134, 137, 232, 242

め
メチシリン耐性黄色ブドウ球菌（MRSA）… 235
免荷 … 110, 111, 112, 113
メンテナンスデブリードマン … 92, 93, 94
綿棒 … 226, 227

も
毛細血管 … 93
毛細血管圧 … 16
毛包 … 160, 161
毛隆起 … 161

ゆ
油脂性（基剤）… 151, 158, 170, 201, 203, 204
指押し法 … 167, 168

よ
ヨウ素製剤 … 138
ヨード含有外用薬 … 115

り
リゾチーム塩酸塩 … 151
リモデリング … 159
留置針 … 204
良肢位 … 33, 34
良性肉芽 … 97, 99
緑膿菌 … 191
臨界的定着（critical colonization）… 153, 238
臨界保菌（状態）（critical colonization）… 134, 137
鱗屑 … 169

れ
レチノール結合蛋白（RBP）… 61, 62

ろ
瘻孔 … 203
ローリング機能付き特殊ベッド … 32

数字
Ⅰ型コラーゲン … 159
Ⅲ型コラーゲン … 159
30度側臥位 … 31, 32, 35, 52, 230
90度座位 … 53

英文
ABI（ankle brachial index）… 38, 111, 113
AC（arm circumference）… 68
ALP … 198
BEE（basal energy expenditure）… 66
bFGF（basic fibroblast growth factor）… 164
Bun/Cr（BUNクレアチニン比）… 64
burusectomy … 125
CLI（critical limb ischemia）… 109
clostridium difficile … 191
CONUT（controlling nutritional status）… 61
critical colonization … 100, 101, 102
CRP（C-reactive protein）… 129, 130, 132, 134, 198, 232
CT（computed tomography）… 130, 131, 198
demarcation … 109, 110, 111, 113, 115, 116
DESIGN-R®褥瘡経過評価用 … 255
DTI（deep tissue injury）… 174, 175, 176, 179
DTI疑い（suspected DTI）… 168, 174, 176, 178, 179
DVT（deep vein thrombosis）… 82
EGF（epidermal growth factor）… 153
EWMA（European Wound Management Association）… 239
FGF（Fibroblast growth factor）153, 161
FRS（Faces Pain Scale）… 193, 194
Harris-Benedict式 … 66
Hoffer座位能力分類（JSSC版）… 56, 57
KH（knee height）… 68
LBM（lean body mass）… 62, 63, 64
low density … 131
MDRPU（medical device related pressure ulcer）… 79, 169
MMPs（matrix metalloproteinases）… 159
MNA®（mini nutritional assessment）… 60, 61
moist wound healing … 154
MPQ … 193
MRI … 106, 130, 131
MRSA（methicillin-resistant Staphylococcus aureus）… 191, 235
n-3系脂肪酸 … 71
n-6系脂肪酸 … 71
NERDS and STONEES … 233
NMF（natural moisturizing factor）… 72
NPC/N（non protein calorie/nitrogen）… 67, 68
NPPV（用）マスク … 80, 81, 84, 85
NPUAP/EPUAP合同ガイドライン … 43
NPUAP/EPUAP/PPPIA合同ガイドライン … 24, 67
NPUAP分類 … 174
NPWT（negative pressure wound therapy）… 91
NRS（Numerical Rating Scale）・193, 194
NSAIDs（non-steroidal anti-inflammatory drugs）… 199

ODA（objective data assessment）····61
OHスケール·················· 3, 5, 13, 14
PAD（peripheral arterial disease）····38, 82, 111
PDGF（pletelet derived grouth factor）
·································161
PET-CT ··························198
pH ······························181
REE（resting energy expenditure）··66
RTP（rapid turnover protein）·········61
SGA（subjective data assessment）
···························60, 61
SMI（skeletal muscle mass index）····64
SPP（skin perfusion pressure）····111, 113
TEE（total energy expenditure）······66
TEWL（transepidermal water loss）
·································74
TGF-b1（transforming grouth factor-b1）
·································164
TIME ······················93, 155, 158
TIMPs（tissue inhibitor of metalloproteinases）············159
TSF（triceps skin fold thickness）····68
VAS（visual analog scale）·······193, 194
VRE（vancomycin-resistant Enterococcus）··················235
WBC ·······················198, 232
wet-to-dry ·················88, 205
WOCNガイドライン ···············59
wound contamination ············101
wound colonization ············101
wound infection ···············101
wound bed preparation ······99, 105
X線 ·····························198

製品名索引

（製品名の読みの五十音順。一部はシリーズ名で示す）

亜鉛華軟膏·················158, 201
アクアセル®····················210
アクアセル®Ag ·········102, 210, 235
アクアセル®フォーム···········210
アクアセル®Agフォーム·········210
アクトシン®軟膏 ····142, 151, 172, 201
アズノール®軟膏·144, 151, 158, 167, 172, 201
圧力分布測定システム　Xセンサー　X3メディカルシステム ···············17
アテントSケア軟便安心パッド········188
アブソキュア®-サジカル ······142, 148
アルキサ®軟膏 ············142, 151
アルゴダーム®······················142
アルジサイト銀············142, 235
イソジン®シュガーパスタ軟膏····142, 145, 148, 151
Vscan Dual Probe ···············177
エアウォール ······················86
エアマスター ネクサスR®·············6
エスアイエイド®·········81, 85, 86
Xセンサー ·························17
FC-アジャスト ···················57
エルゴチェック ···················17
オスカー ······················6, 28
オプサイト®クイックロール ········86
オプサイト®ジェントルロール ··171, 217
オルセノン®軟膏 ······121, 151, 201
カデックス®外用散 ·········202, 235
カデックス®軟膏 ···101, 115, 117, 148, 151, 200, 201, 204, 235
カテリーブ®FSロール ···············86
カルトスタット®················142, 210
簡易モジュール車椅子　KZ20-40-SSL 57
キュレル ローション ··············78
クラビオ®FG ·····················210
ケアシートPUP ··············85, 86
ケープ介助グローブ ···············45
ゲーベン®クリーム ······114, 115, 118, 151, 172, 201
JAY®フュージョン™クッション ········57
シカケア ·····················85, 86
シレッセ™ 皮膚被膜剤スプレー ······187
スキンクリーンコットンSCC® ········188
SNaP®陰圧閉鎖療法システム ········90
3M™ キャビロン™ スキンバリアクリーム
·························78, 187
3M™ キャビロン™ 非アルコール性被膜
·································187
3M™ テガダーム™ ハイドロコロイドドレッシング ····················195
3M™ やさしくはがせる シリコーンテープ
·································217
3M™ レストン™ 粘着フォームパッド
······························41, 42
セキューラ®ML ··············78, 217
セキューラ®ノンアルコール被膜スプレー
·································187
セキューラ®PO ··················187
セロ ····························19
ソープサン ·················142, 210
タカノクッションR　タイプ4 ········57
ティエール® ····················210
ティルト型車椅子　MP-TiF HG ········57
デュオアクティブ®ET····142, 148, 158, 210
デュオアクティブ®CGF·········195, 210
デュオジェルクッション ············57
デルマエイド®·············151, 206
NANOMAXX® ······················177
バイアテン シリコーン ············195
ハイドロサイト®ADジェントル ······148, 173, 195, 210
ハイドロサイト®ADプラス ·········148
ハイドロサイト®薄型 ··············173
ハイドロサイト®銀 ··········102, 142
ハイドロサイト®プラス ··148, 195, 210
VapoMeter® ·····················74
パームQ® ····················18, 19
BIG-MAT ·························17
ビューゲル® ··············173, 195
P-ライト ·······················225
ヒーリフト・スムースブーツ·110, 111, 112
V.A.C.治療システム ··············122
フィブラスト®スプレー ·······116, 121, 142, 200, 203
普通型車椅子　アルミ製スタンダードタイプ自走式ECO-201B ···············57
ブラバ スティックペースト ·········189
ブラバ 皮膚被膜剤スプレー ·········187
ブラバ 皮膚被膜剤ワイプ ··········187
フレキシ シール® ················190
プログレッサ ·····················32
プロケアー®ソフトウエハー・スティック
·································189
プロスタンディン®軟膏 ······92, 142, 151, 172, 201
プロソフト® ····················112
ブロメライン軟膏 ······101, 118, 201
ベーテル™保湿ローション ··········217
ポジショニンググローブ ············45
ポスパック・ライト ···············191
ポチシート ·····················158
メディ・ウォッシュ® ··············184
メピレックス®トランスファー ········86
メピレックス®ボーダー ···148, 173, 195, 210
メロリン® ··················151, 206
モイスキンパッド ················206
Moisture Checker MY-808S ········74
Mobile Moisture HP10-N ··········74
優肌 パーミロール® ···············86
ユーパスタコーワ軟膏 ···101, 142, 148, 201, 235
リフラップ®軟膏 ············151, 201
リモイス®コート ·················187
リモイス®パッド ·········39, 40, 86
リモイス®バリア ············78, 187
RENASYS創傷治療システム ····122, 146
レプリケア®ET ··················210
ロホ　クァドトロセレクトハイタイプ
·································57

資料1：DESIGN-R® 褥瘡経過評価用

カルテ番号（　　　　　）
患者氏名（　　　　　　）　月日　/　/　/　/　/　/

Depth 深さ 創内の一番深い部分で評価し、改善に伴い創底が浅くなった場合、これと相応の深さとして評価する					
d	0	皮膚損傷・発赤なし	D	3	皮下組織までの損傷
	1	持続する発赤		4	皮下組織を越える損傷
				5	関節腔、体腔に至る損傷
	2	真皮までの損傷		U	深さ判定が不能の場合

Exudate 滲出液					
e	0	なし	E	6	多量：1日2回以上のドレッシング交換を要する
	1	少量：毎日のドレッシング交換を要しない			
	3	中等量：1日1回のドレッシング交換を要する			

Size 大きさ 皮膚損傷範囲を測定：[長径（cm）×長径と直交する最大径（cm）]*3					
s	0	皮膚損傷なし	S	15	100以上
	3	4未満			
	6	4以上　16未満			
	8	16以上　36未満			
	9	36以上　64未満			
	12	64以上　100未満			

Inflammation/Infection 炎症/感染					
i	0	局所の炎症徴候なし	I	3	局所の明らかな感染徴候あり（炎症徴候、膿、悪臭など）
	1	局所の炎症徴候あり（創周囲の発赤、腫脹、熱感、疼痛）		9	全身的影響あり（発熱など）

Granulation 肉芽組織					
g	0	治癒あるいは創が浅いため肉芽形成の評価ができない	G	4	良性肉芽が、創面の10%以上50%未満を占める
	1	良性肉芽が創面の90%以上を占める		5	良性肉芽が、創面の10%未満を占める
	3	良性肉芽が創面の50%以上90%未満を占める		6	良性肉芽が全く形成されていない

Necrotic tissue 壊死組織　混在している場合は全体的に多い病態をもって評価する					
n	0	壊死組織なし	N	3	柔らかい壊死組織あり
				6	硬く厚い密着した壊死組織あり

Pocket ポケット　毎回同じ体位で、ポケット全周（潰瘍面も含め）[長径(cm)×短径*1(cm)]から潰瘍の大きさを差し引いたもの					
p	0	ポケットなし	P	6	4未満
				9	4以上16未満
				12	16以上36未満
				24	36以上

部位[仙骨部、坐骨部、大転子部、踵骨部、その他（　　　　　）]　合計*2

*1："短径"とは"長径と直交する最大径"である
*2：深さ（Depth：d,D）の得点は合計には加えない
*3：持続する発赤の場合も皮膚損傷に準じて評価する

©日本褥瘡学会/2013
http://www.jspu.org/jpn/info/pdf/design-r.pdf

資料2：創傷被覆・保護材一覧

販売中。剤形が複数あるものはそのブランド名を記載した。

医療機器分類 / 一般的名称*	使用材料	販売名	会社名（製造販売元/販売元）	保険償還価格	管理区分
粘着性透明創傷被覆・保護材	ポリウレタン膜	オプサイトウンド	スミス・アンド・ネフュー ウンド マネジメント株式会社	技術料に包括	管理医療機器
		テガダーム トランスペアレント ドレッシング	スリーエム ジャパン株式会社		
		バイオクルーシブ	株式会社エムビーエス／日本シグマックス株式会社		
		バーミエイドS	日東電工株式会社／日東メディカル株式会社		
		キュティフィルムEX	新タック化成株式会社／スミス・アンド・ネフュー ウンド マネジメント株式会社		
非固着性創傷被覆・保護材	非固着剤 展延/コートガーゼ	アダプティックドレッシング	株式会社エムビーエス／日本シグマックス株式会社	【非固着性シリコンガーゼ】広範囲熱傷用：1060円/枚　平坦部位用： 139円/枚　凸凹部位用： 326円/枚	
		トレックス	富士システムズ株式会社		
		ウルゴチュール	日東電工株式会社／日東メディカル株式会社		
		メピテル	メンリッケヘルスケア株式会社		
局所管理親水性ゲル化創傷被覆・保護材	キチン質	ベスキチンW	ニプロ株式会社	【皮膚欠損用創傷被覆材：真皮に至る創傷用】7円/cm²	
	アルギン酸フォーム	クラビオFGライト	光洋産業株式会社		
局所管理ハイドロゲル創傷被覆・保護材	ハイドロコロイド複合膜	デュオアクティブET	コンバテック ジャパン株式会社		
		テガダーム ハイドロコロイド ライト	スリーエム ジャパン株式会社		
		アブソキュアーサジカル	日東電工株式会社／日東メディカル株式会社		
		アスキナ ハイドロ・トランスペアレント	ビー・ブラウンエースクラップ株式会社		
		レプリケア ET	スミス・アンド・ネフュー ウンド マネジメント株式会社		
	ハイドロジェル	ビューゲル	ニチバン株式会社／大鵬薬品工業株式会社		
局所管理フォーム状創傷被覆・保護材	ポリウレタンフォーム	ハイドロサイト 薄型	スミス・アンド・ネフュー ウンド マネジメント株式会社		
	ポリウレタンフォーム/ソフトシリコン	メピレックス ライト	メンリッケヘルスケア株式会社		
		メピレックスボーダー ライト			
		キュティメド シルテックL	テルモ・ビーエスエヌ株式会社		
抗菌性創傷被覆・保護材	ハイドロファイバー®	アクアセルAg BURN	コンバテック ジャパン株式会社		
二次治癒ハイドロゲル創傷被覆・保護材	ハイドロコロイド複合膜	コムフィール	コロプラスト株式会社	【皮膚欠損用創傷被覆材：皮下組織に至る創傷用】標準型：10円/cm²　異形型：37円/g	高度管理医療機器
		デュオアクティブ	コンバテック ジャパン株式会社		
		デュオアクティブ CGF			
		アブソキュアーウンド	日東電工株式会社／日東メディカル株式会社		
		テガダーム ハイドロコロイド	スリーエム ジャパン株式会社		
		レプリケア ウルトラ	スミス・アンド・ネフュー ウンド マネジメント株式会社		
	ハイドロジェル	ジェリパーム	日本ビー・エックス・アイ株式会社		
		イントラサイト ジェル システム	スミス・アンド・ネフュー ウンド マネジメント株式会社		
		グラニュゲル	コンバテック ジャパン株式会社		
		アスキナ ジェル	ビー・ブラウンエースクラップ株式会社		

外科・整形外科用手術材料　　特定保険医療材料

*日本医療機器テクノロジー協会の資料における一般的名称

医療機器分類 一般的名称*	使用材料	販売名	会社名（製造販売元/販売元）	保険償還価格	管理区分
外科・整形外科用 手術材料 / 二次治癒親水性ゲル化創傷被覆・保護材	キチン質	ベスキチンW-A	ニプロ株式会社	【皮膚欠損用創傷被覆材：皮下組織に至る創傷用】標準型：10円/cm²　異形型：37円/g（特定保険医療材料）	高度管理医療機器
	アルギン酸塩	カルトスタット	コンバテック ジャパン株式会社		
		ソーブサン	アルケア株式会社		
		アルゴダーム トリオニック	スミス・アンド・ネフュー ウンドマネジメント株式会社		
	セルロースファイバー	デュラファイバー			
	アルギン酸フォーム	クラビオFG	光洋産業株式会社／スリーエム ジャパン株式会社		
	ハイドロファイバー®	アクアセル	コンバテック ジャパン株式会社		
	ポリウレタンフォーム/ハイドロファイバー®/ソフトシリコン	アクアセル フォーム			
	ハイドロファイバー®/ハイドロコロイド	バーシバ XC			
	アルギン酸/CMC	アスキナ ソーブ	ビー・ブラウンエースクラップ株式会社		
二次治癒フォーム状創傷被覆・保護材	ハイドロポリマー	ティエール	株式会社エムビーエス／日本シグマックス株式会社		
	ポリウレタンフォーム	ウルゴチュール アブソーブ	日東電工株式会社／日東メディカル株式会社		
		アスキナ フォーム	ビー・ブラウンエースクラップ株式会社		
		テガダーム フォーム ドレッシング	スリーエム ジャパン株式会社		
		バイアテン	コロプラスト株式会社		
		バイアテン シリコーン			
		ハイドロサイト プラス	スミス・アンド・ネフュー ウンドマネジメント株式会社		
		ハイドロサイト AD プラス			
	ポリウレタンフォーム/ソフトシリコン	ハイドロサイト AD ジェントル			
		ハイドロサイト ライフ			
		メピレックス	メンリッケヘルスケア株式会社		
		メピレックス ボーダー			
		メピレックス ボーダーⅡ			
抗菌性創傷被覆・保護材	ハイドロファイバー®	アクアセルAg	コンバテック ジャパン株式会社		
	ポリウレタンフォーム/ハイドロファイバー®/ソフトシリコン	アクアセルAgフォーム			
	アルギン酸 Ag	アルジサイト Ag	スミス・アンド・ネフュー ウンドマネジメント株式会社		
	ポリウレタンフォーム/ソフトゲル	ハイドロサイト 銀			
	ポリウレタンフォーム/ソフトシリコン	ハイドロサイト ジェントル 銀			
		メピレックス Ag	メンリッケヘルスケア株式会社		
	ハイドロコロイド複合膜	バイオヘッシブAg	アルケア株式会社		
深部体腔創傷被覆・保護材	キチン質	ベスキチンF	ニプロ株式会社	【皮膚欠損用創傷被覆材：筋・骨に至る創傷用】25円/cm²	
親水性ビーズ	高分子ポリマー	デブリサン	佐藤製薬株式会社	【デキストラノマー】142円/g	
生体内移植機器 / コラーゲン使用人工皮膚	コラーゲンスポンジシリコーン複合膜	ペルナック	グンゼ株式会社／スミス・アンド・ネフュー ウンドマネジメント株式会社	【真皮欠損用グラフト】452円/cm²	
		テルダーミス真皮欠損用グラフト	オリンパス テルモ バイオマテリアル株式会社／アルケア株式会社		
		インテグラ真皮欠損用グラフト	センチュリーメディカル株式会社		

MT JAPAN 創傷被覆材部会作成（2015年4月1日改訂23版）

褥瘡治療・ケアの 「こんなときどうする？」

2015年8月25日　第1版第1刷発行	監　修	館　正弘
2022年7月25日　第1版第6刷発行	編　集	渡邊千登世、渡辺光子、丹波光子、竹之内美樹
	発行者	有賀　洋文
	発行所	株式会社　照林社
		〒112-0002
		東京都文京区小石川2丁目3-23
		電話　03-3815-4921（編集）
		03-5689-7377（営業）
		http://www.shorinsha.co.jp/
	印刷所	大日本印刷株式会社

- 本書に記載された著作物（記事・写真・イラスト等）の翻訳・複写・転載・データベースへの取り込み、および送信に関する許諾権は、照林社が保有します。
- 本書の無断複写は、著作権法上の例外を除き禁じられています。本書を複写される場合は、事前に許諾を受けてください。また、本書をスキャンしてPDF化するなどの電子化は、私的使用に限り著作権法上認められていますが、代行業者等の第三者による電子データ化および書籍化は、いかなる場合も認められていません。
- 万一、落丁・乱丁などの不良品がございましたら、「制作部」あてにお送りください。送料小社負担にて良品とお取り替えいたします。（制作部☎0120-87-1174）

検印省略（定価はカバーに表示してあります）
ISBN978-4-7965-2353-0
©Masahiro Tachi/2015/ Printed in Japan